创新 INNOVATION:

李贤华　陈尔真　主编

门　诊　管　理　模　式　研　究

The Research on Outpatient Department（OPD）Management

东方出版中心

图书在版编目（CIP）数据

创新：门诊管理模式研究 / 李贤华，陈尔真主编
. — 上海：东方出版中心，2021.10
ISBN 978-7-5473-1890-4

Ⅰ. ①创… Ⅱ. ①李… ②陈… Ⅲ. ①医院 -门诊 -业务管理 -研究 Ⅳ. ① R197.323

中国版本图书馆 CIP 数据核字（2021）第 180862 号

创新：门诊管理模式研究

主　　编　李贤华　陈尔真
组　　稿　刘　鑫
责任编辑　刘　军
装帧设计　钟　颖

出版发行　东方出版中心
地　　址　上海市仙霞路 345 号
邮政编码　200336
电　　话　021-62417400
印 刷 者　合肥图腾数字快印有限公司

开　　本　787mm × 1092mm　1/16
印　　张　22
字　　数　345 千字
版　　次　2021 年 10 月第 1 版
印　　次　2021 年 10 月第 1 次印刷（2022年8月按需印刷）
定　　价　98.00 元

《创新:门诊管理模式研究》

编 委 会

主　审

宁　光　瞿介明

主　编

李贤华　陈尔真

副主编

杨秋蒙　赵子衿

编　者(按姓氏笔画排序)

马　进　朱文秀　朱立峰　朱　颖

杜凌燕　宋　婷　张袆博　林　婧

宗明灿　施懿君　徐培红　高逸佳

崔培荣　章　励　彭奕冰　鲍瑞庆

编委会单位介绍

上海交通大学医学院附属瑞金医院建于 1907 年，原名广慈医院，是一所三级甲等大型综合性教学医院。“十三五”末北部院区合并入总院后，医院占地面积共 436 亩，其中总院占地 166.3 亩，北院占地 210 亩，肿瘤(质子)中心占地 60 亩；建筑面积共 47.91 万平方米，其中总院 34.7 万平方米，北院 7.94 万平方米，肿瘤(质子)中心 5.27 万平方米。总资产 81.53 亿元，净资产 49.19 亿元。医院核定床位 2 442 张，核定编制外床位 93 张；核定人员编制 4 745 人，在职员工 5 596 人，其中卫生专业技术人员 4 790 人，占员工总数 85.6%。拥有中国科学院院士陈竺、陈国强，中国工程院院士王振义、陈赛娟、宁光等一大批在国内外享有较高知名度的医学专家。医院现设有 46 个临床科室、6 个市级研究所、4 个国家重点实验室、23 个国家临床重点专科，科研总经费平均每年保持在 1.5 亿元。

近年来，医院积极探索公立医院改革，推行精益医疗与运行方案，努力提高医疗服务效能，率先开展住院医师规范化培训和医疗联合体改革建设，加强内部绩效考核，加快推进转化医学国家重大科技基础设施(上海)、瑞金医院肿瘤(质子)中心等一批重大项目建设。以创建国家医学中心为目标，推动瑞金医院医教研全方位发展，在创新中不断追求卓越。

瑞金医院门诊办公室作为统筹和协调瑞金医院多院区门诊运行的职能部门，严守依法执业的管理底线，掌握和依据医疗卫生政策法规，指导监督临床科室、个人依法依规开展各项门诊诊疗活动。制定门诊各项工作流程和管理制度，监管门诊依法执业和门诊医疗质量，建立门诊诊疗规范，做好出诊医师资质管理。统筹协调门诊整体运行，定期测算调控门诊业务指标。落实门诊服务改进，以患者为中心，不断优化门诊就医流程，促进就医满意率提高。坚持公立医院门诊的公益主体，积极推进健康中国建设规划，做好公益服务，履行健康促进的义务，定期举办健康讲座和义诊。统筹门诊资源，动态调控门诊空间布局、资源分配等。与多个行政职能部门展开协作，以全流程质量管理的理念，把握门诊管理质量，定期开展质控考核等内容。

依托瑞金医院综合实力和多学科优势，门诊办公室在门诊管理、多学科诊疗、绩效评估、门诊信息化管理等方面开展了深入的研究，积淀了扎实的管理研究基础。依托医师资质审定专家委员会、空间管理委员会、多学科诊疗专家委员会、质控专家委员会等形式，加强门诊管理队伍建设，将管理与研究结合，在综合、全面、精细化管理的基础上，形成以质量安全为底线，以预约管理为轴心，以专病门诊和专家门诊诊疗服务输出为主体，以多学科门诊管理和慢病管理为特色的发展方向。在完成门诊日常管理的基础上，积极探索互联网门诊管理机制，不断扩大门诊服务能力，不断提高门诊服务质量，以建设亚洲医学中心“Clinic”为目标，建立综合管理团队，不断提高门诊服务便捷性、安全性、可及性，造福就医群众。

门诊办公室现有硕士研究生导师 2 名，近五年来培养研究生 25 名，目前在读研究生 6 名。近五年承担市级以上卫生政策类课题 4 项，核心期刊发表论文 60 余篇。瑞金医院经过几代人的努力，传承了深厚的瑞金文化和科学精神，不断进取，在门诊管理和研究各方面取得有目共睹的成就，建立完善的管理体系，形成鲜明的瑞金管理特色，在国内外医院管理领域具有一定的影响力。近五年举办三届多学科诊疗学术论坛，来自全国 21 省市、600 余位医院管理方面的同仁参与，展示了瑞金医院在多学科诊疗方面的突出成果。2021 年 1 月，瑞金医院门诊办公室获国家卫健委通报表扬为“2018—2020 年全国改善医疗服务先进典型科室”，门诊办公室主任李贤华获国家卫健委通报表扬为“2018—2020 年全国改善医疗服务先进典型个人”。2019 年“打造上海标准，践行多学科诊疗创新模式”案例获得国家卫健委指导的第五季改善医疗服务行动全国医院擂台赛“着力推广多学科诊疗服务”主题的金奖案例。2016 年 4 月，瑞金医院多学科诊疗模式被上海市卫生系统精神文明建设委员会办公室评为“上海市改善医疗服务行动医疗服务品牌”。2018 年“门诊 360 度全方位提升患者体验，创建最美服务窗口”获 2017—2018 年度上海交通大学医学院“文明创建特色项目”。2019 年获上海市门诊管理质量控制中心颁发“2019 年度门诊质控管理优秀奖”，2018 年获首届进博会上海市卫生健康系统“最美服务窗口”称号，曾获得上海交通大学文明班组、医学院文明班组，瑞金医院先进集体等荣誉。

目　录

前　言

2021年夏初，本书完稿。

完稿之时，恰逢上海市卫生健康委批复上海市门诊管理质量控制中心挂靠瑞金医院。回想这些年来门诊管理的点滴，深有感触。经验积累是成长的历练，落笔成文则是破茧的过程，或者比喻为登峰的过程更为恰当。时常有人问，门诊管理到底管什么？门诊管理者到底扮演什么样的角色？

门诊是就医群众接触医疗服务最早和最频繁的窗口。

门诊管理是让医疗机构的门诊诊疗服务能够依法、安全、优质、平稳地输出的过程。

门诊管理者是在纷繁复杂的细节和环节流程之中找规律，并且时刻建立最佳解决方案的统筹大师。

现在，我们把门诊管理的方方面面撰写成书，既有理论基础，又有方法学解析和政策解读，更多的是创新实践。通过阅读本书，您会发现，创新无处不在，没有最好的管理模式，只有最适合自己的管理模式。创新的基础是掌握管理学基本理论、基本方法，遵循科学研究基本规律，当然同样重要的是以人为本的宗旨和人民至上、生命至上的理念。

本书基本内容框架来源于上海交通大学医学院附属瑞金医院门诊办公室近年来的调研、承担的卫生政策课题以及管理实践成果。需要特别声明的是，本书观点仅限于医院门诊管理的实践范畴，不代表国家、地方政府的观点和政策倾向。受编者理论水平和经验影响，不排除个别观点、做法有不当之处，请读者批评指正。

李贤华　陈尔真

2021年5月

序　一

2021年是“十四五”开局之年，是我国进入新发展阶段、贯彻新发展理念、构建新发展格局，开好局、起好步的关键之年。抗击新冠疫情的成功经验再次证明，现代医疗卫生工作的方向已经从“以治病为中心”转移至“以人民健康为中心”，医院不仅要重视疾病的治疗，更要努力为就医群众提供全方位全周期的健康保障。这对医疗服务，尤其是门诊服务提出了新的更高的要求。上海交通大学医学院附属瑞金医院作为一家超过百十年历史的医院，在全国享有极高的声誉，这既归功于历代医学名家创立的学科特色，也离不开以人为本的医疗服务理念，尤其是优质的门诊医疗服务。

本书总结了国内外门诊管理的理论体系与管理思路，介绍了瑞金医院门诊管理的理念设计与实践案例，再现了瑞金医院门诊针对医疗痛点问题迎难而上，开展流程再造，从源头解决群众就医实际困难的全过程。一方面提升了患者的就医获得感，另一方面提升了医务人员的主观能动性。这种以医患为中心，充分利用现代科学技术和“互联网＋医疗”管理的理念，实现服务能级提升和数字化转型的做法，是未来医院加强精细化管理，服务临床、服务患者的必经之路，也是推动公立医院高质量发展的必然趋势。

希望本书能为全国各地门诊医疗管理人员提供借鉴，共同提高门诊服务能力，更好为人民群众营造温馨、高效、友善的门诊服务氛围。

上海交通大学医学院附属瑞金医院
党委书记　瞿介明
2021年5月于上海

序　二

上海交通大学医学院附属瑞金医院，原名广慈医院，从建院之初就秉持“广为慈善，贫富俱收”的初心，114年历史形成了“广博慈爱，追求卓越”的医院理念，始终坚持以人民健康为中心、坚持公益性主导，树立医疗服务标杆，为把瑞金医院建设成面向未来、具有全球影响力的亚洲示范性医院而不懈奋斗。瑞金医院，是当之无愧的健康中国的实践者、有温度的未来医学的先行者、技术至上的推动者、中国经验世界分享的交流者、中国医学走向世界的践行者。

这本书的两位主编陈尔真和李贤华，正是这样的瑞金医院自己培养出来的优秀医疗管理者。他们潜心研究门诊运行规律，深刻了解群众就医的堵点和痛点，始终坚持以人为本的理念，持之以恒地探索门诊医疗服务模式的创新，为就医群众提供更高质量的医疗卫生服务。他们仔细研读国家和地方政府关于门诊医疗服务的相关政策文件，认真研究国内外医院管理的各种模式和理论，收集分析门诊运行大数据，大胆学习吸收各种最新技术和理念，组织开展真实世界门诊管理研究，形成了富有瑞金特色的较为成熟的门诊管理体系。

本书较全面归纳总结了瑞金医院门诊管理体系的精华，希望能供全国同道学习参考，共同提升门诊管理的科学化水平和规范化程度，共同实现习近平总书记在世界健康峰会上所倡议的“共同守护人类健康美好未来”！

上海交通大学医学院附属瑞金医院

院长　宁光

2021年5月于上海

第 1 章

21 世纪以来现代医院门诊管理模式发展的回顾和经验

2000 年 2 月，国务院办公厅转发国务院体改办等部门《关于城镇医药卫生体制改革指导意见的通知》，提出了“转变公立医疗机构运行机制，扩大公立医疗机构的运营自主权，实行公立医疗机构的自主管理，健全内部激励机制与约束机制”。我国的医疗体制改革，尝试打破医疗机构的行政隶属关系，给予公立医院更大的自主运营权限，这也对公立医院管理者的管理水平提出了更高的要求。整个医疗卫生系统也对医院管理体制、运行机制和监管机制有了更广泛的讨论与更深层的探索。

门诊是医院重要的医疗服务场所，是大部分患者在医院诊疗的起点，是医院的“名片”，其管理水平和质量也充分体现了一家医院管理者的管理智慧。新时代下，公众对健康的追求和国家对医疗卫生服务机构的定位，也赋予了门诊服务更多的内涵。“伟大事业始于梦想，基于创新，成于实干”是习近平总书记对推进中国特色社会主义伟大事业的精准提炼和高度概括。瑞金医院对于门诊管理模式的创新探索，同样也是基于历史实践的经验总结。本章主要的目标是通过回顾与经验总结，帮助管理者厘清门诊管理的功能定位，吸收既往门诊管理模式的优秀经验，学习现代医院门诊管理理念和管理方法，为创新门诊管理模式打下坚实理论基础。

1.1 我国医疗卫生服务中门诊的定位、功能及其运行情况

《现代汉语词典》中，门诊被释义为医生在医院里给不住院的患者治疗，即门诊的主体为医生、客体为未住院的患者，主体对客体的行为是治疗疾病。而《辞海》对于门诊的解释则更具体：门诊是医疗机构为不需要或尚未住院的群众防治疾病的一种方式。包

括对患者的诊断治疗(认为必要时收进医院诊治)，健康检查和预防接种，孕妇的产前检查，出院患者的随访等工作。可见，门诊起初的服务理念就是治疗和预防疾病，帮助患者摆脱疾病状态，致力于健康的恢复，是“以治病为中心”的服务模式；但是随着时代的推进与社会的发展，国家高度重视人民群众的健康问题，不断对医疗卫生服务模式和理念提出新的要求，于是以“治病为中心”的医疗服务模式逐渐与时代脱节。党的十八大以来，以习近平同志为核心的党中央坚持以人民为中心，把人民健康放在优先发展的战略地位，树立“大卫生、大健康”理念，提出了新时代卫生健康工作方针，要以基层为重点，以改革创新为动力，预防为主，中西医并重，将健康融入所有政策；要大力推进从“以治病为中心”向“以人民健康为中心”转变，努力为人民群众提供全方位全周期的健康保障。因此，新时代的医院医疗服务模式也应逐步从“以治病为中心”向“以人民健康为中心”过渡。门诊作为医院对外的窗口、诊疗的首要环节，更应将“以人民健康为中心”作为基本原则，全面倡导“以优质的医疗使患者放心、以一流的服务使患者称心、以优美的环境使患者舒心”的服务理念，努力成为优质医疗服务的提供者、医疗卫生质量的提升者、人民健康生活的促进者，这是新时代门诊的定位与功能，也是奋斗方向与目标。

1.1.1 我国医疗卫生服务中门诊的定位和功能

以改善患者就诊体验为目标，做优质医疗服务提供者。为人民群众提供安全、优质的医疗服务是卫生健康工作的核心任务，也是深入推进医疗卫生事业高质量发展的重要工作内容。门诊工作者应将“以人为本”这一理念作为基础，以患者的就诊体验为评价标准，为就诊者提供优质的医疗服务。根据“以人为本”的理念，制定一系列惠民利民的措施并贯彻落实，延长服务时间，拓宽服务范围，增加服务项目，创新服务模式，提升服务质量，力求服务过程最大限度优化、服务环节合理程度简化，缩短服务流程循环周期，减少就诊者等待时间，完善服务标准体系。本着服务质量目标化、服务方法规范化、服务过程程序化的原则，对现有服务标准、服务经验进行梳理，进一步完善服务标准体系、服务考核评价机制，促进标准化服务的扎实推进，持续提升服务水平。此外，医疗卫生人员在服务过程中要注意和就医者建立良好的沟通关系，倡导医务人员和就医者维持亲密有效的情感交流，践行“以人为本”的理念；注重人文关怀，树立文明亲民的医务工作者形象。注意甄别影响患者就诊体验的因素，积极解决影响患者门诊就诊体验的难点问题。在落实一系列提高医疗服务质量的措施后，应对患者的就诊体验及时进行评估，并以此作为服务质量的评价指标之一，以就诊者的体验为反馈，不断促使医疗服务向高质量阶段发展。

以精益求精为服务理念，做医疗服务水平的提升者。医疗质量与服务水平是提升患者就诊体验之"两翼"。明确疾病诊断，促进和恢复健康是就诊者来院的首要目的，而较高的医疗质量可以帮助就诊者有效解决健康相关问题，提高就诊者对医院的忠诚度。门诊医疗质量是医院医疗质量的重要组成部分，门诊工作人员应以"精益求精""锐意进取"的态度和理念，不断提升门诊医疗质量和服务水平，切实做到为人民服务。门诊管理者应从"患者满意、全员参与、系统管理、持续改进"四个核心理念出发，把为人民服务作为提升医疗服务水平的终极目标。患者满意程度依然是改进医疗服务水平的出发点和落脚点。医疗质量的提升不是领导者一声令下就可一蹴而就的，而是需要全体医务人员的群策群力，要倡导全员参与，为医疗质量的提升贡献属于自己的一份力量。系统管理是指管理者要坚持系统性原则，协调好门诊各个科室的关系，实现人才、设备和信息资源共享，促进各个学科发展交流、沟通互鉴、交叉共生、优势互补从而形成合力，实现共同发展。持续改进是以结果为导向，对治疗和服务水平的提升过程以及结果进行评价，形成闭环，不断促进门诊患者就诊体验度的提高。

以"全民健康"为奋斗目标，做人民健康生活的促进者。为实现从"以治病为中心"到"以人民健康为中心"的转变，各级医院门诊都当以促进"全民健康"为奋斗目标，这意味着门诊服务目标人群的扩大以及门诊服务目标的转变。目标人群应该扩大至"全民"，服务目标应该转变为"健康"。既往的门诊服务对象可能局限于前来医院就诊的患者，但在"全民健康"的背景下，门诊的服务范畴已经在由疾病状态人群向亚健康、健康状态的人群扩大，门诊工作者在帮助疾病状态的患者恢复健康的同时，也要帮助健康状态的人群保持和促进健康，要满足各人群的不同健康需求；在保护与促进健康的过程中，要逐渐做好健康知识的普及工作，可以从合理膳食、全民运动、控烟、心理健康、健康环境等方面综合施策，结合医院实际情况，广泛传播健康知识，积极引导群众形成良好卫生习惯和健康文明的生活方式，全方位地干预健康影响因素。此外，门诊应组织开展多种形式的健康促进活动，充分发挥网络以及微博、微信等新媒体宣传平台作用，集思广益、精心策划，组织开展一系列群众参与度高、社会覆盖面广、传播效果好、贴近百姓生活、群众喜闻乐见的健康生活方式宣传活动。在全面促进全民健康的过程中还应更加关注妇女儿童、老年人、贫困人口、残疾人等重点人群，重点人群应实施有针对性的友善性医疗服务，维护全生命、全方位、全周期健康；对于罹患慢性病的患者，要加强疾病的控制及管理。在全民健康的背景下，门诊的工作范畴进一步扩大、工作职能进一步增强、工作要求进一步提高，这也对门诊管理提出了新的要求和挑战，但总的方针依然是为“全民健康而奋斗，做真真正正的人民健康生活促进者”。

因此，新时代门诊工作者应该积极转变管理和工作理念，在“大卫生、大健康”的背景下，明确门诊的新定位与新职能，努力提高门诊服务质量，以就诊者体验为准绳，做优质医疗服务的提供者；以精益求精为理念，不断提高医疗质量，做医疗服务水平的提升者；以“全民健康”为奋斗目标，完成“以治病为中心”到“以人民健康为中心”，“以治病为主”到“以预防为主”的发展，做人民健康生活的促进者。

1.1.2 我国医疗卫生服务中门诊的运行情况

根据《中国卫生健康统计年鉴 2020》数据，2019 年各类医疗卫生机构门诊服务情况如下[①]：

（1）全国医院门急诊诊疗人次

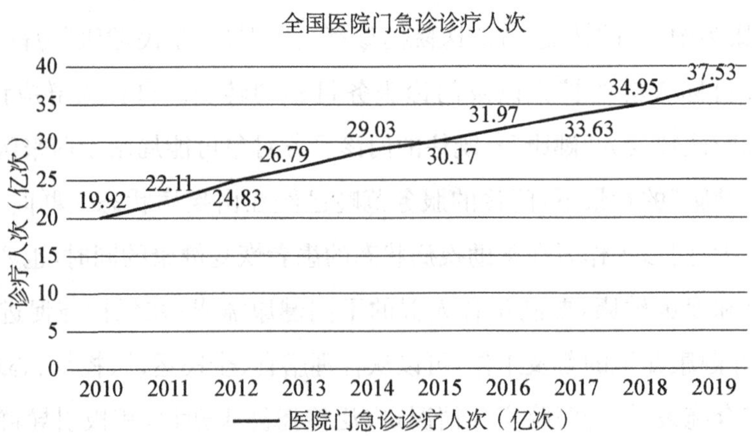

① 国家卫生健康委员会. 中国卫生健康统计年鉴 2020[M]. 北京：中国协和医科大学出版社，2020：107，109，120，123，128.

(2) 全国医院门诊人次均医药费用

年份	医院门诊人次均医药费用(元)			占门诊医药费(%)	
		药费	检查费	药费	检查费
2010	166.8	85.6	30.0	51.3	18.0
2015	233.9	110.5	42.7	47.3	18.3
2016	245.5	111.7	45.2	45.5	18.4
2017	257.0	109.7	47.6	42.7	18.5
2018	274.1	112.0	51.0	40.9	18.6
2019	290.8	118.1	54.1	40.6	18.6

(3) 2019 年全国各类医疗卫生机构门诊服务情况

机构分类	诊疗人次数	门急诊	健康检查人数	医师日均担负诊疗人次
总计	8 719 873 082	8 375 473 824	443 530 010	8.0
医院	3 842 404 807	3 752 655 521	207 605 698	7.1
基层医疗卫生机构	4 530 870 578	4 285 732 983	194 552 794	9.7
专业公共卫生机构	344 705 949	335 464 319	35 274 859	8.6
其他医疗卫生机构	1 891 748	1 621 001	842 293	3.1

(4) 全国综合医院分科门诊人次及构成

年份	合计	内科	外科	妇产科	儿科	中医科
门诊人次(万人次)						
2010	147 730.4	40 660.9	16 754.0	15 456.2	13 811.9	6 158.4
2015	220 867.6	62 965.9	27 847.3	23 870.9	20 969.2	9 109.8
2016	233 455.5	65 887.6	29 052.2	27 347.6	22 134.3	9 210.3
2017	244 949.5	69 026.8	30 518.3	27 335.3	24 220.1	9 211.1
2018	253 300.7	72 162.0	32 024.5	24 206.9	27 164.9	9 215.7
2019	271 833.7	77 803.6	34 039.3	26 934.7	27 766.9	9 981.2

（5）全国综合医院门急诊收入

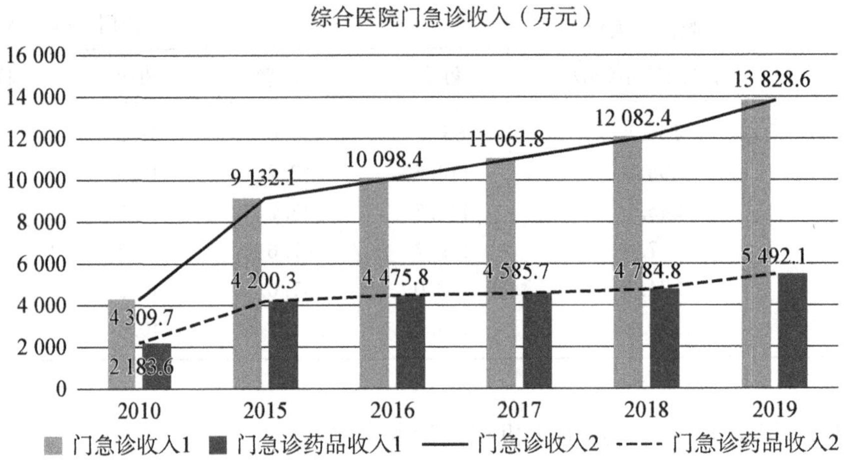

1.2 现代医院门诊管理模式及管理手段

现代医院的门诊管理模式是多元的，自21世纪以来，门诊管理者不断探求适应性好、运行效率高、管理成效显著的门诊管理模式，致力于通过高质量的门诊服务及管理模式实现医疗资源的优化配置、满足患者的就诊需求、增加患者的就诊满意度。为深入推进“健康中国”战略，实现“人人享有基本医疗卫生服务”的奋斗目标，循序渐进地推进便捷、安全、价廉、有效的门诊服务体系，现阶段门诊管理模式进入进一步创新发展时期。上海交通大学医学院附属瑞金医院的门诊管理团队，近年来不断探索最优门诊管理模式，通过回顾综述我国近20年的门诊主要管理模式，以及模式间的发展轨迹、管理理念和管理工具与手段的变化，为门诊管理模式创新提供参考。

1.2.1 属地化管理模式在门诊管理中的运用

属地化管理是指部门在实现其职责赋予的功能时，在所发生的地域内进行全面、有序、系统化管理的一种管理模式。具体到医院门诊而言，则是指凡在门诊范围内的窗口、科室、诊疗室发生的医疗或护理活动，门诊部对其实行统一的综合管理，实施相应的协调措施、做好合适的调配工作、实行强有力的领导指挥进而达到合理的管理与控制水平。属地化管理是门诊管理的基础，在医院层级条式管理的基础上实施属地化管理这一块状管理模式，实现以块为主，条块结合，条块互相补益、相辅相成的综合管理模式，整合门诊的窗口、科室，形成属地化管理网络。此外，要真正意义上落实属地化管理还需要注意以下几个条件。(1)基本原则的确立：贯彻落实医院的总体目标以及院、部领导的重要指示，以总体目标为导向，做好协调、调配、统一和管理工作。(2)寻求各界的支持：积极寻求各级领导的支持、各级部门的配合、人民群众的认可，日益重视属地化管理模式，有效且合理地优化医疗资源分配，提高患者的就诊体验。(3)积极有效地作为：从人民群众、医院的总体发展、临床各级医务人员的角度出发，站在规范合理的管理立场，进行积极有效地作为。(4)完善门诊的各项规章制度：清晰合理、科学的规章制度是实施规范化管理的基石，以规章制度作为行为准则，约束各类医疗相关行为。(5)互相支持、包容：与医院各级部门、门诊诊疗科室积极沟通，求大同存小异，交流互鉴，共同发展。(6)注意交流沟通：多向领导请示，寻求帮助，定期与科室主任交流思想，交换意见。(7)评估满意度，持续改进质量：定期向就诊者分发门诊工作满意度问卷，同时也要注意评估门诊工作人员的满意度，作为反馈依据，从而改进管理模式，提升管理质量。

属地化管理可以使门诊部对发生在门诊的一切医疗活动皆可实施有效的管理，并对门诊的运行情况有一个宏观的把控，从而可以进行系统、统一、综合的管理。这一管理模式可以实现医疗资源的合理优化，有效地避免就诊者流量疏密不均，诊疗资源浪费的情况；门诊部对各门诊诊疗科室进行统一管理，制定统一的规范流程，对门诊医疗活动的全过程进行监管与质量控制，不断评估、分析管理中可能存在的问题，可以极大程度地消灭管理死角，清除管理盲区。

属地化管理的管理方式多元，管理措施多样，门诊管理者可以主要从规章制度的制定、人力资源的管理、工作组织文化的构建、服务理念的贯彻等多方面进行管理。

制定清晰的规章制度，明确门诊部门的管理权限。规范的规章制度能为各级医务工作人员提供基本的准则，是管理者实施科学管理的依据与基础。门诊部属地化管理模式中关于规章制度的构建可以从以下几个方面着手：

(1) 出诊人员由门诊部统一调配。所有出诊人员需在门诊部统一安排下出诊，由门诊部进行统一管理，具体出诊人员由门诊部与所处科室共同拟定，并经院报备批准，批准后不得随意更换出诊人员与出诊时间；对于出门诊的返聘专家、外聘专家的聘用、解聘、工资福利、请销假等问题，统一归门诊部管理，不再由各临床科室承担，但各临床科室对返聘及聘用专家的去留有建议权。

(2) 出诊科室由门诊部统一管理。所有出诊科室的门诊部分统一由门诊部管理（如各个临床科室、门诊药房、门诊化验室等），部分辅诊科室（如收费处、核算室等）由门诊部行使行政监督、检查、部分考评之职能。门诊部拟定各种考核、考评办法，报院批准后实施，实施过程中应受有关部门的有效监督，并一以贯之地落实。

(3) 实行绩效管理。绩效考评是门诊管理的有效方法，绩效考评实施奖宽惩严、宽严并济的考评方式。即关于奖励的人或事，一经确认立即褒奖到个人，对于科室和个人在绩效考评中被罚条款，经门诊部核准后，反馈给当事人，并做出相应的惩处。此外，出诊人员的收入与出诊纪律、接诊数量、诊疗质量、纠纷投诉密切关联。

合理利用人力资源，发挥管理的整体效能。树立正确的人力资源管理观念，优化人力资源培训方式。随着医疗行业发展走向趋于市场化，医院之间的竞争日益激烈，但是医院的核心竞争力依然是人才，要充分发挥人才的最大效能，达到人力资源的最合理使用这一目的，必须树立正确的人力资源管理的观念，为人才的引进与培养以及发展建立一整套的科学方案，评估、分析聘用人才的需求，并制订相应的满足学科需求的计划。针对门诊工作人员特点，对培训需求进行评估与分析，制订科学有效的培训计划，培训计划不仅要包括讲座和课程形式的理论知识的学习，还要有实操能力的练习、专业技能的提升、服务理念的改善，采取多样的培训方式，如科内讲座、技术工作指导法、个案分析、岗位轮换、个别指导等。此外，培训步骤分阶段实施，每个实施阶段均有不同的目的、目标与预期效果，进而分阶段进行评估，评估预期效果的达成程度以及培训实施过程中存在的问题及遗漏，通过综合考核的方式，进行全面总结，进而优化人力资源培训方式，拓展人力资源培训视野，深化人力资源培训改革，增强人力资源培训效果。

除此之外，还要合理地使用激励机制，调动人员积极性。激励机制是指通过特定的方法与管理体系，将工作人员对组织及工作的承诺最大化的过程。激励机制是将预期目标与现实基础连接起来的重要手段，在属地化门诊的管理模式中，激励机制同样有广阔的应用前景，其在人力资源的应用和调配方面有着显著成效。举例来说，将激励机制与绩效考核相联系，更改既往的考核指标，由简单的概述性指标向具体的绩效指标过渡，建立一套可量化、较客观、适用性强的评价指标体系，尽可能避免领导者或评价者的主观评定。此外，通过成分分析等方法，综合考虑定性指标与定量指标的重要性，对这些指标赋予具体的权重，形成一套能够打分的考核制度，评价者不再依赖主观印象进行统一评分，而是可以根据人力资源系统中的具体数据来计算绩效考核分数，将这些考核分数与具体的绩效相挂钩，达到激励的目标。通过这种方法，报酬分配被合理地拉开差距，克服了平均主义。此外，以能力和业绩为导向，业绩薪酬与技能薪酬相结合策略的实施，充分体现了人才价值，在公平的基础上，打破了平均分配，可以有效地调动工作人员的积极性。

着眼于医院的文化建设，营造特色鲜明的文化氛围。在营造医院文化氛围的过程中把人文关怀放在首要位置，增强员工的文化认同与职业认同，从自身的实际出发，根据自身的文化环境以及文化底蕴，探索出适合自身的文化建设方案。在推进文化建设的同时，落实人力资源培训工作，在提高专业技能的同时，可以加强对医院文化的进一步理解，一方面可以提升自身文化素养，另一方面可以增强对医院文化的认同感及归属感。此外，在医院文化的建设过程中要注意文化的创新与传承，根据医院的时代背景、实际情况、自身特点以及发展历程，挖掘医院文化的深刻内涵，发扬独特优势，不断探索适合自己的文化建设道路，还应当集思广益，鼓励员工提出自己的意见和看法，并将这些意见结合起来形成医院文化，这样才能够构建深厚的群众基础。

“以人为本”为理念，全面提高服务与医疗质量。将“以人为本”作为基本理念，制定一系列惠民利民的政策并贯彻落实，甄别影响患者就诊体验的因素，积极解决门诊上存在的难点问题。要抓好各窗口的医疗服务质量，在规范诊疗过程的同时还应注意人文的关怀，坚持每天巡视，实施动态管理，定期督察各项工作的完成情况及完成质量，及时评估患者的就诊满意度，并以此作为服务质量的评价指标之一，提升服务质量、树立良好形象，为创建管理高效、文明亲民的门诊部奠定坚实的基础。此外，门诊患者的就诊满意度很大程度上取决于医疗水平，因此，提升医疗质量是提升患者就诊体验，贯彻“以人为本”这一理念必不可少的一个环节。提高医疗质量，可从基础质量着手，确保环节质量，加强动态管理与考核，达到疗效好、疗程短、费用合理、满意度高的质量标准，同时要加强门诊流动人员的素质教育，对门诊工作人员进行岗前培训与医疗质量宣传工作，狠抓诊疗常规与制度落实，严格按照规范诊疗、操作，全面提高医疗质量。

1.2.2 柔性管理模式及其在门诊管理中的运用

1. 柔性管理模式

"柔性"一词源于英语"flexibility"，被定义为能够对变革或新情况做出反应或适应的质量，在汉语中的词义为柔(韧)性、可曲性、弹性、适应性、机动性。原本指物质的一种物理特性，后引申到人，包括人的行为、思想，而后又扩展到管理领域。而柔性管理是指利用一定的技术、手段、方式、方法，增强主体对变化的应对能力，增强主体对客体的把握程度，管理对象可以是人，也可以是物，也可以是某一意识形态。对于柔性管理模式，还需要理解其属性和表征，柔性管理模式的属性在于：第一，它是一种服务于提高管理水平，增强应变能力(可以是管理组织也可以是被管理人员的应变能力)，有益于组织的目标实现的管理模式；第二，柔性管理模式的服务对象是多元的，可以是人或物，乃至意识形态；第三，柔性管理达成的作用效果是长期存在的，也就是作用的持久性；第四，柔性管理模式与刚性管理模式是对等、平行的。

柔性管理模式的主要表征在于：第一，要以人的管理为核心。要注重管理者与被管理者双向感情的投入，注意塑造管理过程中的柔性文化，加强民主的管理，注重人力资源的开发与利用；第二，强调组织的柔软化，要注意改变传统的金字塔式管理模式，使其逐渐向扁平化和网格化方向过渡，传统的集中决策向分散决策过渡，使管理者与被管理者在决策的过程中均有参与感，在能达到集思广益的效果的同时又使管理组织向柔软化靠拢。

柔性管理采用一种软性控制和心理控制的方法达成既定目标，可以将管理的艺术性充分地发挥出来。简单来说，柔性管理的基本管理思路是：在尊重人、理解人、重视人的基础上管好人、用好人。其从本质上来说是一种"以人为中心"的管理，在尊重人的个性发展、人格独立、个人尊严的基础上，依靠人的心理过程，提高被管理者的主观能动性、创造性、向心力和归属感。因此，柔性管理的核心特征就是唤醒被管理者的主观能动性，将规章制度化为自觉遵守，以自觉的动力完成工作。

2. 柔性管理模式在门诊管理中的运用

柔性管理模式已经被广泛应用到各行各业，并且柔性管理模式在医院人力资源管理模式中有着独特的应用条件及应用必要性，因为医院是一个知识型人才密集的地方。

医务人员大多有较高的学历层次，具备一定的专业特长和个人素养，且对个人未来发展都有一定的规划，拥有较高的需求层次，较高的自我管理意识，较好的自我管理能力，较强的自我实现欲望，努力实现自我价值和社会价值，自我实现的需要处于显著的地位。在其激励体制中，成就激励与自我价值的激励要大于物质激励，再加之以医务人员较强的自律性，在外部医疗服务需求和内部自身锐意进取下，不断进行技术创新，努力提高医疗卫生水平，利用专业知识，进行开拓性创新，实现自我管理和自我提高。而且，医务人员出于自我职业感和对职业前景的追求，往往容易接受新的工作任务的挑战，有充足的自我发展的空间。因此，将柔性化管理应用于医院门诊的管理中是切实可行且意义重大的。

将柔性管理模式应用于门诊管理，可以从转变管理观念、采取针对价值需求的职业培训、采取多元激励方式、构建柔性文化氛围等多种方式入手，增强门诊医疗服务人员工作的热情和信心，唤醒工作的主动性与创造性，充分了解员工的职业需求和价值追求。

树立"人本"管理理念。柔性管理的核心是"以人为本"，强调非强制的管理方式，必须树立新型管理理念。"以人为本"具体体现在"两个中心"，即"以患者为中心"和"以员工为中心"。"以患者为中心"是门诊工作延续多年的服务理念，门诊各项服务举措的实施、医疗服务质量的提升、医疗管理模式的改进，从根本上来说是为了提高患者的就诊体验，提高患者的就诊满意度，帮助患者恢复或促进健康。以"以员工为中心"是"以人为中心"的另一范畴。就诊者的需求促进了医疗的发展，属于外在的"推力"，但仅依靠外在"推力"是远远不够的，还需要医疗工作人员的内在"动力"，特别是一线临床医务工作人员的推动。医疗卫生事业的发展是在不断探索和精益求精中稳步向前的。因此，外部的"推力"和内部的"动力"缺一不可，而且要同向发力、同时发力，外部"推力"创造需求，内部"动力"满足需求，内部动力的存在可以提高医疗质量，满足患者的医疗需求，而医疗需求的满足又可以反过来帮助医务人员实现自我价值和社会价值，构成良性循环。因此提升内部动力便成为极其重要的一环，而正如前文所言，医疗卫生服务者大多具有较高的科学与文化素养，过硬的专业知识和技能，所追求的可能更多的是尊重和自我价值的实现，所以要及时转变管理观念。既往的刚性管理大多适用于低层次需求的工作者，这类工作者热衷于完全按规章制度行事，不愿参与决策过程，同时也不愿承担过多的责任；而柔性管理侧重于依靠民主管理、权利平等，着眼于以人为本和人性解放，这种管理观念与模式势必能激发广大医务人员的内在潜能，促使其更好地为医院服务。

执行柔性化的规章制度。柔性管理的倡导并非全盘否定刚性管理，更非否定刚性管理中的规章制度。门诊管理乃至整个医院管理中，规章制度都是应该而且必须存在的，但是规章制度的形成过程和实施过程却是可以相对柔性的，在规章制度的形成过程中，可以邀请被管理者参与制定，指出规章中的漏洞、与临床一线现行的程序、规则不相符合或相对不合理的部分，在制定规章的过程中就可以使某些不合理的成分暴露出来，在问题产生之前将问题解决，极大提高了管理的效率。此外，当被管理者参与规章制度的制定时，规章制度便成为他们的成果之一，在某种意义上来说也是为医院贡献力量的一种方式，在提升其参与感的同时，也会使其对医院更有归属感与荣誉感。另外一种可以渗透柔性思维的是规章制度的实施过程。在柔性管理模式下，规章制度的实施应该是实用灵活、真实有效的，实用的规章制度确保了门诊工作有条不紊地正常运行，工作程序和临床实践规范都有据可依，是一切工作的基础。要根据就诊流量的疏密调整专家门诊的开放时间，根据就诊人数与疾病情况妥当实施“加号制度”，确保每一位患者都能及时得到门诊医疗服务。

实施特异性的培训工作。柔性化管理对工作人员的培训同样提出了新的要求，基于以人为本的理念，对医务人员的培训应该更侧重于个性化、针对性和特异性。既往的培训方式过分强调了医务人员的共性，在一定程度上忽略了个性特征，不管工作人员的实际所处水平，全部实施统一的培训方式，采用一致的培训内容，忽略了被管理者的兴趣爱好的不同、个性特点的差异、文化素质程度与水平的不对等、自身的发展的需求不一致等因素，而这些因素构成了各有特点的工作人员。因此，对不同的人采取相同的培训方式显然是存在问题的。基于柔性化管理的人员培训要充分听取被培训者的诉求，参考被培训者的意见。培训的内容要根据被培训者的层次和价值追求的不同进行一定的区分，要善于捕捉其兴趣爱好点，而后根据文化知识素养和工作技能素养进行分层次培训。要致力于使培训不再是一种日常管理的形式，而成为提升临床工作人员知识态度和能力的一种日常有效途径。考虑到柔性化管理的目标是实现被管理者的相对弹性与自由，激发其内在的兴趣、动力和价值，这与个性化培训的理念不谋而合。此外，单一的培训方式同样不利于个人兴趣爱好和潜力的发掘，因为个体的差异不仅体现在培训的内容方面，还会在形式上得到彰显。这就需要管理者了解被培训人员对培训形式的偏好和诉求，根据喜好采取不同的培训形式，教授感兴趣的内容，制订不同的培训计划，真正实现个性化培训与管理。

采用多元化的激励方式。柔性管理模式下，对工作人员采用的激励方式是特异且综合的，主要表现在激励的方式多元化，即采取物质激励和精神激励兼顾，短期激励和长期激励并举的激励方式。物质激励要注意公平、公正、公开，根据个人工作岗位的不同采取相应的薪资激励方案，充分考虑每位员工的工作性质，采取与之付出比例相对应的物质奖励，管理中运用薪酬的杠杆激励作用，按照效率优先、突出业绩、注重公平，建立以岗位评价为基础的分配机制，突出人本观念，围绕人的因素所处的重要地位，实现人力资源管理中对人力的价值创造、价值评估以及价值分配。但正如前文所言，柔性管理模式追求的是被管理者个性的解放和自我价值的实现，强调自身主观能动性和创造性，所以在这种管理模式下对工作人员的成就激励、自我价值激励、情感激励、荣誉激励和事业激励等要大于物质激励，根据马斯洛需要层次理论，管理者需要满足医务工作人员的尊重的需求以及自我实现的需求。此外，个人的价值取向和角色定位不同，导致需求各异，作为领导者，要想持久地维持被领导者的工作积极性，保证团队一如既往的高效率运作，就必须充分了解和掌握员工的不同需要，做到按需激励。领导应该充分信任被管理者，运用自己的亲和力、尊重感和关怀心以支持被管理者的工作，对表现较好的个人或群体可以加以表扬和奖励，提高人员的责任感和使命感，增强集体成员对组织的忠诚度，将短期激励与长期激励结合，短期激励的效果是立竿见影的，长期激励则能促进员工自我价值的实现；短期激励可以激发被管理人员的好胜心，而长期激励可以萌生被管理人员的使命感。短期激励与物质激励关系密切，短期激励的存在可以保证工作人员的基本生活；长期激励和精神激励息息相关，即唤醒被管理者的自觉能动性，是一种持续时间久、不易改变、发自内心的激励手段。可见，基于“以人为本”的柔性管理方式对激励手段提出了新的要求，且管理者要着重关注被管理者的精神需求和长期需求，努力做到物质激励和精神激励兼顾，短期激励和长期激励并举的激励方式。

构建“人性化”的医院组织文化。医院组织文化是指医疗员工在长期的医疗实践和医疗服务中，逐渐形成的文化观念、道德价值取向和精神内涵，这种医院组织文化将影响医疗服务人员的心理定势、行为规范和价值观念。医院组织文化作为一种管理文化，已被多种管理观念、多项管理模式所使用，而在“以人为本”的柔性管理模式中，要着重塑造以价值观创造为核心的文化管理模式，将人性、个性、人的价值、人的自我实现放在首要位置。在管理中，管理者应充分考虑人性与个体化差异，创建符合人性规律、符合个体化发展轨迹、利于个人的价值实现和自我的个性解放且满足医院及管理者的发展需求，由价值标准、道德规范、社会伦理等构成的新型医院组织文化，才能实现医院组织与管理的稳步发展。在柔性管理模式中，管理者与被管理者的尊重、理解、沟通与信任是相互的，有效管理的实现同样离不开团结、支持、理解、合作的氛围，同样需要风雨同舟、荣辱与共的思想觉悟。为打造与提高此类和谐的文化氛围与思想觉悟，管理者要对工作人员予以充分的尊重与支持，营造家庭式的温馨人际氛围，将医院的每一位工作人员视为一笔财富，注意长期感情投资，充分协调各类人际关系，在决策制度的制定或实施、柔性组织文化的构建过程中多为被管理人员提供参与的机会，培养其归属感与职业认同感，采取有效的沟通方式，注意信息资源的共享，为医院和员工树立共同的价值观和行为导向，力争把医院和员工打造为一个利益相关共同体。此外，加强医德医风建设同样是构建医院组织文化极为重要的一环。医院的定位就是以患者为中心，全方位地为患者提供优质服务，而医德医风的提高对患者获得优质的服务体验有着不可或缺的重要意义；因此管理者要注意对广大医务人员进行医德教育，为其树立爱岗敬业、廉洁行医、无私奉献的精神，端正医疗服务作风、提高医疗服务质量、拓宽医疗服务范围。医院组织文化的构建是一个长期的过程，这一过程离不开各级工作人员的共同努力，文化氛围的构建对日后的管理势必是有所裨益的，对工作人员的影响是潜移默化的，但是构建的过程是任重道远的，需要管理者与被管理者同向同时发力，将提高医院组织文化软实力作为共同奋斗目标。

1.2.3 PDCA 循环管理模式及其在门诊管理中的运用

1. PDCA 循环管理模式

PDCA 循环由统计质量控制（Statistical Quality Control，SQC）之父休哈特博士提出，后由美国质量管理专家戴明进行了修正与完善，还原了质量管理的整个过程，成为“全面质量管理”的基本工作方法，“全面质量管理”是指为了满足客户需求，在保证产品质量水平不降低的情况下，引入新型科学技术及管理思想，对产品进行改进，使其更加完善。PDCA 循环作为一种科学合理的质量管理模式，得到了众多管理学家的认可，掀起了质量管理新浪潮，逐步被应用于教育、医疗等多个领域，PDCA 循环由四个阶段、八个步骤构成，且每个阶段、步骤内容不同，按照循环顺序加强质量管理。PDCA 四个阶段是指计划、执行、检查、处理。

P(Plan)指的是计划阶段：该阶段根据工作要求，了解目前的情况、分析当前管理模式所存在的优势和劣势，确定初步管理方案和管理目标，制订有针对性和实施性的质量管理计划。

D(Do)指的是执行阶段：该阶段对初步的计划进行细化，按照质量管理计划方案将详细的措施具体落实与执行，使计划方案落地到现实的运行过程，完成质量监督管理任务。

C(Check)指的是检查阶段：该阶段主要开展检查工作，评估与总结计划被执行的程度与结果，依据质量标准，判断各个计划实施环节是否达到质量标准，对比执行前后的结果与指标变化，识别哪些是有效措施、哪些是无效措施，继而明确成效，并找出仍然没有解决的问题。

A(Action)指的是处理阶段：该阶段开展的工作是针对检查阶段总结的问题进行处理，或认可或否定，同时对成功的经验予以肯定，对有效措施进行模式化或者标准化并予以适当推广；对失败的经验和教训加以总结，以免重复出现。该处理方案强调结合实际情况，除了质量监管对象自身情况以外，还要考虑各项影响因素，这一轮没有得到妥善解决的问题留到下一轮 PDCA 循环中，为下一次工作计划的拟定提供参考依据。

八个步骤包含：

(1) 找出问题——分析现状，找出存在的问题，包括质量、环节、流程、操作、过程等各种问题，多采用数据等直观的方式说明体现，确定需要解决的最主要问题。

(2) 分析原因——分析问题产生的各种影响因素，并对这些影响因素进行全面罗列。

(3) 确定主因——找出影响的主要因素。

(4) 制定措施——针对主要因素制定相应措施，提出改进方案，并预估成效。

(5) 执行计划——按既定的措施计划进行具体实施和操作。

(6) 检查效果——根据所制订计划的要求，验证并检查实际执行的结果，确定是否达到预期成效。

(7) 归纳分析结果——根据检查结果进行归纳，对成功的经验和失败的教训都进行总结，纳入标准、形成制度，对已经取得的显著成效做进一步巩固。

(8) 遗留问题——通过总结归纳发现本轮循环尚未得到解决的老问题和因为优化改善而产生的新问题，放入下一轮 PDCA 循环中处理。

其中 PDCA 四阶段和八个步骤是相对应的，这可以帮助管理者确保各步骤的有效实施。P(计划阶段)对应的是，找出问题、分析原因、确定主因、制订计划与措施这四步；D(执行阶段)对应的是，实施计划与措施这一步；C(检查阶段)对应的是，实施结果与目标对比这一步；A(处理阶段)对应的是，对实施结果总结分析和未解决的问题转入下一循环两步。

四阶段八步骤是 PDCA 循环模式的常见流程，此外，还有学者将 FOCUS 与 PDCA 结合，产生 FOCUS-PDCA 实施步骤。

F(Find)：选定改进主题

O(Organize)：成立改进小组

C(Clarify)：厘清流程信息

U(Understand)：分析问题原因

S(Select)：选择改进方案

P：制订改进计划和持续的数据采集计划

D：数据采集、结果分析、持续改进的实施阶段

C：检查和研究改进的成果

A：巩固改进成果，持续提升质量

PDCA 循环管理模式是一种"持续改进的过程"，具有"大环套小环，环环相扣；相互独立、相互渗透；周而复始、不断循环；循序渐进、阶梯上升"的特点。

第一条特性：大环套小环、环环相扣。该循环结构由四个阶段性大环组成，大环是一个整体的工作模式，不能分割，掌握着质量管理的大体方向，而各个大环中又将质量管理工作细分为若干个步骤，使得质量管理工作的开展得以细化，在质量管理的持续改进过程中，不仅全过程需要开展 PDCA 循环，而且全过程内所包含的不同组成部分也可以开展相应的 PDCA 循环，通过驱动大环来带动小环，通过运转小环保证大环效果，最终实现全过程整体质量水平的提升。

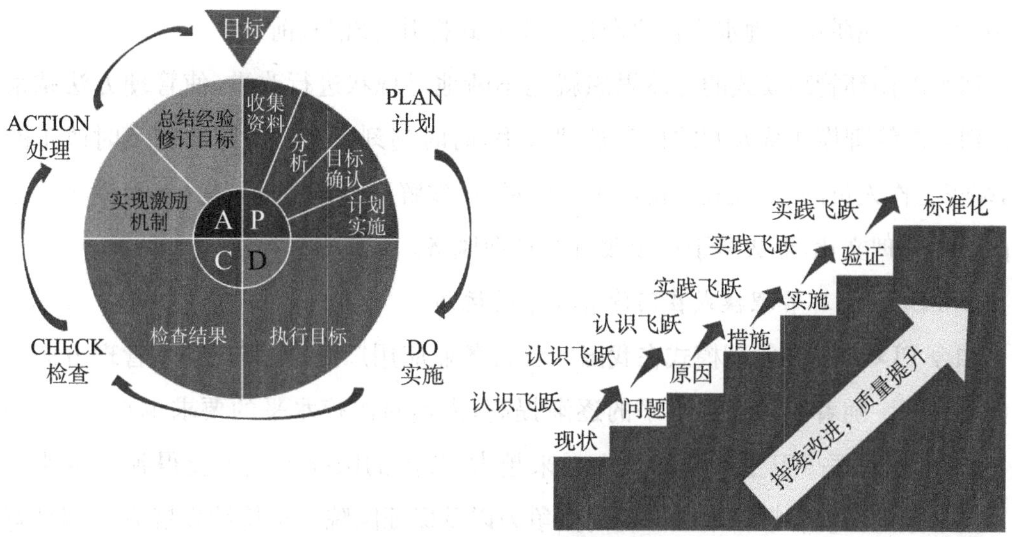

图 1－1　PDCA 管理循环图

第二条特性：PDCA 循环结构中各个阶段相互独立，但是在实际推行中，各个阶段存在交叉点，是相互渗透的，亦可以多个步骤同时推行，并且彼此之间不会相互干扰，从而实现了管理新职能、提高了管理效率。例如，在执行某一计划质量管理任务期间，可以对当前执行方式及内容进行检查，判断是否存在问题，不断为管理方案改进提供参考依据。

第三条特性：周而复始、不断循环。质量的改进仅仅进行一次 PDCA 循环，并不能达到满意的效果，况且质量改进本身就是一项只有进行时、没有完成时的工作。每完成一个周期的 PDCA 循环，争取解决一个主要的质量问题或者是几个现实的质量问题。同时，还可能会发现新的待解决的问题，需要周而复始，不断循环，不断改进，提高质量。

第四条特性：循序渐进、螺旋上升。PDCA 的管理并不是经过一次循环就可以达到管理目标的，而是需要查缺补漏，多次循环，循环次数越多，效果越好，越能满足我们的要求。每一次 PDCA 循环的最后阶段，都要将成果固化成技术规范、管理标准、规章制度。这就使下一次 PDCA 循环建立在新的水平上开展，通过开设 A(处理阶段)，对循环过程中检查出的问题进行总结分析，并给予一定解决策略，将其作为下一轮循环计划制订的参考依据，形成每经过一次 PDCA 循环，质量管理体系便有一定程度的改进、质量就能有进一步地提升，达到持续改进的目标、呈现出稳步上升趋势。该循环管理模式的应用，可以实现质量管理水平循序渐进般螺旋式提升、波浪式前进。

PDCA循环管理模式的总体思想就是不断地对现状进行改进，使管理方法越来越好。PDCA管理模式从人们的日常管理入手，时时刻刻保持发现问题并及时改正的心态，端正工作人员的工作态度，提高工作质量，有效解决工作中的问题，并有助于建立积极向上的管理文化，形成适于持续改进的管理风格。

2. PDCA循环管理模式在门诊管理中的运用

如今PDCA循环管理模式在我国的各行各业应用广泛，尤其在医疗管理方面也有很大的发挥。随着我国经济水平的逐渐提高，人们对医疗水平的要求也在逐年上升。近年来，国家对医疗卫生产业的投入越来越大，我国的医疗卫生事业得到了迅速的发展。高水平的医院管理在增强医院的竞争力以及保证医院的可持续发展方面都具有不可替代的作用。医院应该剖析自身运行现状和管理机制，探索新型的PDCA管理模式，建立实施管理计划、检查管理漏洞、解决管理问题的一整套流程，从统筹规划、多举共施、综合考核、持续优化四个方面联动施策，逐步发现目前管理体系中存在的问题，并鼓励管理人员采取措施改正问题，积极建立适合本医院的医疗管理体系，最终达到提高医院管理人员水平，提高医院的整体效益，减轻患者就医负担，改善患者就医体验的目的。

PDCA循环管理作为一种高效可行、可持续提高管理质量的科学管理模式，已被越来越多的门诊管理者使用以优化门诊管理体系、提高门诊管理水平。门诊的PDCA循环管理模式同样是从计划、实施、检查、处理四个方面进行。

计划阶段 对于门诊管理者而言，在计划阶段一定要对门诊的运行状态有一个整体的把控，分析当前门诊运行的特点，以及当下管理模式、管理机制的优劣。此外，对门诊现存的问题要进行深刻剖析，发现问题的途径可以源自两个方面，第一是阅读门诊管理方面的书籍、查阅门诊管理方面的相关资料，与管理同僚一起探讨管理问题，在探讨问题的同时积极思考此类问题在自己进行门诊管理的过程中是否会遇到；第二是通过走动式管理，深入临床一线，通过倾听临床工作人员的意见，调查就诊者的就诊满意度，关注就诊者及其家属的就诊体验，积极倾听就诊患者的意见或建议，从而暴露出门诊管理过程中现存的问题，深层次分析门诊管理工作中存在的实际问题。利用主题访谈、头脑风暴等方法集思广益，将现存的问题加以挖掘，将其分列出来，找出主要问题及问题的主要方面。例如是否存在患者预约时间、接诊等候时间过长，患者无法及时就医的情况；在门诊信息化的背景下是否存在患者不熟悉线上操作流程的情况；在诊疗过程中，是否存在医护人员对于患者的疾病情况、预后状况以及药物使用情况未能准确、全面地告知的情况；诊疗过程中，是否存在不合理用药、不合理检查的现象；医疗质量与安全是否存在问题；医疗服务人员服务质量是否需要改善、能否做到“以患者为中心”；便民服务措施是否到位；患者投诉问题是否能够及时解决、解决手段是否恰当；药品、器械管理是否需要完善；员工的培训工作是否到位；门诊护理细节是否缺失、针对患者的健康教育是否充足等一系列问题。明晰问题后，应根据门诊的自身状况成立 PDCA 管理小组，制订出阶段性的门诊管理工作计划，管理计划应涉及暴露出问题的各个方面。在此基础上，对每一位医务人员进行具体的岗位安排和职责制定，使其均参与到计划中，并将制订的管理计划进行备案，同时标明其中每一位参与人员的工作内容，在管理者监督下落实到位。

执行阶段　在落实门诊管理计划的过程中，应不断强化管理，解决现存问题，使门诊诊疗质量不断提升。首先要求各项规章制度严格落实，以医院规章为标准，通过明确职责、完善制度，顺利实施常规诊疗。

针对提升服务质量问题，要注意严格执行服务规范，以患者为中心，拓宽服务途径、延长服务时间、注重服务细节，倡导微笑服务，创建文明窗口。

针对提高医疗质量问题，需每月由质控小组对核心制度、病历质量、处方质量、抗菌药物使用、医患沟通、医疗安全等执行情况进行全面考核，成立疑难病例的多学科联合会诊制度，提高诊疗质量。完善质量管理和控制措施，将诊疗医师、门诊部主任、医疗质量监控员三者的监督和控制作用最大限度发挥，对门诊处方和病历书写进行定期抽查，调查患者满意度和医师信任度，掌握计划实施中存在的不足，并采取针对性的措施进行处理。

针对投诉问题，严格按照相关条例接待、处理群众投诉，并与奖励性绩效工资挂钩，以院周会通报、医院内网公示等形式公布。门诊服务中心设置“患者投诉中心”，在门诊各诊区悬挂统一标识，畅通投诉渠道，面向患者提供医疗投诉的接待、受理、处理等服务功能。

针对患者预约、就诊时间过长的问题，梳理门诊预约和就诊流程，推进预约诊疗服务，做到就诊流程的最大限度的优化和合理程度的简化。普及多种预约方式，支持线上预约、自助机预约、诊间预约、窗口预约等多元预约方式并存的预约制度；此外，为减少患者就诊时间，门诊应做好就诊者的导医工作，合理分流，合理指导患者就诊。

针对健康教育和医疗规范化问题，在诊疗过程中，相关医护人员需明确告知患者疾病状况、诊疗情况，以及具体的费用等，确保患者对自身病情状况知情，此外还需加强对于门诊医师的管理和宣教，坚持在诊疗过程中合理用药、合理进行检查，密切监督门诊药占比、患者次均就诊费用以及检查项目阳性率等诊疗质量监控标准，并将其与医师的医疗水平及个人奖励评定挂钩，杜绝乱开药、乱开检查等不合理现象。

检查阶段 依据相关的评价标准对上述门诊工作落实情况进行定期检查。一方面可以成立巡视检查小组不定期抽查上述计划的执行力度和执行质量，通过质量考核或者评价的方式，明确当前门诊工作情况；另一方面要求门诊各科室各管理部门积极进行自查，各科室、各窗口应自觉每日进行督查和评估，力求自我发现问题、自我解决问题，达到自我完善、自我提高的效果。通过他查和自查两种途径，门诊部可以对工作质量、工作满意度的总体状况，有一个相对完整的把握，而后将检查结果分类统计，再进行分析和汇总，将计划落实现状与预期目标相比较，对进展情况进行分析，针对分析总结提出整改意见和建议，不断总结问题和整改措施。

处理阶段 处理阶段是本次PDCA循环的结束，也是下一次PDCA循环的开始。本阶段主要是将检查出的结果反馈给各部门、各科室、各窗口的工作人员，对开展较好、完成质量较高的工作予以肯定和支持，而对尚未完成的目标、尚未解决的门诊现存问题以及影响因素要进行深刻剖析，对相关资料进行整理和分析，定期召开门诊质量专题分析会议和患者满意度专题分析会议，总结归纳影响医疗质量和患者就诊满意度的因素并就如何促进门诊管理目标的实现进行探讨，为下一阶段改进措施提供依据，致力于不断完善门诊服务的各个流程，提升工作的效率和质量，形成工作经验总结并加以制度化，专注于患者就诊体验，研究管理质量改进的方式，在新一轮PDCA循环管理中解决遗留问题，实现管理质量的螺旋式上升。

PDCA循环是一种科学的管理模式，其在门诊中的应用，具有以下作用：

提高管理水平。门诊质量管理水平可以从某种程度反映医院整体管理和医疗质量，PDCA循环可将各个环节的管理力度不断强化，循环制订计划、落实计划、检查落实效果、落实情况反馈、改进不足之处等一系列环节，一个阶段的循环之后，部分问题便可得到有效解决，新问题和未解决的问题再次进行循环，直至解决，如此循环往复可实现持续改进的效果。

提高患者满意度。患者作为评价门诊工作的主体，患者满意度为评价门诊工作开展质量高低的指标，主要从就医环境、服务态度、收费水平、医师技能、设施和设备等方面进行评估。PDCA 循环的应用实时解决患者就诊过程中所遇到的种种问题、优化就诊环境和医疗人员服务态度，使患者获得极佳的就诊体验，从而提升患者的就诊满意度。

提升医疗质量。PDCA 循环应用过程中能够不断发现现存问题，便于提出针对性的处理措施，对以往问题进行总结，以提升医疗质量。分析 PDCA 循环实施前存在的问题，可以使计划的制订带有一定的针对性，在计划落实的过程中，通过定期检查，发现问题并及时纠正，以此来提升医疗质量。医疗文书是医师临床经验、专业水平、态度等方面的综合体现，处方和病历作为医疗文书的重要组成部分，对衡量医疗质量有重要意义，PDCA 循环实施后，对处方和病历进行定期抽查，可以提升医疗文书质量，进一步提高医疗质量。

总之，PDCA 循环管理模式用于提升门诊服务质量，其目的就在于使患者能够得到最好的医疗服务、恰当的药物治疗和检查，为患者提供满意的医疗服务。在计划阶段，针对门诊存在的问题进行组内讨论分析；在执行阶段，全面强化门诊的管理力度；在检查阶段，由 PDCA 小组成员定期对门诊诊疗活动中的各项问题进行检查；在处理阶段，不断完善门诊服务的各个流程，提升工作的效率和质量。这些医疗服务措施的改善，可以提升患者对于门诊管理工作的满意度。

1.2.4　走动式管理模式及其在门诊管理中的运用

1. *走动式管理模式*

“走动式管理”最早是由管理大师帕斯卡尔于 20 世纪 70 年代提出的，其认为企业要把经营理念转变为实际行动。走动式管理模式是加强机构主管、员工和顾客三方互动的一种管理制度。走动式管理的思想主要体现在“接触”和“关注”，即管理人员应该走出办公室，深入第一线、深入现场、深入基层、体察工作人员的真实愿望、了解被管理人员的真实情况。在走动式管理模式中，管理者必须经常走访，面对面与员工进行交流沟通，了解工作人员的实际工作情况以及在实际工作过程中遇到的一系列问题，通过这种方式可以拉近管理者与被管理者之间的距离，一方面可以即刻解决在走动过程中发现的问题，另一方面也可以使员工感受到领导者对他们的信任与尊重。走动式管理信奉的理念是“尊重个人、服务顾客、追求卓越”，以走动的形式拉近个人的关系，达到尊重个人的目的，唤醒个人的工作积极性，使之更好地服务顾客，进而达到追求卓越的目的。总而言之，走动式管理是管理者根据日常的管理需求，利用现场走访及时发现问题，并及时提供教育，帮助解决问题，同时在走访过程中加强对下层管理者的监督，贯彻落实和执行规章制度，更好地提高管理效率的过程。

尽管“走动式管理”和“巡视”都有走向基层、深入一线，体察基层工作者的工作状态和工作情况这一流程，但“走动式管理”是不同于“巡视”的，具体可以从目的性和效率性两个方面进行界定：一方面，“走动式管理”带有很强的目的性，管理者是带着问题到现场巡查，对所暴露问题在基层的具体表现做进一步验证和调查，并制定相应的措施以解决问题，而“巡视”并不一定要具有很强的目的性，“巡视”完全可以是以观察进度，了解情况为主；另一方面，“走动式管理”是必须要将效率性考虑在内的，“巡视”效率不一定高，仅仅观察基层人员工作情况或者是规章制度运行现状也是允许的，但如果“走动式管理”没有效率，那么这一次“走动”就是不合格的，因为管理的一个很重要的方面就是提高组织的运行效率。可见“走动式管理”的“走动”是约等于巡视的，而“走动式管理”的“管理”则是巡视所要解决的问题和开展的工作，所以“走动式管理”是比巡视更注重目的性和效率性，更注重结果的。

“走动式管理”包括如下五个要素，即倾听、教育、帮助、学习、监督。

倾听　倾听是管理者与被管理者保持接触的那一部分，倾听可以使管理者获得第一手准确的信息，“走动式管理”要求的倾听是“无差别”“无偏见”的倾听，是不带有主观色彩和“先见之明”的倾听，是涉及多层次、多阶段的倾听。此外，倾听的过程是发送者和接收者双向思考的过程，有效的倾听是提高“走动式管理”效率的第一步。

教育　“走动式管理”其实也是一种指导教育行为，正如前文所言，“走动式管理”并不是漫无目的且没有效率的，其侧重于发现问题、评估问题并解决问题。但“走动式管理”的教育绝不等同于批评，并不意味着批评员工以及告诉员工如何去做，而是通过指导、辅导、授权等方式，调动起员工的主观能动性，唤醒其主人翁意识，自觉解决问题。

走动是一个很好的教育机会,带有一定目标和问题的走动,将焦点放在亟须解决的现实问题上面,这样的走动才不会偏离主题。

帮助　在走动的过程中,走动者是可以为基层工作人员提供直接或者是间接帮助的。通常,走动者在走动结束之后,根据走动过程中的发现,在不越级管理的情况下,能为自己的员工提供一定程度的帮助与支持,此外,对员工的教育与指导,协助其自主解决问题本身也是一种帮助。“遇到了什么困难?”“出现了什么问题?”是走动者的常用语句,帮助被管理者解决困难、化解困境同样是成功走动的体现。

学习　“走动式管理”同样是走动者学习的过程,只有通过不断学习才能实现有效的倾听、开展合适的教育、提供及时的帮助,此外,在走动的过程中发现行之有效、具有特色的措施要注意记录和推广。在走动过程中做到理论联系实践,注意观察、记录和学习,积极地进行反思和分析,不断提出自己新的体会和看法。学习是一个长期累积的过程,管理者通过不断学习可以降低自己在走动过程中犯错误的概率,从而提高走动效率。

监督　“走动式管理”同样需要监督,监督包括两个层面,即走动者监督管理对象以及走动者的自我监督,通过监督,走动者可以了解员工的工作完成的基本情况,这对员工做好自己的本职工作起到了一个督促的作用;此外,走动者的自我监督也可评价自己在走动过程中存在的缺陷和不足,对遇到的困难和当下存在的问题有一定的评估,为提高走动效率,实行更好的走动管理打下坚实的基础。

2. 走动式管理模式在门诊管理中的运用

“走动式管理模式”在国内应用颇为广泛,而且在医院的管理工作中也有着广泛的应用前景。现代医院工作中的走动式管理的实施,可分为对内和对外两个层面。对内,即对医院内部而言,重点在于领导深入临床一线工作人员当中,加强走动,走进临床各科室,注意倾听和指导,保持上下级之间思想上有效的沟通与交流,促进各项工作的落实。对外,即对整个社会和广大群众而言,重点在于深入广大百姓中间,体察民情,听取广大群众对医疗改革、医疗服务提出的意见和建议,提高医疗服务质量与患者就诊体验。门诊管理作为医院管理的一部分,对于“走动式管理”的应用有着更加鲜明的特点和更加具体的措施。

成立门诊走动式管理小组,匹配相应监督机制。门诊部门走动式管理小组的构建和完善,对医院运行机制的完善和门诊管理职能的强化都有着重要的意义。医院应明确门诊对辖区内各部门的管理内容和权限，并通过组建门诊走动式管理小组的组织形式，通过倾听、教育、帮助、学习、监督这五种方式，提高门诊管理者发现、协调和解决问题的能力。对于走动式管理小组成员的构成，要选择临床工作经验丰富、有洞察力和服务意识较强的人员担任走动式管理小组的骨干成员，并对走动式管理小组的具体责任范围和权力范围进行科学划分，以便管理人员根据权责规定进行快速、有序、高效的协调管理，将提升医院门诊的协调性作为走动式管理工作的出发点，对小组内部的监督职权和领导职权进行科学的搭配。门诊部主任应为走动式管理小组匹配相应的督查机制，对走动式小组的管理工作所取得的成果进行一定的评估，并对管理过程中存在的不足进行下一步的反馈，如此一来就可以最大限度实现走动式管理的效果。

明确走动式管理巡查内容，制定质量评价标准。凡事“预则立，不预则废”，在成立走动式管理小组后，要提前规划走动式管理小组的巡查内容、巡查方式、具体评价指标和巡查质量标准。需要让走动式管理小组成员知道做什么、为什么做、何时去做、如何去做以及做到什么程度，通过这种方式，走动管理者能更清晰地界定自己的工作范畴，提高巡查质量。巡查内容是涉及各个工作环节和各个工作领域的，其中包括但不限于劳动纪律、服务态度、设施设备、诊疗秩序、就医流程、部门沟通、环境卫生、安全保卫等等。在就诊患者高峰时段深入各工作单元、各诊疗科室，查看工作人员工作职责的落实，监督各区域导诊人员的工作状态，负责解决各类疑难问题，处理突发事件。在巡查的过程中需要制定质量标准用以评价工作人员工作开展的程度，因此，制定诸如门诊工作人员工作质量标准、保洁服务质量标准、秩序维护服务质量标准、门诊部患者满意度调查表、处方管理质量标准等相关质量标准，构建工作质量评价依据就显得尤为重要。

充分了解患者需求，提高患者就诊满意度。走动管理小组的管理人员要注意分工协作，深入一线，及时发现问题。对于走动的目标人群除了包括门诊的工作人员，还应包括就诊的患者，在巡查过程中主动与患者沟通询问患者就诊过程中是否遇到问题，通过与患者面对面地沟通交流，了解患者的就诊需求以及亟须解决的问题，发现的问题能当时解决的给以协调解决，暂不能解决的予以上报。征求和收集患者及家属的意见和建议，根据意见建议进一步优化就诊流程、调整就诊布局。此外，走动管理人员还要指导各工作岗位，根据当日就诊量调整岗位排班人数，保证门诊工作高效开展。对于门诊患者的就诊满意度，可以采用发放问卷调查的方式进行，告知患者应如实填写，及时回收调查问卷。认真审阅每份调查问卷，掌握每个患者对门诊工作的认可程度，发现问题后及时改正工作中的不足之处。通过以上措施可以最大程度地实现井然的就诊秩序和通畅的就诊环节，使患者更方便、快捷且满意地就诊，做到真正为基层、为患者服务。

分层解决暴露问题，持续改进管理质量。走动式管理本身就是一个发现问题并解决问题的过程，正如前文所言，走动式管理的核心要素包括：倾听、教育、帮助、学习、监督。其中倾听是发现问题的过程，教育和帮助是解决问题的过程，学习和监督是评估发现和解决问题的程度，改进走动管理质量的过程。对于在走动过程中暴露的问题，部门内可自己解决的应先自行解决；不能单独解决的，召开部门协调，与其他部门协调沟通解决；问题较严重自身无法解决的需上报院领导讨论解决。这种分层解决问题的手段，能够对暴露的问题、原因的分析、改进的措施有一个全面的把控，提高了解决问题的效率。此外，走动者在下一轮巡查中还应将已处理的问题再次进行督查，以检查改进成效，在走动过程中做到理论联系实践，注意观察，提升自己分析和解决问题的能力，发现较好的解决问题的手段或方式方法要注意记录、学习和推广，积极地进行反思和分析，不断提出自己新的体会和看法，努力做到持续质量改进。

改善门诊就诊环境，提升门诊部门服务质量。在走动过程中还要留意门诊就诊环境中是否存在设计不合理的部分，倘若存在，需要对其进行进一步改善，医院就诊环境的改善需要从完善管理制度入手，要废除影响医院办事效率的制度和机制，为广大患者提供高水平的常规服务。加强对走动式管理制度的重视，在进行工作之前对可能出现的问题进行预测，同时要求医院其他部门也能积极主动地配合，从而提升管理效率。此外，走动管理者应注意增强门诊各部门服务意识，提高门诊各部门服务质量，建立科学的引导机制，为医务人员和患者创造良好的沟通机会，倡导医务人员和患者维持亲密有效的情感交流，以便增强患者对医院的信任。此外，可以适当增加节假日巡查，每月对节假日巡查进行排班，保证周末及节假日门诊工作人员均到岗，做到无缝隙管理，及时处理突发事件，保证节假日门诊工作正常运行，最大限度地为就诊患者服务，切实提高服务质量。

1.2.5 精细化管理模式在门诊管理中的运用

精细化最早被引入管理学概念是在20世纪50年代，由日本企业家丰田英二提出，致力于用最小的管理资源和成本产生最大化的管理效果。精细化作为一种理念，一种文化，它是社会分工的精细化以及服务质量的精细化对现代管理的必然要求，精细化管理思想的核心是规范化与体制化的管理，主要目的在于规范行为和落实责任。随着时代的推进和发展，精细化管理已经演变成一种科学的管理工具。精细化管理在2000年左右引入医疗界，逐渐成为医疗管理手段的一种，在医院的管理中采用精细化管理，贯彻精细化理念和思想，并将精细化理念和内涵落实到实际的医疗管理工作当中。从根本上来讲，精细化管理的关键在于将日常工作的各个过程不断地分解与细化，而后逐步落实到医院发展目标的总体过程。尽管精细化管理模式是一项长期且系统的工作，但其对于医院的规划发展、综合执行能力的提高、医疗服务条件的改善、医疗卫生水平的上升都具有极重要的意义。精细化的管理模式本身颇具特色，简单来说，其可以概括为"精""准""细""严"四个字。

"精"是指把事物做精，将管理和卫生服务力求要做到极致，达到精益求精、臻于完美的目的。医院要把医疗质量和服务水平提高到质量精品的层次上，不仅要把服务质量做精，还要把管理工作做精。

"准"是指准确的信息获得、信息共享、信息决策和信息反馈，准确的数据和计算，准确的工作计划和工作战略，准确的时间衔接和正确的工作方法。

"细"是指要注意细节，医疗操作要细化，管理和服务要细化，特别是执行要细化，要将所执行的工作细化到具体的某一个人、具体的某一件事和具体的某一个时间段。

"严"是严格执行命令要求，严格控制偏差与错误，严格执行标准和制度。在执行和控制方面要体现严格和细化标准的特点，从某种意义上讲，"严"是精细化管理的关键，缺乏严格且精细的控制和执行力，再完美的计划、再准确的方案都将失去意义。

"精""准""细""严"作为精细管理的核心理念，为医院管理提供了精细化管理模式，将精细化理念应用于管理的各个环节，是节约运行成本、改善服务流程、提高工作效率的有力保障，它运用信息化、科学化、规范化措施，使工作中处处体现"以患者为中心"的服务理念，可以提高医院服务的整体管理水平与服务质量，在门诊的管理工作中采用精细化管理，同样可以细化管理目标，提高工作效率，做好门诊管理的细节工作，对于门诊的精细化管理可以考虑从以下几个方面着手：

制定精细的规章制度，保证规范落地实施。欲将精细化管理落地、必以精细化制度为先。将精细化管理渗透到各个环节，做到处处精细，科学完善的门诊规章制度要求门诊管理对各项管理制度进行细化，充分了解各医疗岗位和科室的职责，确保管理的制度化和规范化。在精细管理的实施中，管理者需依据其自身发展的情况及发展目标，制定相应的科学规范、完善合理且可行性高的管理制度，且需在门诊实际管理中具体落实，要求管理相关工作人员严格按照规章制度进行管理，从而促进尽快实现精细化管理。并且还需建立监督小组，监督管理精细化管理制度在门诊管理的具体实施情况，如果在监督管理中发现相关工作人员及科室等未按照规章制度执行、操作，需依据制定的奖惩制度严格对其进行相应的惩罚，保证管理制度的严肃性，保障精细化管理制度能够顺利实施。

建立精细化文化体系，构建精细化文化氛围。观念对个体的影响往往是由内向外且可以渗透到工作或生活的方方面面，某一观念的成形往往会伴随个体一生并且成为其行为准则，所以观念对人的影响往往能起到“润物无声”的效果。因此，培养医务工作人员的精细化思维，建立精细化文化体系，构建精细化文化氛围，对于精细化管理的实施有着重要意义。据此，门诊管理者应当帮助员工从主观上改变思维模式，培养精细化思维、要做到“精益求精”“事无巨细”，实现切实可行、精细为先的标准管理。此外，要调动被管理者的积极性和创造性，使其自觉趋向精细，与此同时，在日常生活中开展多元化的精神文化生活，贯彻精细文化，激发精细化文化的活力，给员工创造一个充满激情的工作氛围。在构建精细化文化体系的过程中要注意培养管理者与被管理者的细节意识和服务意识，改变“粗放管理”，营造精细化管理文化理念、强化细节管理，进行流程整合与再造，强化流程中各环节管控，深刻把握精细化管理的内涵。

确立精细化管理目标，制订相应工作计划。精细化管理是纵向发展的，通常可以把精细化管理分成摸索学习阶段、精细筹划阶段、具体实施阶段和经验总结阶段四个阶段。门诊管理者需要对各个阶段所要完成的任务进行评估，根据任务量及任务难度为各个阶段制定具体的预期目标，预期目标制定后，将具体任务下发至各级工作人员手中。同时，在开展各阶段工作的时候，各级临床工作人员需要进一步强化各阶段中的新技能、新知识的学习，熟练掌握各阶段所必需的技能。并且，管理者要积极主动参与到医院的精细化管理过程中，要立足于各阶段的预期目标，制订各阶段的培训计划。除此之外，各级工作人员（包括管理者与被管理者）均应参加精细化管理的相关知识和技能的培养，熟练掌握精细化管理的各项知识技能，深刻认识实施精细化管理的意义，才可以组建一个团结、高效、目标一致、执行力强的管理团队，顺利完成精细化管理的四个阶段，实现“零缺陷”的精细化管理的预期目标。

保证精细化目标的贯彻执行，力求全员参与的执行效果。“精细”是一种态度，一种意识，一种文化。“精”在于“精益求精”，善于抓住要点，在关键环节上下功夫；“细”在于“事无巨细”，是整个管理过程的具体量化与细化。在制定出合适的规章制度，具体的精细化管理目标后，下一步就是要进行不折不扣的执行，精细化管理贵在执行，而管理的重点也是对执行的管理。古语有云：“天下大事，必作于细；天下难事，必成于易。”所以对于任何一件事情，从细节出发，从“细”上着眼，从“精”上用功；落实要彻底，执行要严格。此外，在精细化管理的过程中，人是最关键的因素，贯穿整个精细化管理的过程中，门诊管理者要注重激发员工的主观能动性，可以借助合理的绩效管理方式，根据职业和工作岗位不同制定合理的绩效考核制度，激励员工的工作主动性，从而促进医院精细化管理水平的提高，从而使员工能够积极地去工作和探索，达到全员参与的效果。通过组织专题讨论，使被管理者明确自己应该做什么以及如何去做，力求做到“事事有人管，人人都管事，事事有标准，人人都落实”的管理目标。

1.2.6 近年来门诊管理模式的发展趋势浅析

自 21 世纪以来，门诊管理者对多种门诊管理模式进行了探索，主要包括属地化管理模式、柔性管理模式、走动式管理模式、PDCA 循环式管理模式以及精细化管理模式等。根据不同的管理模式，门诊管理者又可以制定一系列的管理措施以达到高效管理的目的，其中一些措施是存在共性的，例如标准规章制度的确立、管理理念的树立、医院组织文化的构建，以及根据不同的管理模式进行人力资源管理等。但总体来说，应用各种管理模式进行门诊管理，其终极目的还是为了提高门诊管理效率，履行好门诊管理职能，优化门诊服务流程，合理分配医疗资源，从而达到提高患者就诊体验，增强就诊者对医院的信任度的效果。

虽然各管理模式之间所用的管理手段在一定程度上存在相似性，管理的终极目标也颇有同质性，但是随着时间的推移、社会的进步，管理模式的演变也显现出一定的趋势，主要体现在管理理念趋于人性化、管理方法趋于信息化、管理手段趋于多元化、管理目标由“量时代”向“质时代”推进。

管理理念趋于人性化。随着“以人为本”的管理理念越来越被大众熟知，亦被管理者接受，人性化管理理念在门诊管理中有着越来越大的发挥空间与越来越广阔的应用前景。“以人为中心”的管理理念体现在两个方面。一是要以就诊患者为中心。明晰患者在就诊过程中产生的具体需求，积极地帮助就诊者解决所面临的问题，在满足需求、解决问题的同时，同样不可以忽略人的感受，在满足患者基本的生理、安全需要的基础上，还要满足尊重和爱与归属的需要。时刻将就诊者置于首要位置，采取主动式服务原则，拓宽服务范围，拓展服务途径，最大限度提升患者就诊满意度。二是以医务工作人员为中心。这是人本理念的又一体现，管理者应能够以被管理者为中心，在指导工作的时候充分体察被管理者的感受。要善于利用情感管理，注重对被管理者的感情投资，在“全面开放”的理念中，管理者与被管理者以一种相互尊重、平等地沟通交流的心理站位，在破除封闭、减轻双方压抑的同时，亦可以提高被管理者的工作积极性，培养丰富健康的人格与情感。

同时，良好的工作环境也能体现人本价值，这里所指的工作环境是多层次的，既包括自然工作环境也包括职业竞争环境，还包括人文文化环境。其中，对于工作环境自然是要做到清新整洁、干净整齐，在舒缓工作人员心情的同时也可以给门诊就诊者带来愉悦感；对于职业竞争环境，管理者要构建一套公正、自由、开放的沟通和竞争体系，营造公平的竞争环境，做到知人善任，人尽其才；对于人文环境的构建则是一种潜移默化般的“渗透式”管理方法，组织文化氛围的形成对工作人员责任感和归属感的产生不可或缺。当医院的文化环境、学习氛围处处渗透着人文关怀的气息，当医务人员的服务过程、言谈举止处处体现着以人为本的理念，人的情感体验就被引发，共同的价值观得到培育，人本原则得以彰显。

当然，人性化管理与制度化管理并非对立面，人性化管理提倡制度的合理柔化但并非将规章制度全盘否定，任何机构的运行都离不开制度的支撑，只是在规章制度的制定和执行过程中，应该充分考虑被管理者的感受，如果可以，允许被管理者参与规章的形成过程，予以被管理者一定的决策权限，使其更有参与感。另外，管理者还应注意采用多种激励方式以调动员工的积极性，采用短期激励与长期激励并重、物质激励与精神激励并举的激励方式，尤其是要注意满足被管理者的成就激励、荣誉激励、事业激励等非物质激励，充分了解和掌握员工的不同需要，做到按需激励，提高人员的责任感和使命感，增强集体成员的忠诚度，真正达到“以人为本”的管理目的。

管理方法趋于信息化。我国政府于2015年发布的《全国医疗卫生服务体系规划纲要(2015—2020年)》《关于积极推进“互联网+”行动的指导意见》和《关于印发进一步改善医疗服务行动计划实施方案(2015—2017年)的通知》(国卫办医发〔2015〕33号)等有关要求，均提出要积极推动在线医疗服务的发展，推动惠及全民的健康信息服务和智慧医疗服务。可见，门诊管理方式虽然多种多样，但随着互联网时代的来临，门诊信息化、智慧化管理已逐渐成为管理方式的主流，目前门诊智慧化服务正向着“更便捷、更高效、更智能”的方向发展，以患者为中心，给予患者全面、个性化、综合的就诊体验，主要体现在如下几个方面：

(1) 构建智能化全流程医疗服务模式。门诊部门可以依托移动互联网，致力于构建智能化的全流程医疗服务模式。帮助患者实现“手机预约—手机挂号—缴费就医通知—排队信息查看—缴费通知—线上缴费—取药及检查地点通知—报告通知—账单查询—病历打印”等完整的就医服务流程。推进分时段预约诊疗工作，合理安排医疗资源，保证就诊秩序，有效缩短在院排队预约、挂号、缴费环节所消耗的时间；通过信息化管理建立门诊叫号系统，实现“一医一患”诊疗模式，加强患者的隐私保护。打造医院与患者的实时互动平台，通过短信提醒预约就诊和检查时间、查询等候人数，检查结果自动推送等。从院前的智能分诊、专家预约、在线挂号，到院中的院内导航、候诊检查、一站式服务、诊疗计划，再到院后的随访咨询、健康教育、预防保健，这些智慧化的服务举措将院前、院中和院后服务全程贯穿起来，患者安心就医、明白就医，显著提升患者的就医体验。

(2) 实现线下患者的线上引流。门诊的就医效率低，排队时间长、挂号时间长、候诊时间长，看病时间短的“三长一短”的问题由来已久，通过信息化采用多种方式将线下患者引流至线上，可以大幅度提升患者就医便捷性。医院通过线下设备的部署改造，不断提高患者在院内自助办理业务的便利性，并通过业务办理的后期效应逐步实现线下患者往线上的引流。通过线上的微信公众号、支付宝生活号的运营，医院大部分的排队等候环节都已被线上流程取代，通过院内窗口及自助机上对于第三方支付的全面支持，民众所习惯的移动支付也已经在院内的各个支付环节得到使用。目前，医院的电子就诊卡已支持自助机签到、取号、窗口刷卡、诊间诊室用户识别、自助机缴费、领药等多种线下高频就医环节，极大提升了患者就医的体验。

(3) 门诊宣传方式由人工纸质化向智慧信息化发展。传统门诊主要通过公告栏、服务台咨询等方式提供出诊信息，患者只有到现场才能知晓。随着智慧医疗的发展，门诊采用 LED 屏为患者播放医院介绍、出诊信息等内容，避免患者在等待时出现烦躁、焦急等情绪。微信公众号、APP、官网推送等信息化方式也陆续出现，健康宣教方式也逐渐多元化，包括门诊义诊活动、宣传手册、微信公众号、科普文章推送等，由传统的人工纸质化向智慧信息化发展。“互联网＋”智慧服务的宣传方式有着便捷性、可及性高等诸多优势，有助于健康相关信息的传播与健康教育的进一步落实。

(4) 门诊便民服务设施根据患者的需求与时俱进。门诊便民设施的推进是门诊智慧服务的重要体现，随着社会经济的发展，患者需求多样，完善便民设施是门诊管理的重要工作。便民服务内容应该呈现多元化的趋势，不仅要有满足患者的基本医疗服务的设施(例如共享轮椅及平车、导诊机器人等)，还要有满足患者日常生活的便民服务设备(如共享充电宝、商品贩卖机、按摩候诊椅等)。门诊多种便民服务的措施，可减轻患者就诊时间，简化患者就诊程序，应将多种便民服务广泛覆盖各综合医院，并进行进一步地推广并全面覆盖。

(5) 建立线上患者身份认证平台。推进人脸识别系统在门诊管理工作中的应用，提高患者实名验证的准确性。以往在医院，患者实名就医的认证往往因部分患者未带身份证、身份信息填写错误、身份识别机发生故障等一系列问题而无法实现。医院在实施智慧门诊综合改造项目中，在全院范围凡需要进行身份认证的环节，均可通过患者电子就诊卡中的二维码进行身份识别。在电子就诊卡的推进过程中，通过线上实名服务的加入补充以及与过去线下实名的结合，让实名认证服务可以不局限于身份证的物理实体。线上身份认证平台的建立在提高验证准确性的同时也使得实名认证的服务成本大幅度降低。智慧化门诊管理方便了管理流程、提升了管理效率，但是在大力推进智慧服务的同时，也要高度重视患者的隐私安全、数据滥用的情况，坚持“以患者为中心”，不断探究门诊新的管理模式和服务模式，增强患者就诊满意度以及对医院的信任度。

管理模式趋于多元化。现代医院的门诊管理模式已经不再是利用某一模式、某一方法或者是某一理念实施管理，而是通过多种管理模式交叉使用，多种管理方法并驾齐驱，多种管理理念相互渗透，实行综合性管理。多元化门诊管理模式的优势是显而易见的，在明晰各管理模式的特点，以及各管理模式的适用情境和适用范围后可以选择当下最合适的某一管理手段，可以实现具体情况具体分析，“因势利导”“因地制宜”的管理效果。对于多元综合性的管理模式可在以下几个方面得到体现：

(1) 多种管理模式交叉使用。正如前文所言，门诊管理者曾采用多种门诊管理的模式，诸如属地化管理模式、柔性化管理模式、PDCA 循环管理模式、走动式管理模式以及精细化管理模式等，对如何提高门诊管理效率、提升患者就诊体验进行了积极的探索，但如今各种管理模式逐渐相互渗透，形成了“你中有我，我中有你”的局面。例如当门诊管理者采用属地化管理，对发生在门诊范围的一切诊疗、护理等工作活动实施综合性管理的时候，同样可以借助 PDCA 循环圈，确定管理目标，制订管理计划，执行计划，检查计划的实施情况，并与预期进行对比，进而得出反馈与不足并进行下一次的改进，通过这样一个循环过程，提升管理的流畅度，同样，在制订计划时也同样需要借助走动式管理，通过倾听、教育、帮助、学习、监督五个步骤，积极获得临床工作人员及就诊患者的意见和建议，暴露出门诊管理的现存问题，制订合适的管理计划；同样在计划执行的过程中也要秉持“精益求精”“事无巨细”的精细理念。可见，多种管理模式的结合更有助于管理的实施和推进，实现管理的综合性和多元化。

(2) 多种管理方法并驾齐驱。如今门诊的管理方法也是向着多样化演进，既包括规章制度方面，又涵盖人文关怀；既要合理激励人才，又要保证竞争公平；既要构建医院文化，又要实现个性发展。但总体而言，规章制度的制定实施确保门诊规律运行、多元激励方式调动员工积极性、恰当的人力资源管理理念和方式、向心性的医院组织文化的营造等都是不可或缺且并行不悖的门诊管理方法。因为清晰明确的规章制度可以为接下来一系列工作的展开提供基本的遵循与定位标准，确保管理的规范化和制度化；采用多元激励方式，在完善绩效考核制度确定公平公正分配的前提下，运用成就激励、事业激励等手段，帮助被管理者满足自我实现的需要；门诊管理需要配备比例适当、整体结构优化的人力资源，彰显“以人为本”的人力资源管理理念，将适合的人放在适合的位置，达到人尽其才，才尽其用的目的；营造好医院组织文化，提高医院文化软实力，树立起独特且能形成合力的价值观念，激发被管理者的潜能，实现管理的长效性。

(3) 多种管理理念相互渗透。在各种管理模式中，都有一个中心思想以支配该管理模式采用哪一种管理手段以达成怎样的管理目标，这种中心思想即管理理念。现如今管理模式趋于多元化，各种管理思想不断碰撞，各种管理理念相互渗透。例如在走动式管理模式中的动态化管理理念体现的是深入基层，了解一线工作人员与就诊患者所想，在发现问题并即时改进的过程中也充分体现了“解员工之所困，想患者之所想”的人本管理理念；又如精细化管理强调的“精”“准”“细”“严”，强化细节、不断改进，这与PDCA循环式管理倡导的“周而复始、不断循环，循序渐进、阶梯上升”不谋而合。可见，现如今的管理理念已相互浸润，逐渐统一，在强调精细化管理的同时仍然秉持“以人为本”的理念，在柔性管理使得员工充分发挥主观能动性的同时，也还要使用外部的刚性制度制约，从而实现多种管理理念综合并进。

管理目标由“量时代”向“质时代”推进。既往门诊管理目标大多追求“量”的积累，以门诊患者的诊疗人次作为门诊工作管理状况的唯一评价指标，是一种典型的追求诊疗数量、追求诊疗速度而忽略医务工作人员和就诊患者感受和体验的“量时代”。而现如今的门诊管理目标不仅聚焦于“量”的多少还尤其关注“质”的优劣，在完成管理工作任务的同时，提倡优质管理、优质服务。即对于门诊工作人员而言，管理者在实施管理的过程中要充分考虑被管理者的个性特征，管理手段要因人而异、因时而异、因事而异；对于门诊患者而言，医务工作者在为患者提供医疗卫生服务时，不能一味追求诊疗人数和速度，而忽视人文关怀。忽视了个体的主观感受，就达不到患者满意的标准。“质”时代的来临是管理理念趋于人性化、管理方式趋于信息化以及管理模式趋于多元化的表现，门诊管理逐渐在从“求多求快、忽视人本”的“量时代”向“多快好省、优质高效”的“质时代”稳步推进。

“质时代”的来临也是门诊管理模式发展的必然趋势，尤其是在“全民健康”的大背景下，人们追求的健康是多元的，仅仅是追求数量般的解决患者的疾病困扰已经远远无法满足大众的健康需求，全方位地为全人群提供特异性的优质医疗服务才是今后的发展方向；此外，要将优质医疗服务落地，离不开各层各级门诊工作人员的共同努力，门诊管理者深刻践行“以人为中心”的管理，在尊重人的个性发展、人格独立、个人尊严的基础上，依靠人的心理过程，唤醒被管理者的主观能动性和创造性、向心力和归属感，将规章制度化为自觉遵守，以自觉的动力完成工作。对于患者而言，“质时代”可以享受“以患者为中心”的优质服务；对工作人员而言，“质时代”可以享受“以人为本”的优质管理，而且优质服务与优质管理是相辅相成、相互促进的，正因为管理优质，被管理者才能充分发挥价值，提供优质服务，而优质的服务带来的高就诊满意度又可以正反馈于管理，使其更优化，形成良性循环。

1.3 现代医院门诊管理模式的理念及管理特点

现代门诊管理模式的理念大致可以分为三类，即以精细化管理为基础的精益化管理理念、以走动式管理为基础的动态化管理理念以及以柔性化管理为基础的人本管理理念。

1.3.1 以精细化管理为基础的精益化管理理念及管理特点

由日本企业家丰田英二提出的精细化管理模式，致力于用最小的管理资源和成本生产出最大化的管理效果，其体现出的“精”“准”“细”“严”是精益化管理理念的具体体现，即工作整体环节“精致”、工作具体目标“精准”、工作操作流程“精细”、工作执行标准“严格”。在“精”“准”“细”“严”的指导下，工作的流程和细节均有一定的标准规范，工作的目的和目标有相应的基本遵循，工作的结果和成效有对应的评价体系，因此可以将管理工作的具体细节落到实处，形成准确的工作计划和战略，严格控制偏差，真正实现精益求精的管理。

此外，精细化管理有一个基本的管理模型，即精细化管理 ORTCC 模型，其中 O 代表 Objective(目标)，R 代表 Rules(规则)，T 代表 Training(训练)，第一个 C 代表 Check(检查考核)，第二个 C 代表 Culture(文化)。精益化的管理特点是与 ORTCC 模型息息相关的，在“精准细严”的指导下，精益化管理呈现出管理目标鲜明、管理制度详尽、人员培训特异、考核机制精准、组织文化浓厚的管理特点。

管理目标鲜明。精益管理的首要特点就是管理目标鲜明，质量管理体系完善。为全面推进门诊标准化建设，应严格落实“管理细节化，工作流程化，责任具体化，考核量化”的管理目标，健全质量保证体系，调整门诊质量管理组织成员。其次，不断完善质量管理标准，将门诊质量管理指标进行量化、细化，制定门诊质量考核标准，使其更具有可操作性。再次，把质量实施、评估、监测和改进融入日常工作和管理中，将门诊日巡查与月考核相结合，及时公布考核信息，根据考核结果采取针对性整改措施，不断提高门诊质量管理,实现门诊的各项管理质量可持续发展。

管理制度详尽。精益管理理念下,对于门诊的管理制度设置是极为详尽的,例如制定门诊制度规范,力求在管理的各个方面都有据可依;监控门诊治疗规范化开展,保证诊疗安全;门诊药事管理制度的实施;门诊检验流程管理的细化;门诊院感制度的制定与执行都体现出门诊管理制度的规范化和精细化。此外,对于门诊就诊患者的管理,同样制定了多种措施以优化和简化患者的就诊流程,例如采用线上、诊间、线下窗口等多种预约挂号途径,有效减少候诊时间;安装自助机并采用多元化缴费模式,开通微信或银联卡缴费功能,缓解窗口缴费拥挤现象;根据患者临床症状及病情等为患者提供就诊科室选择建议,帮助患者分诊就诊;在等候区设置分诊屏,为广大患者提供叫号候诊服务;丰富健康教育模式,通过分发健康教育处方、开诊宣教、设置宣传栏及播放视频等形式为患者提供丰富多样的健康教育等等,精细详尽的管理制度与措施在方便管理门诊工作人员的同时也为就诊患者提供了一流的服务。

人员培训特异。精益理念下的人员培训是具有特异性和针对性的,即根据个体的差异采取不同的培训方式及培训手段。对于人员的培训同样需要遵循"精""准""细""严"的培训策略,只不过此处的"精准"是"物尽其用、人尽其才、识人善任"的精准,即要注意发现和发掘员工的特长和兴趣爱好,并以此为基础,采取特异性的培训措施,根据个体差异实现精准化、有针对性的培训,既往的培训方式太过于看重医务人员的共性特征,一定程度上忽视了其个性特点。在培训方面很大程度上只是满足了医院层面的单方面需求,而员工自身的兴趣爱好、个性特点、发展需求可能在一定程度上被忽略。而在精益理念下的人员培训要充分听取被培训者的诉求,参考被培训者的意见,充分发挥被培训者的特长,考虑被培训者的职业发展需求。在员工对自己定位"精确",明确自己的发展需求、制订好自己的发展目标和发展规划后,管理者也应对员工"精确"定位,了解并发掘员工长处,根据其需求制定个性化的培训以帮助促进其发展,真正实现精细化、特异性人员培训。

考核机制精准。在考核机制中可以分为定期的绩效考评与不定期的就诊者满意度调查。系统的考核奖励机制可以通过引入关键绩效指标(KPI)原理,在门诊诊疗工作中提炼和归纳出如工作效率、医疗质量、服务质量、安全质量等具有强烈目标导向的、最具代表性的、易量化操作的绩效评价指标。以门诊绩效方案、绩效监控、绩效评价、绩效反馈的循环过程构建公立医院门诊绩效 KPI 考核体系，进行 360 度全方位逐月考核；此外，不定期调查患者的就诊满意度，并作为结果导向，评估门诊管理工作的质量高低，对就诊者不满意的地方要及时筛选，查明并分析原因，在下一次的管理质量改进过程中加以解决，进而实现全方位、多手段的考核方式。

组织文化浓厚。精益观念对人的影响往往能起到“润物无声”的效果，精益管理理念下，医务工作人员逐步培养出的精细化思维，医院也建立精细化文化体系和精细化文化氛围。“精益求精”“细致入微”“精诚团结”“持续改进”等管理理念逐步融入医院的文化建设中，升华出崭新的管理模式和工作模式，这使得医院门诊的工作流程得到细化，减少资源的浪费，实现低投入、高产出的效果，进而不断满足患者的需求，提高医院的名誉，做到可持续性发展，符合医院文化中“追求卓越、锐意进取”的思想理念。此外，管理者与被管理者的细节意识和服务意识，改变了“粗放管理”模式，营造了精细化管理文化理念、强化了细节管理，进行了流程整合与再造流程中各环节管控，深刻践行了精细化管理的内涵。

1.3.2 以走动式管理为基础的动态化管理理念及管理特点

动态化管理，即依据门诊的现状，对门诊的流程、制度进行及时的更新，对人员配置、资源、诊室布局等进行合理的调配，使其符合门诊的需要，维持门诊良好秩序，保证门诊的稳定发展。动态化的管理理念主要强调一个“动”字，可以理解为“走动”，也可以理解为“变动”，“走动”和“变动”其实是管理过程中的前后两个阶段。先有管理者深入临床一线、深入现场、深入基层的“走动”，经历了倾听、教育、帮助、学习、监督五个阶段，面对面与门诊工作者进行交流沟通；了解了实际工作情况以及门诊在运作的过程中遇到的一系列问题之后，门诊管理者能够对门诊的运行现状有一个整体的把握，进而能够对人员的调配、资源的分配进行更新，实现所谓的“变动”。动态化管理理念是一种不断反馈、不断更新的管理思维，对管理模式的效果不断进行反馈，对管理方法的有效性不断进行评估，对管理手段不断进行调动，致力于寻求最优、最适合的管理手段。

以动态化管理理念为支撑的走动式管理的特点如下：

主体明确，客体有针对性。主体明确是指，走动不同于巡视，是有目的、有方法、有效率的。走动式管理者必须事先确定走动管理的内容，制定走动管理的巡查标准，对走动管理需要达成的效果有一个初步的评估。有了具体的管理内容才可以将具体工作落实到位，有了具体的评价指标才可以评价工作的完成效果，有了效果的预期期望才可以判断工作的完成程度，因此主体明确后，走动管理者就能够知晓做什么、怎么做以及做到什么程度。客体有针对性是指，走动的客体人群包括两个方面，即医务工作人员和门诊患者，对医务工作人员的走动主要是观察工作职责的落实程度，监督各区域人员的工作状态；对门诊患者的走动主要是了解其就诊的诉求，搜集患者与家属的意见，提高就诊满意度。针对性的走动，对提高医疗质量和服务质量都有着极为重要的意义。

例常性与目的性结合。走动式管理与巡查的区别在于走动是带有目的性的，要有效率地发现问题和解决问题。且走动式管理要注意有例常性，走动式管理小组要经常深入临床一线，了解当下工作情况，倘若只是偶尔的走动、走动的频率不够高，走动式管理对象就会产生一定的紧张感，会将走动看作是视察，甚至会提前做好准备，这就失去了原本工作的真实状态，走动者也发现不了一线工作人员的真实的工作情况，实际的问题就自然无法暴露出来，所以提前通知走动或是偶尔的走动是无法发现真正问题、解决真正问题的。有效率的走动是带有目的且具有例常性的，是高频率且不定期的，是可以真正渗透到临床一线的。

走动者的高适应性。由于走动式管理应用范围广泛，情况受环境影响较大，对走动式管理者的要求也较高，要具备一定的倾听技巧、发现问题的批判性思维、教育和帮助走动对象的能力、自我学习与监督的素养。此外，走动者还应该具备较丰富的临床经验和较强的服务意识，能够随机应变，根据现实情况，采用合适的方法处理。这对走动管理者的管理技术、工作经验、现场反应、生活阅历等本身素质要求较高。

经济性。经济性是指走访的成本比较低，可以随时随地进行，不需要劳师动众。走动小组的成立、走动内容的确定、走动评价标准的设置、走动监督体系的构建都无须花费大量的人力物力，这也是走访管理的优势之一，正因为其经济性，走动管理才可以成为一种例常性的管理方式，较高的走动频率就会有更大的概率暴露出管理中现存的问题，也会有更大的概率了解到就诊患者的需求。

自控性。走动式管理要求以人为本，尊重个人，尊重临床工作人员的工作，创造和睦的工作氛围，激发下层管理层与普通员工的工作激情。同时，不能干涉组织的命令链，不打扰正常的工作。自控性的培养也是一个长期的学习累积的过程，管理者在每一次走动后要及时处理出现的问题，同时归纳总结、学习，通过不断学习可以降低自己在走动过程中犯错误的概率，从而提高执行力。

1.3.3 以柔性化管理为基础的人本管理理念及管理特点

"以人为本"的管理理念在门诊管理中同样有着广泛而又深远的影响，该管理理念的应用能够充分营造出一个以员工的合理需求为出发点的工作环境，可以营造出一个良好的文化氛围，充分调动医务人员的工作积极性。"以人为本"理念的中心思想是以人为中心，而后实现各项管理工作的落实，在这当中，人作为发展中的决定性要素，在管理过程中应充分体现对人的个性化、特异性的重视，要不断完善人力资源管理的核心建设。在现代医院的人力资源管理当中，通过对"以人为本"管理理念的应用，主要强调的是以员工为医院发展的主体，通过对员工潜能的开发和利用，有效促进医院发展与工作人员潜能开发之间的协调与统一。柔性化管理的核心就是"以人为本"，其基本管理思路是：在尊重人、理解人、重视人的基础上管好人、用好人。其在尊重人的个性发展、人格独立、个人尊严的基础上，依靠人的心理过程，提高被管理者的主观能动性和创造性、向心力和归属感，柔性化管理模式将以人为本展现得淋漓尽致，人本管理逐渐成为门诊管理中不可或缺的一种管理理念。

以以人为本管理理念为支撑的柔性管理模式的特点如下：

影响持久性。柔性管理的实施并不是依靠管理者发号施令这种外力形式，而是依靠人性解放、权利相对平等、激发被管理者内在动力的形式，所以柔性管理是有很明显的内在驱动性。在内在驱动的作用下，实行的规章制度会转变为自觉规范，团体的奋斗目标会成为个体的自发行动，但个人时间的波动性和生活方式的随意性可能会在一定程度上阻碍规章制度的实施，且由于个体的差异、组织的文化传统及周围环境诸多因素的影响，组织目标与个人目标之间存在一定的差异，要将外在的规定转变为内在的承诺并进一步过渡到自发的行为。因此，自发的行动与自觉的规范对个人的影响是持续且深远的。

激励有效性。对于柔性管理模式，激励有效性是其显著的特征。柔性管理的激励方式是多元的，从激励内容来看包括物质激励和精神激励，从激励的时间跨度来看分为短期激励和长期激励。物质激励可以快速达到激励的目的，而精神激励侧重于唤醒被管理者的主观能动性，是一种长期的、由内向外的激励方式。正如前文所言，医务工作者往往有着更高的学历层次，有一定的专业特长且个人素养较高，此类人群对个人发展有一定的规划，且有较高的层次需求，强烈的自我实现欲望，努力实现自身的个人及社会价值和社会追求。在其激励体制中，成就激励与自我价值的激励要略大于物质激励，而自我价值的实现是一个长期的过程，需要注意精神激励的可持续性。管理者不断使用成就激励、自我价值激励、情感激励、荣誉激励和事业激励的手段成功唤醒被管理者的工作主观能动性和创造性，从而使被管理者向着某个目标长期稳步前进，这就说明以“柔性管理”为指导的精神、成就激励方式是行之有效的。

刚柔并济性。柔性管理强调领导者的授权与充分发挥被领导者的主观能动性与内在驱动性。与之相对应的刚性管理模式过分强调规章制度的作用，要求被管理者完全按照管理者的指示与规章的流程开展工作，在一定程度上限制了被管理者主观能动性的发挥，抑制了其积极性和创造性。柔性管理的出现刚好弥补了刚性管理的这一不足，要注意，刚性管理和柔性管理不是两个绝对分裂的部分，而是如“一体之两翼”般可以相互促进、相辅相成，刚性管理与柔性管理共同作用，即实现刚柔并济。此外，柔性管理是以刚性管理制度为基础的，柔性管理并不会全盘否定或排斥刚性管理，其排斥的是刚性管理中僵硬缺乏灵活性的部分，柔性管理利用的是刚性管理中的纪律性与制度性的那一方面，这一方面可以确保柔性管理的正常实施，保证柔性是在一定范围之内的，完全脱离规章制度的柔性管理也是不可取的，要达到刚性管理和柔性管理的一个平衡，要实现刚中有柔，柔中带刚，刚柔并济。刚性管理和柔性管理有着不同的特点及优劣：刚性管理在促进被管理者遵守规章制度、提高效率、实现规范化管理、促进考核统一标准、实现相对的公平公正方面有着得天独厚的应用条件；柔性管理在管理活动中激发人的灵感与创造性、形成良好的组织文化、适应外部环境方面有着无可比拟的天然优势，两种管理方式在实际管理中，相互渗透、相互影响，将两者辩证结合、均衡使用才能实现高效益管理。

1.4　海外门诊服务的管理模式对比

在西方，“门诊服务”的英文翻译为 outpatient service 或 ambulatory service[①]，而在

---

① 2014 年经全国科学技术名词审定委员会审定发布的全科医学与社区卫生名词。https://www.termonline.cn/word/123631/1#s1

医学英语中 care 又常常替代 service 体现医疗照护的理念。西方的门诊服务主要指由医疗机构向非住院患者提供的服务，也可以指向住院时间小于等于 23 小时 59 分钟的患者提供的服务。门诊服务的空间包括独立执业医生办公室(Doctor's office)、诊所(Clinic)、门诊手术中心(Ambulatory surgery center)、急诊(Emergency room)和医院门诊部(Outpatient hospital department)。医护人员可以在这些空间向患者提供问诊、检查检验、内镜治疗、影像诊断等项目。

1.4.1 海外门诊服务的历史

门诊服务是西方医学发展过程中的自然产物。现代医学起源于西方国家，早在医院和那些以医院为物理存在的医疗机构出现之前，大多数医疗服务都是以我们现在定义为"门诊"的医疗空间为载体提供给患者的。以美国为例，20 世纪初其大部分医疗服务主要由独立执业的医生私人办公室和上门服务的医生提供。与现在的服务模式不同，当时医生们以自己住所或小型办公楼作为服务载体，由于医疗技术和工具有限，医生们可以简单地打包各种诊疗用品，乘坐马车或自己骑马便捷地穿梭于不同患者家中。这样"随叫随到"的上门护理不仅常见，而且非常流行，尤其针对那些较富裕且有特殊医疗服务需求的患者。但对于经济能力有限的患者来说，情况大不相同，他们只能在公共社区或慈善诊所获得医疗照护。

19 世纪以来急症医院(Acute care hospitals)门诊部稳步发展，特别是在贫困人口无法获得私人医疗服务的城市环境中。20 世纪初非营利医院开始发展，门诊服务就成为医院履行部分慈善使命的一种模式——为需要更好的私人(专科)医疗服务的贫困患者提供服务。当时，随着医院清洁能力提升、院内感染减少以及抗菌手术(Antiseptic surgery)的开展，医院数量迅速增长。截至 1916 年，美国境内共 495 家医院开设了门诊服务，并且成了培训、带教年轻医师的最佳场地；这些年资较低的医师们则乐于出诊，以此"换取"收治患者住院的优先特权。因此，急症医院门诊部总被描述成"继子"，坐诊医师年资低，临床经验也还不够丰富。美国麻省总院原院长诺尔斯(J. H. Knowles)曾描述道："看看城市里医院的门诊部门，我们就知道这是医院'继子'了。因为大家一直都把门诊当作最不热门的工作，所以也没多少医学进步出自门诊，仅为了完成社区健康获益才用于医学教学场所。"20 世纪初医院门诊服务大多忙于帮助大多数贫困患者解决各种各样的医疗和社会问题，而患者对治疗方案的依从性也未尽如人意，连续性的医疗照护常常中断，最终的诊疗结果欠佳。

第二次世界大战后，随着汽车的普及和其他交通工具的改进，医生的出行变得更加方便，一些患者也可以前往医生的办公室。医学知识的进步和医学技术的发展，越来越多的医学奇迹让普罗大众赞叹不已。20 世纪七八十年代，医院规模不断扩大，服务形式也越来越多样化，以满足各类政府、商业医疗保险患者的需求，而医疗费用也不断攀升。作为第三方支付机构，保险公司发现门诊患者的检测、诊断和治疗成本比住院患者更低，从而将业务重点从住院服务转向门诊服务。许多医院相应地通过增加门诊服务和扩大门诊规模来应对因医疗费用支付转变带来的变革。而各种医疗机构也开始扩张，开设"卫星"门诊(即医院以外的执业地点)，如购物中心、商业楼宇等。这一系列变化旨在为患者提供更便捷的诊疗环境，同时降低医疗费用。

20 世纪 80 年代，医院门诊服务的地位发生了翻天覆地的变化。"继子"形象几乎消失，门诊服务被认定为美国医疗体系的重要组成部分，既是住院患者也是辅助性检查检验的来源。曾经只有低年资医师和医学生愿意来练手的门诊，逐渐由专科医师坐诊，硬件齐备，环境一流，强调卓越的患者服务流程，运行管理也逐渐科学、规范。20 世纪 90 年代，门诊数量和服务类型继续高速度增长，同时全科与专科门诊(诊所)均迅速发展。专科门诊(诊所)已经可以提供门诊化疗、诊断成像、透析、疼痛管理、物理治疗、心脏康复、门诊当天手术、职业治疗、妇女保健和伤口护理服务等多种多样的医疗服务。此类专科诊所(门诊)服务模式的盛行进而反哺了医学研究，科研人员通过研究特定疾病的患者，更高效、深入地研究某一病种，不断提供其专业知识和临床诊疗水平，进而创新转化为对患者更有益的临床新技术。所以，门诊服务将继续发挥其安全网作用，为社会大众提供便捷、安全、优质的医疗服务。

其实医院空间内不设门诊的国家有不少，如美国，很多医院仅提供急诊门诊服务和住院治疗，执业医生既可以在医院住院部值班，也可以在医院附近商业街的写字楼内开诊执业，根据需要把患者转诊到医院，医院中最常见到的是住院医生、进修医生等。医院不设门诊服务，与其说是因为各国医疗体制和政策，不如说是因为各国的医学发展历史。欧洲很多医院以前不是医院，而是福利机构。欧洲医院建在教堂附近的较多，能够照顾社会的弱者，所以医生需要出诊。但医生对医院内收治的贫苦患者并没有兴趣，因此，对医院经营者来说，如何把医生留在医院里是一个历史性的课题。法国大革命时期，在法国的医院里可以做人体解剖开展医学研究，作为研究和教育的场所，医院又被重新认识，这就是现代医院的开始。现在，欧美医院的很多院长并不是医生，门诊与医院是分离的，其背景就是这种历史的过程。

1.4.2 海外门诊服务案例

美国的护理健康中心（Nurse-managed health centers，NMHCs） 也被称为"nursing centers"或"nurse-led clinics"。NMHCs 一般由高年资注册护师（Advanced Practice Registered Nurses）运营和管理，面向承担能力有限的患者，主要提供健康促进、疾病预防等初级保健服务（Primary care），如体检，心血管疾病、糖尿病、骨质疏松等慢病筛查，戒烟，疫苗接种等。全美 37 个州共有超过 250 家 NMHCs，年均接诊 250 余万人次[①]，极大地减少了初级保健服务缺少医生的困境[②]。

这样的服务模式还被推广至教育机构，建立了以学校为基础的健康中心（School-based nurse managed health centers，简称为 SBHCs），为可能缺乏健康服务的学生提供门诊服务。在过去的 40 年里，SBHCs 的数量已经从针对公共卫生问题发展到针对儿童独特需求的特殊合作护理模式。与 NMHCs 类似，SBHCs 在提供预防性护理方面收益良多，如免疫接种；管理慢性病；提高学生成绩，显著改善学生及其家庭和社区的健康、教育和生活质量。

美国的老年医学门诊服务 随着全球人口老龄化的加剧，美国老年医学门诊打破传统亚专科"碎片化"医疗服务，以患者为中心，打造了一站式服务模式。老年科医师并不注重传统的疾病问题，而尊重各疾病的专科医生意见，在此基础上以老年疾病综合管理、功能恢复、提高老年生活质量为主要任务，以老年评估为抓手，把从门诊到住院到康复到社区到家庭的随访工作落实到位[③]。与我国不同的是，患者在看病过程中是不需要付费的，账单只会在结束后由保险公司寄到家中，而药物也是直接寄到家中或离家最近

---

① https://online.norwich.edu/academic-programs/resources/inpatient-outpatient-evolution-healthcare-delivery

② Hansen-Turton, et al. Nurse-Managed Health Centers. *AJN*, *American Journal of Nursing*: September 2010-Volume 110-Issue 9-p 23－26, doi: 10.1097/01.NAJ.0000388257.41804.41

③ 陈新宇. 在美国老年医学门诊的所见所闻[J]. 中华保健医学杂志，2015，17(1)：82.

的药店，患者到达医院完成登记工作后只需听候护士的安排，不需要自行处理任何事情，没有挂号、没有排队，也很少有摩擦。医疗团队的合作是有条不紊地进行着的，专人做专事，护士、社工、住院医生、主管医生都有各自工作固有的流程，包括各种表单的填写、各类指标的记录、各种问卷的调查。注重团队的力量，让患者留在应该留的地方，减少医疗资源的浪费，真正做到医患双方都满意。在就诊即将结束的时候，下一步的随访计划也已经制订完成，而且随访计划的完成方式是多种多样的，包括门诊复诊、电话随访、家庭或养老机构随访，总之是让患者的后续治疗、康复计划有的放矢地进行。随着计划的实施，逐步分段实现患者各种功能康复的目的，逐步提高患者的生活质量，提高患者的满意度。

德国医师协会守护门诊医疗服务质量　与多数欧美国家类似，德国医疗服务体系主要由医院(一般仅提供急诊和住院服务)和遍布全国的独立执业门诊机构组成。门诊机构的执业医生大部分为全科医生和专科医生，也包括少量心理咨询师，主要提供门诊检查、治疗咨询等。这样的医疗服务体系得益于德国较为健全的医疗保障体系。根据德国联邦统计局公布的数据，德国绝大多数人(约占全社会人口的87%)参加的是公立医疗保险，公立医疗保险也叫法定医疗保险。法定医疗保险的保险费是投保人收入的一个固定比例，缴费金额取决于个人薪酬的高低，遵循高收入者和低收入者共济互助的原则，由雇员和雇主共同分担。以企业员工为例，其保险费由“雇员支付9.25%+雇主支付8.35%”构成，约占其全部工资的17.6%。另外约13%的人参加的是私立医疗保险，只有0.2%的人没有任何医疗保险。

德国医疗保险与医师协会签约制度的建立可追溯到1931年，时任德国总理的海因里希·布吕宁签署了一项旨在平息医师与医疗保险基金会之间纠纷的紧急法令。这项法令废除了医师个人与医疗保险基金会之间的签约制度，促成了医师协会的成立。医师协会的主要任务是负责管理和组织各地的门诊医疗服务，确保德国参加政府法定医疗保险的参保人能得到优质、高效的门诊医疗服务。门诊执业医生必须与当地医疗保险签约的医师协会签订合同，成为协会的签约医师后，才能为参加法定医疗保险参保人提供门诊医疗服务并获得保险机构支付的诊疗费用。医师协会则必须对从事门诊医疗服务的签约医生的各项执业资质进行严格审核评定。例如，针对慢病管理，其关键在于规范而连贯的病历记录，目的是保证慢性病患者得到连续有效的系统化治疗。

日本的门诊服务改革 随着日本进入老龄化社会和医疗费用负担加重，医疗工作重心向缩短住院日、医疗家庭化的方向发展，努力改革成为更适合21世纪超高龄社会的医疗供应体制[①]。改革背后的逻辑主要是：(1)患者对诊疗服务持续性的需求，随着高龄社会的发展，原来以急性期疾病为中心的业务生态正不断向慢性期疾病、急性期疾病以及需要长期治疗的疾病等多样性过渡；(2)医疗机构内诊疗功能的不断细分作业。疾病在某一患者身上的集聚变化需要不同亚专科协作。因此，改革措施主要以鼓励医院中的门诊服务分离出来，使之成为独立的诊所。参照了欧美许多国家的经验，医院里只有急诊和住院，没有像我国大型综合医院动辄日均过万人次的大规模门诊服务；其门诊服务原则上由诊所的医生提供，需要住院治疗时，则由执业医生转诊给大型医院；诊所的门诊功能还将进一步向家庭转移，通过信息化技术能够处于每天接收短期治疗和诊所治疗的状态，"不要医生"的生活正在走近。同时，医疗法明确护士成为医师、牙医、药剂师以外的"四师"之一，护理指导、咨询等均成了正式的护理诊疗收费项目[②]。专科门诊护理虽然不直接提供治疗服务，但需要给予患者积极的医疗指导，如褥疮发生危险的预测和报告，癌症疼痛评估与医患沟通等。日本部分高等教育机构还开设了医疗秘书专业，高中毕业生经过2年的专科学习后通过全国协会主持的考试，就可以持证上岗。虽然医疗秘书专科性差，但知识面广，可以从事接诊、分诊预约、整理文书等，把专科护士从繁杂的事务性工作中解放出来，为患者提供更高质量的门诊服务。

迪拜的医疗保健商业中心 迪拜健康城(Dubai healthcare city，简称为DHCC)是世界上第一个医疗保健商业中心，设有医学院、护理学院、生命科学研究中心及40余家诊所，并配备疗养院、运动医学馆等140多家商业医疗护理中心。DHCC分为医疗区和健康护理社区，其中的门诊服务包含专科诊所、门诊手术中心等，与DHCC内其他疾病预防、康复、疗养等功能一站式连接，为患者提供极致的体验。这样的业态吸引了海内外投资者的极大兴趣，国内目前在青岛、武汉、杭州等地启动了类似项目，为患者多样化的就医需求提供了更多的选择。

---

① 吴保祥，边文.日本门诊医疗改革及其展望[J].国外医学(卫生经济分册)，2003，20(1)：27—30.DOI：10.3969/j.issn.1001-1137.2003.01.006.

② 刘晓联，裴显俊，靳晓玉.日本门诊护理的发展概况[J].国外医学(护理学分册)，2002，21(2)：51—53.DOI：10.3760/cma.j.issn.1673-4351.2002.02.001.

第 2 章

新发展格局下门诊管理的目标、原则及主要任务

管理是在特定的环境下，对所拥有的资源开展计划、组织、领导和控制的功能，以便达成既定的目标的过程。制定门诊管理的目标、原则及主要任务是基于特定的环境下而做出的规划，其中既包含市场需求，如大众对于医疗服务的需求；也包含时代的政策背景，如宏观的政策导向、地方政府具体的医疗卫生发展规划等等。只有掌握了特定时代下的背景内涵结合医院的实际出发，管理者才能对门诊管理的目标、原则及主要任务有明确的规划思路。

本章从三个层次讨论对于“新发展格局”的内涵理解，及其引申出的门诊管理的目标、原则、主要任务。第一，面对人民群众日益增长的健康需求，国家对于“健康中国”理念的宏观导向，门诊服务如何履行“全民健康”的发展目标。第二，分级诊疗制度持续推进完善，在分级诊疗服务体系内不同级别的医院如何找准定位，垂直细分发展。第三，瑞金医院门诊管理者基于上海市的医疗卫生服务的发展定位，以及医院的发展规划和综合实力所制订的门诊管理的规划蓝图。

2.1 以“全民健康”为指导的门诊服务目标

2.1.1 健康，社会发展的主题

健康，作为人类永恒的话题，一直为人们所关注。健康是人类生存和发展的保障，古希腊哲学家赫拉克利特说：“如果没有健康，智慧就难以表现，文化无从施展，力量不能战斗，财富有如废物，知识无法利用。”习近平总书记 2021 年 3 月 23 日在福建省三明

市沙县总医院实地了解医改惠民情况时指出，健康是幸福生活最重要的指标，健康是1，其他是后面的0，没有1，再多的0也没有意义。2019年7月9日，健康中国行动推进委员会印发《健康中国行动(2019—2030年)》，指出要牢固树立“大卫生、大健康”理念，坚持预防为主、防治结合的原则，以基层为重点，以改革创新为动力，中西医并重，把健康融入所有政策。健康作为人立身之根本，是人类共同追求的目标，它主要体现在主要脏器无疾病，身体形态发育良好，体形均匀，人体各系统具有良好的生理功能，有较强的身体活动能力和劳动能力，这是对健康最基本的要求。此外，对疾病的抵抗能力较强，能够适应环境变化、各种生理刺激以及致病因素对身体的作用也是健康的一种表现。在生理学上，健康有13个具体化的指标，即：生气勃勃，富有进取心；性格开朗，充满活力；正常身高与体重；保持正常的体温、脉搏和呼吸(体温37℃；脉搏72次/分钟；呼吸婴儿45次/分钟，6岁25次/分钟，15—25岁18次/分钟，年龄稍大会增加)；食欲旺盛；明亮的眼睛和粉红的眼膜；不易得病，对流行病有足够的耐受力；正常的大小便；淡红色舌头，无厚的舌苔；健康的牙龈和口腔黏膜；光滑的皮肤柔韧而富有弹性，肤色健康；光滑带光泽的头发；指甲坚固而带微红色。

在人类发展的历史上，人们的健康观始终遵循着医学的发展而发生改变，随着社会的进步对健康的认识也逐步提高。传统的健康观是“无病即健康”，但现代人倡导的健康观是整体健康，是“以整体的人为中心”而不是“以疾病为中心”。得到普遍认可的健康观，是世界卫生组织1990年提出的“健康不仅是躯体没有疾病，还要具备心理健康、社会适应良好和道德健康”，因为生理和心理是密不可分的，身体状况的改变可能带来相应的心理问题，生理上的缺陷、疾病，特别是痼疾，往往会使人产生烦恼、焦躁、忧虑、抑郁等不良情绪，导致各种不正常的心理状态。现代人的健康内容含义是多元且广泛的，应当是多个方面的综合结果。

健康是人类社会永恒的主题，是国家和人民从古至今都关注的目标，对于个人来说，健康是享受幸福生活的前提；对于一个民族来说，健康是屹立世界民族之林的力量；对于一个国家来说，健康是开创美好未来的根基。健康越来越成为衡量一个国家国民的身心发展水平、经济社会发展状况、综合国力和人民幸福程度的综合指标。人民健康是国家和社会发展的核心竞争力，对于我国来说，社会主义现代化是在坚持社会主义制度的前提下，推进国家发展、增进人民福祉的社会过程，而人民健康是确保其实施的基础、是重中之重，健康是马克思主义关于“人的全面发展”思想的科学内涵。毛泽东说过“健康的身体是革命的本钱，有了良好的身体才能更好地投入到革命工作中去”；习近平总书记在党的十九大报告中指出“中国特色社会主义进入新时代，我国社会主要矛盾已经转化为人民日益增长的美好生活需要和不平衡不充分发展之间的矛盾”，美好生活的需要自然也包括对健康的需要。满足人民对健康的多元需求，满足人民对美好生活的健康需要，既是一个永恒的主题，也是一个时代的主题。人类社会从古至今都是依靠健康与生命而延续，“生命至重，健康第一”，全民的健康始终是人类可持续发展的首要前提。

2.1.2 全民健康，时代推进的目标

2016 年中共中央政治局审议通过《“健康中国 2030”规划纲要》（以下简称《规划纲要》）作为健康中国建设的行动指导。《规划纲要》明确了今后 15 年健康中国建设的总体战略，要坚持以人民为中心的发展思想，牢固树立和贯彻落实创新、协调、绿色、开放、共享的发展理念，坚持以基层为重点，以改革创新为动力，预防为主，中西医并重，将健康融入所有政策，突出强调了三项重点内容：一是预防为主、关口前移，推行健康生活方式，减少疾病发生，促进资源下沉，实现可负担、可持续的发展；二是调整优化健康服务体系，强化早诊断、早治疗、早康复，在强基层基础上，促进健康产业发展，更好地满足群众健康需求；三是将“共建共享、全民健康”作为战略主题，坚持政府主导，动员全社会参与，推动社会共建共享，人人自主自律，实现全民健康。

“全民健康”是建设健康中国的根本目的，以提高人民健康水平为核心，实现全人群、全周期的健康。其建设根本路径是“共建共享”，通过全社会广泛参与，跨部门协作，调动全社会、全人群的积极性和创造性，形成共建健康的强大合力。“全民”指的是一个国家或地区范围内的所有人，体现了“全”与“民”的两大要义。“全”是让全体人民获得卫生和健康服务，涵盖“全体人民”的生命、“全周期”健康。“民”是秉持施政所向、心系于民，不断把为人民造福事业推向前进，“健康”是指人在生理、心理和社会上拥有良好状态，全民健康应该视为一个国家或地区的所有人群满足其健康需求，在生理、心理、社会上拥有良好的健康状态，最终获得一个良好的健康结果。

“全民健康”是时代始终关注的主题。

1998年5月，在日内瓦召开的第51届世界卫生大会上，就已经审议通过了世界卫生组织(WHO)提出的“21世纪人人享有卫生保健”的全球卫生战略，该战略是建立在原有的《阿拉木图宣言》“人人享有卫生保健”战略政策有力的基础上，着重强调了“健康作为一项人权”，并重点指出贫穷和不平等既是人们不健康的根源，又是不健康的结果。它强调打破旧模式，接受看待健康问题观念上重大转变的必要性，着眼于增加期望寿命、提高生活质量，致力于改进卫生公平，使全体人民能利用可持续卫生系统和服务；自2005年起，世界卫生组织不断强调实现全民覆盖健康(Universal Health Coverage)，实现人人公平且享有最高可能的健康水平的卫生系统目标；于2013年5月举行的第66届世界卫生大会明确指出，未来世界各国开展医疗卫生工作应以实现“全民健康覆盖”为目标。

2014年10月国务院办公厅发布的《全国医疗卫生服务体系规划纲要(2015—2020年)》指出，要优化医疗卫生资源配置，构建与国民经济和社会发展水平相适应、与居民健康需求相匹配、体系完整、分工明确、功能互补、密切协作的整合型医疗卫生服务体系，至2020年基本建立覆盖城乡居民的基本医疗卫生制度，实现人人享有基本医疗服务，持续提升人民健康水平。2016年10月25日中共中央、国务院发布了《“健康中国2030”规划纲要》，提出“落实预防为主，推行健康生活方式，减少疾病发生，强化早诊断、早治疗、早康复，实现全民健康”。2017年10月，党的十九大报告指出，“人民健康是民族昌盛和国家富强的重要标志”。实施健康中国战略，提高全民健康水平，实现人民健康和促进经济社会协调发展，从而加速健康中国建设，以全民健康构筑健康中国。

既往的“人人享有卫生保健”，如今的“全民健康”，都已将视野放大至全体人民的高度，是一种“大卫生、大健康”的理念，将健康的内涵延伸扩展，全方位、全周期地保障人民的健康。全民健康和初级卫生保健的概念有一定的交叉，但依然有一定的差异。交叉点在于，全民健康和初级卫生保健的地域范围都是国家或地区范围内的健康问题，服务的主体都是人民群众的群体健康，但全民健康和初级卫生保健涉及的学科范畴、参与主体、健康的可及性、服务范围、发展特点都存在差异。具体表现为全民健康涉及的学科是跨学科和多学科范畴的，不仅包括卫生、经济，还包括环境、社会与人文等学科，而初级卫生保健虽然也是多学科协作进行，但是还是以卫生学科为主；参与主体方面，全民健康参与主体广泛，倡导的是全员参与，实行共建共享制度，以政府为主导、各行业和全社会群体共同参与的模式运行，而初级卫生保健的参与人群相对较局限，主要是卫生部门和与卫生工作相关的政府部门工作人员；健康可及性方面，全民健康侧重提供公平可及、系统连续的健康服务，而初级卫生保健侧重于使得全体人民公平地获得基本的卫生保健服务；服务范围方面，全民健康着眼于预防、治疗、康复、健康促进等健康服务，解决重点人群的健康问题，而初级卫生保健着眼于增进健康、预防疾病、合理治疗和康复服务；发展特点方面，全民健康是阶段性、动态式发展的，而初级卫生保健致力于发展的长期性。可见，全民健康的定位更加广泛、目标更加宏大，可以视为是初级卫生保健的进一步延伸和扩展。

习近平总书记强调，“没有全民健康，就没有全面小康”，全民健康是全面建成小康社会的完美助力。当中国向着全面建成小康社会稳步向前，全民健康成为保障和改善民生的一道新课题，“人人享有健康”是全人类的共同愿景，也是共建人类命运共同体的重要组成部分。要把人民健康放在优先发展的战略地位，加快推进健康中国建设，全方位、全周期保障人民健康，为实现“两个一百年”奋斗目标、实现中华民族伟大复兴的中国梦打下坚实健康基础，保障人民健康是社会发展和文明进步的坚实基础，拥有健康的人民意味着拥有更强大的综合国力和可持续发展能力。全民健康是发展的根本目的也是重要动力，全民健康有助于提升劳动能力，增加劳动人口数量，有利于劳动生产率的提高，进而可以促进经济的增长；全民健康可以促进社会平等，一般来说，健康状况是存在社会分层现象的，即经济地位水平较高的群体，健康状况往往较好；而经济状况较差的群体，健康状况往往也较差。全民健康的实现能有效地扭转这一局面，真正实现健康平等，以健康平等促进社会平等；全民健康有利于促进社会政治稳定。健康权是公民基本权利的重要组成部分，实现全民健康有助于保障公民基本权利，有助于提高公民的国家认同感，增强国家凝聚力。

2020 年是全面建成小康社会的收官之年，全国人民勠力同心、众志成城，绘就决胜全面建成小康的完美答卷。而要实现全民健康这一奋斗目标，仍然还有很长的路要走。

首先是人口老龄化的加速。人口老龄化是人类人口再生产的必然趋势，我国现如今是世界人口数量最多的国家，随着人口老龄化的加剧，老年人口增长率的提升，2019

年末，我国60岁以上的居民已占总人口的18.1%，老年人口抚养比为17.8%[①]。同时，"老年群体"还存在社会适应能力弱、健康状况不佳、老年经济压力和人力资源消耗等诸多问题，如何应对老年人口急剧增加所带来的严峻问题，特别是健康需求的问题，将成为推进中国特色社会主义发展的亟待解决的难题。

其次，疾病谱发生重大的变化。过去的病症主要集中在流感、乙肝等传染性疾病。随着社会科技发展所导致的生活方式变化，以往的疾病得到有效控制，但由于人们生活水平的提高，不良生活方式等多种不健康因素使得高血压、糖尿病、心血管疾病和肿瘤等慢性非传染病患病率不断上升。如图2-1，中国卫生健康统计年鉴统计结果显示，无论是城市还是农村居民，包括癌症、心血管疾病、脑血管疾病和呼吸系统疾病等在内的慢性非传染性疾病依然是主要的死因构成[②]。

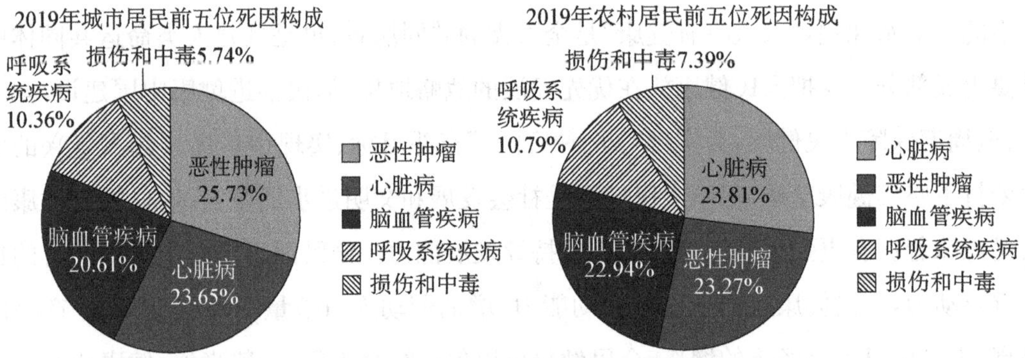

图2-1 2019年我国城市和农村居民前五位死因构成

最后，随着小康社会的全面建成，人民的健康观念也发生了改变，既往"无病即是健康的理念"越来越与所倡导的整体健康观背道而驰，人民群众多层次、多元化的健康需求逐步被激发，人民群众既有"寻医问诊、预防疾病、治疗疾病、促进健康"的基本医疗需求，又有"减少病痛、保健养生、亚健康恢复、慢性病康复、增进健康、延缓衰老"的中高级医养强生的需求，还有"少生病、晚生病、不得大病、不生病、减肥美容、延年益寿"的更高层次的健康美丽长寿需求。

此外，现代人群还面临着生活节奏加快，多种新型压力增加、紧张的环境和社会氛

① 国家卫生健康委员会. 中国卫生健康统计年鉴2020[M]. 北京：中国协和医科大学出版社，2020：338.
② 国家卫生健康委员会. 中国卫生健康统计年鉴2020[M]. 北京：中国协和医科大学出版社，2020：281，295.

围，以及对健康和美好生活不断增长的需要，导致心理健康问题不断凸显。心理健康、社会健康维护加剧了“健康治理”的复杂性，中国健康事业的发展面临新的挑战。有限的医疗卫生资源如何来满足群众的健康需求？实现全民健康的目标任重而道远，需要多部门、多主体齐心协力共同完成，要同向发力、同时发力，共同完成这个目标。医疗机构作为医疗资源的提供者、人民健康的促进者，在实现全民健康的过程中发挥着不可或缺的作用。

2.1.3 “全民健康”背景下，医疗机构的新定位

在“大卫生、大健康”的理念之下，全社会人人都树立健康的观念，人人在生活中关注健康，积极参加卫生保健活动，人人都享有卫生健康的护佑，国家和全体人民正向着“全民健康”这一奋斗目标稳步向前，而“共建共享”作为实现“全民健康”手段，主要突出了全社会的共同参与，这里的共同参与既包括医疗卫生机构提供的医疗卫生服务这一“小处方”，又包括社会整体联动的“大处方”，“小处方”可以解决当下困扰人们的健康问题，“大处方”可以帮助人们树立长久的健康观念，“小处方”为“大处方”奠定了基础，因为只有解决了当下的健康问题才能树立起长久的健康观念。因此，在“全民健康”背景下，医疗卫生机构应该找清自己的新定位，考虑从健全公共卫生体系、加强医防结合建设、构建整合医疗体系、建设健康科技中心四个方面着手，在促进“全民健康”这一进程中发挥好自己“小处方”的作用。

健全公共卫生体系，提高公共卫生治理效能。各医疗机构应对其应当承担的公共卫生职能有一个清晰的基本定位，从而进一步确立公共卫生服务内容。要坚持预防为主，各医疗卫生机构应完善应急预案，加强实战演习，构建高效统一的公共卫生应急响应及指挥体系。以新发突发传染病、不明原因疾病为重点，完善监测布局，强化各类疾病、危险事件监测预警与响应机制，做到早发现、早报告、早隔离、早治疗；上级医院与下级医院应形成联动，分工协作，加强社区卫生服务中心疾病预防职责，夯实联防联控的基层基础；优化公共卫生人才培养和发展环境，持久增强现代化疾病预防控制能力；建设平战结合的应急医疗救治体系，建设后备定点医院整体转换机制，综合提高公共卫生治理效能。

加强医防结合建设，促进体医融合发展。习近平总书记指出，“推进健康中国建设，

坚持预防为主，推行健康文明的生活方式，营造绿色安全的健康环境，减少疾病发生”，预防是最经济有效的健康策略，在“全民健康”的背景下，各医疗机构推动卫生和健康工作应该由以“治病”为中心向以“健康”为中心转变；由“治已病”向“治未病”转变。以“预防为主”为理念，以“体医融合”为手段，提升居民健康素养，推动全民健康科普运动，以康复人群、亚健康人群等为重点发展体育运动处方，开展全民健身运动，推动全面健身生活化。以“体”为手段，以“防”为目标，以“医”为保障，促进体医融合发展。

构建整合医疗体系，实现优质医疗资源下沉。为实现全民健康，必须将有限的医疗资源进行最优分配，完善医疗资源的空间布局和梯度配置，推动优质医疗资源合理下沉。建立基层首诊、双向转诊、急慢分治、上下联动的分级诊疗模式，引导常见病、多发病在基层医疗机构诊治，疑难、复杂、危重疾病在二、三级医院诊治，不同级别医疗机构各司其职、分工协作，从而实现“小病在基层、大病到医院、康复回基层”的就医格局；加快构建医疗联合体的进程，夯实基层医疗服务基础，分类分步推进社区医院建设，全面提升基层医疗机构的诊疗、康复等医疗功能，加快基层医疗卫生资源补短板、增功能、提能级，循序渐进实现优质医疗资源下沉。

建设健康科技中心，致力创新推动医学发展。各医疗机构应致力于学科间的共同、整体、交叉发展，以多学科为依托，以单一性向多元化、专科化向整体化、个体化向团体化为发展方向，推进基础医学与临床医学融合发展，聚焦重点病种，开展致病机理、预防、诊断和治疗等联合攻关，加快精准医学突破，支持医学与新兴学科交叉融合发展，支持中西医汇聚创新，推进人工智能和大数据在医学领域的应用，推进临床研究平台建设，加快搭建健康科技创新中心，致力于创新推动医学发展。

2.1.4 “全民”“健康”——新发展格局下门诊的服务目标

在“全民健康”的背景下，各医疗机构门诊的服务目标也在发生转变。主要体现在服务的目标人群扩大、服务目标的转变以及服务能力的提升。

以“全民”为服务人群，关注重点人群的健康。党的十九届四中全会提出：“坚持关注生命全周期、健康全过程，完善国民健康政策，让广大人民群众享有公平可及、系统连续的健康服务。”党和国家将人民的健康放在了极为重要的地位。在“大卫生、大健康”理念的指导下，门诊工作的服务对象也应进一步扩大，从就诊的患病人群到全体人民。

要致力关注人民的生命全周期以及健康全过程。随着经济的进步、社会的发展，人民的生活水平不断提高，不良生活方式对人体的损害日益严重，多种慢性病的形成与不良生活方式密切相关，而不良生活方式对人体健康的影响往往不是立竿见影的，这类人往往处于一种亚健康的状态，即是在健康与疾病之间的摇摆，是健康到疾病的过渡。在力求全民健康的目标下，亚健康人群同样是门诊的服务目标，服务此类人群的方式自然不是帮助其就诊，而是通过对健康的生活方式的宣传，使其知晓良好的生活方式对其生命健康的重要意义，帮助其养成有益健康的生活方式。此外，随着小康社会的全面建成，人民对于健康的需求也逐步趋于多元化，“求医问药、疾病治疗”依然是最基本的健康需求，但绝不仅仅是唯一的健康需求，对于非患者、非亚健康状态的健康人群，同样有“延年益寿、保健养生”的高级健康需求。门诊的服务目标应是以上三类人群的综合，既要帮助患者摆脱疾病的困扰，恢复其健康状态；又要引导亚健康人群建立起良好健康的生活方式，实现完完全全、真真正正的健康；还要满足健康人群的高级健康需求、提供其所需要的健康信息，为保持和维护健康而助力。

此外，《“健康中国 2030”规划纲要》指出，要坚持共建共享、全民健康，坚持政府主导，动员全社会参与，突出解决好妇女儿童、老年人、残疾人、流动人口、低收入人群等重点人群的健康问题。对门诊服务者的启示在于，在促进人民健康的同时，还需要尤其关注重点人群的健康状态，为重点人群提供友善性、特异性、全面性医疗服务。关注妇幼、残障人群以及老年人等重点人群，维护全生命周期健康，全民健康的背景下要求的是人人享有卫生保健，重点人群自然包括在内，更应予以友善，全民健康一个都不能落下。“特殊人群”作为社会中较为弱势的群体，更应得到重点关注，要着重解决低收入者、因病返贫者“看病难，看病贵”的健康扶贫问题，解决好先天性疾病、营养性摄入型疾病、重大困难病症等威胁妇幼儿健康的突出公共卫生问题。

妇女儿童是一个国家卫生保健的重点，其健康水平代表着人口的总体健康状况，针对妇女儿童的健康服务，门诊工作者应注意从“大卫生、大健康”的角度出发，树立“大健康、大妇幼”理念，提高妇幼保健能力，对于妇女医疗服务、保健工作应涵盖妇女的全生命周期以及社会活动的各方面，重点在青春期保健、育龄期保健、围产期保健、更年期/老年期保健，包括妇女常见病、多发病的预防、筛查与诊治等；对于儿童保健工作也应涵盖从孩子出生到成年前各个时期，包括新生儿保健、婴幼儿保健、学龄前期保健、学龄期保健、青春期教育等，具体有孩子出生后的产后访视、疫苗接种、健康查体、疾病筛查与诊治、高危和重点儿童管理、儿童心理卫生保健、喂养与营养指导等等，真正地为全体妇女儿童提供公平、可及、系统的妇幼健康服务，逐步实现从胎儿出生到生命终点的全程健康服务和保障，促进妇女儿童全面发展。

中国正快速进入老龄化社会，2019 年我国 65 岁以上老年人口有 1.76 亿人，占总人口比重的 12.6%，2018 年调查数据显示，65 岁及以上的老年人的慢性病患病率为 62.3%[①]。老年人口占比较大，慢性病患病率较高，对健康服务的需求愈发迫切，因此也要突出解决好老年人的健康问题。由于生理方面的原因，老年人在就诊的过程中可能会出现行动不便、信息理解能力欠缺等一系列的问题，这就要求门诊工作人员应对老年就诊者提供更多的友善性医疗服务，体现更多的人文关怀，全力保障老年人健康权益，从大处着眼，从细微处入手，将人文关爱渗透进医疗保健服务中，倾情服务特殊老年群体，定期开展义诊活动，为老年人进行健康体检和疾病筛查诊疗，开展健康知识宣教，提供慢性病预防及自我管理的相关知识；转变服务理念，从保障老年人健康，向促进老年人全面发展转变；从重视生命安全，向同时重视生命质量转变，满足老年人多方位、多层次的医疗保健需求。

综上，在全民健康的背景下，门诊服务对象已不仅仅限定于患者，而是疾病状态、健康状态、疾病与健康状态之间的这三种状态的人群综合，即满足全体人民的健康需求。此外，在满足全体人民健康需求的同时，还应重点关注妇幼、老年人、低收入群体、残障人士等特殊群体，以人性化理念为核心，予以更友善的医疗服务。

以“健康”为服务目标，践行“以人民健康为中心”的理念。2020 年 6 月 1 日起施行的《中华人民共和国基本医疗卫生与健康促进法》明确了我国医疗卫生与健康事业应当坚持以人民为中心，为人民健康服务，规定了医疗卫生事业应当坚持公益性原则，确立了健康优先发展的战略地位，强调健康理念融入各项政策，体现了卫生与健康工作理念从“以治病为中心”到“以人民健康为中心”的转变。以往我们对健康的认识只是单纯的没有疾病的状态，治病是医疗的唯一目的，“以治病为中心”是健康工作的核心理念，但随着健康中国战略的实施，在“大卫生、大健康”观念的指导下，以共建共享为手段，进而

① 国家卫生健康委员会. 中国卫生健康统计年鉴 2020[M]. 北京：中国协和医科大学出版社，2020：238.

实现全民健康这一目标。“全民”和“健康”同等重要，对于医疗卫生部门来说，“全民”是指服务人群，“健康”是服务目标，既往的“无病即健康”的健康观早已与时代脱节，如今人民追求的健康是多层次、多元化的，“大健康”追求的不仅是身体健康，还涉及精神、心理、社会、环境和道德方面与人民身心健康挂钩的多个维度，“大卫生”正是在这一基础上，满足人们在大健康中产生的不同需要，建立卫生体制、提供健康服务，满足人民的健康需求、提高人民的健康水平。

门诊的服务目标也从“治疗患者疾病”向“促进全民健康”转变。帮助处于疾病状态的人群恢复健康、帮助处于亚健康或健康状态的人群促进健康。即要将疾病状态转向健康状态、将亚健康状态转向健康状态，对健康状态加以维持。要积极实现健康促进，宣传绿色环保的健康生活方式，要从“合理膳食、适量运动、戒烟限酒、良好心态”这四大健康基石出发，结合国家卫生计生委提出“三减三健”的健康生活方式，在日常膳食中做到“减盐、减糖、减油”，以“健康口腔、健康骨骼、健康体重”三个方面为导向构建健康生活。深刻践行爱国卫生运动，积极宣传，从而达到促进全体人民健康的目的。

践行“以人民健康为中心”的理念，可将门诊的健康教育作为有力抓手，在现代医学的发展中，健康教育扮演着愈发重要的角色，对就诊者进行健康教育是促进人民健康的必然趋势，同时也是治疗的有力手段和医疗服务的基本组成部分。按照健康教育的不同场所，可将健康教育大致分为门诊健康教育、住院时的健康教育以及社区健康教育。医院健康教育是以患者为中心，通过有计划、有组织、有系统的社会教育活动，促使人们自觉地采纳有益于健康的行为和生活方式，消除或减轻影响健康的危险因素，预防疾病、促进健康、提高生活质量。其中门诊是医院内部对患者进行健康教育的首要平台，患者若在门诊接受到个性化、有针对性的健康教育可以增强其对疾病的认知，提高治疗依从性和就诊满意度。因此门诊应该开展内容多元、形式多样的健康教育活动，主要包括候诊教育、随诊教育、门诊咨询教育、门诊专题讲座和培训班以及健康教育处方等。对患者的健康教育应是全程的，即候诊时、接诊时和离诊时，贯穿于患者就诊的整个阶段。在患者候诊时，患者可通过各种途径熟悉就诊环境，获得疾病基本知识以及新疗法、新技术和就诊方面的信息；接诊时，接诊医生可通过讲解和开具健康教育处方等形式对患者进行疾病病因、治疗方式、并发症预防方面的宣教，帮助患者掌握护理常识、生活的注意事项以及用药知识，建立起良好的生活和饮食习惯。患者离诊时可通过多种途径获得回家之后需要注意的事项，包括相应的锻炼方法、病情自我监测的方法、药物的使用、进行复诊的时间以及医院的联系方式等信息。门诊通过多层次、全方位的健康宣教可为就诊者提供全面的疾病及诊疗相关知识，进而实现“健康”这一服务目标。

门诊医务工作者应采用多种途径对疾病的预防进行宣传与讲解，采用大众易于接受且喜闻乐见的方式，对疾病的预防知识进行宣教，在候诊时、就诊时与就诊后积极进行健康教育，定期举行义诊，组织慢性病高危人群体检，实现“早发现、早诊断、早治疗”的目的，使人们明白健康的生活方式对预防疾病的重要意义，从“合理膳食、戒烟限酒、适当运动、心理健康”出发，以“减盐、减糖、减油；健康体重、健康口腔、健康骨骼”为导向，提倡健康生活方式。以“全民”为服务人群，关注重点人群的健康；以“健康”为服务目标，关注个体的生活方式对疾病的影响，门诊工作者通过积极宣传健康的生活方式，调动主体的健康积极性，以预防为主，优化健康服务体系，实现真正的、多层次的、个体化的健康，这是在“全民健康”背景下门诊的服务理念与服务目标。

2.2 分级诊疗政策下门诊定位和功能的延伸及转变

2.2.1 分级诊疗政策的实施目标与实施现状

1. 分级诊疗政策的导入

分级诊疗指按照疾病的轻重缓急及治疗的难易程度进行分级，不同级别的医疗机构承担不同疾病的治疗，逐步实现从全科到专业化的医疗过程，建立基层首诊、双向转诊、急慢分治、上下联动的分级诊疗模式。引导常见病、多发病在基层医疗机构诊治，疑难、复杂、危重疾病在二、三级医院诊治，不同级别医疗机构各司其职、分工协作，从而实现“小病在基层、大病到医院、康复回基层”的就医格局，充分发挥各级医疗机构的功能，提高医疗卫生服务效率，促进医疗资源的合理利用。分级诊疗是良好的卫生制度运行的结果，是卫生系统的一种良性状态，是最大限度节约医疗资源的手段，是国家倡导的有益于医疗资源合理分配的最优政策。国家对分级诊疗的倡导由来已久：

2009 年，《中共中央　国务院关于深化医药卫生体制改革的意见》提出逐步实现社区首诊、分级医疗和双向转诊；

2013 年，党的十八届三中全会《中共中央关于全面深化改革若干重大问题的决定》

明确提出，要“完善合理分级诊疗模式，建立社区医生和居民契约服务关系。充分利用信息化手段，促进优质医疗资源纵向流动。加强区域公共卫生服务资源整合”；

2014 年 3 月 5 日，国务院总理李克强在第十二届全国人民代表大会第三次会议作《政府工作报告》，指出要“深化基层医疗卫生机构综合改革，加强全科医生制度建设，完善分级诊疗体系”；

2015 年，《全国医疗卫生服务体系规划纲要(2015—2020 年)》指出逐步实现基层首诊、双向转诊、上下联动、急慢分治，建立并完善分级诊疗模式；

2015 年，《关于推进分级诊疗制度建设的指导意见》部署加快推进分级诊疗制度建设，形成科学有序的就医格局，提高人民健康水平，进一步保障和改善民生；

2017 年，习近平总书记在全国卫生与健康大会上明确提出分级诊疗制度是五项基本医疗卫生制度之首，要大力推进。构建分级诊疗制度是重构我国医疗卫生服务体系，提升服务效率的根本策略，是“十三五”深化医药卫生体制改革的重中之重。构建多种形式的医联体，正是推动分级诊疗制度落地的有效载体。

分级诊疗制度的内涵概括起来就 16 个字，即基层首诊、双向转诊、急慢分治、上下联动。

基层首诊　基层首诊就是坚持群众自愿的原则，通过政策引导，鼓励常见病、多发病患者首先到基层如社区卫生服务机构就诊，全科医生根据实际病情，决定是否需要将患者转到上级医疗机构就诊。需要注意的是，基层首诊的过程中要尊重患者的自主选择权，使患者充分了解在基层就诊可以获得怎样的医疗服务及收费情况，权衡是否可以满足个人疾病所需以及基层服务态度、就诊便捷程度等信息后做出选择，政策只能起引导作用，并不能起决定作用。基层首诊不但方便居民看病就医，降低居民医药负担，还能合理分流患者，减轻大医院的医疗负担，促进卫生资源更加合理地配置与利用。

双向转诊　双向转诊是指通过完善转诊程序，重点畅通慢性期、恢复期患者向下转诊，逐步实现不同级别和类别医疗机构之间的有序转诊。双向转诊是根据病情以及相关规定而进行的上下级医疗机构间、专科医院间或综合医院与专科医院间的转院诊治过程，用以保证不同情况的患者获得有效、方便、及时、连续的服务。双向转诊是社区卫生服务的重要任务之一，危重和疑难病患者及时转往上级医院，是保障医疗安全的需要；康复患者转往社区，是合理使用卫生资源的重要措施。在我国推行的双向转诊方案中，既有上、下级医院之间的纵向转诊，又有综合医院向专科医院的横向转诊；既有社区与一、二级医院的小循环转诊，又有一、二、三级医院之间的大循环转诊；既有社区向上级医院的转诊，也有上级医院向社区卫生服务中心的转诊。转诊模式的多样性促使了医疗资源的最合理分配，最大限度地发挥各个层级医院的功能。

急慢分治 急慢分治是根据标准将疾病划为不同的种类，不同种类的疾病对医疗服务的需求存在差异。在明确疾病种类的基础上，对其进行相应的诊治。医院根据患者的病情，筛选急诊和非急诊患者，实现有效分诊，确保急危重症患者能够及时得到救治，有利于医疗资源的合理、高效利用。

上下联动 上下联动是在医疗机构之间建立分工协作机制，促进优质医疗资源纵向流动。各个地方可以因地制宜地创建医疗联合体的形式，即将同一个区域内的医疗资源整合在一起，通常由单个区域内的三级医院、二级医院、社区医院与村医院组成一个医疗联合体，目的是解决百姓看病难的问题，常见病不用再挤进三级医院，在小医院也能解决。此外，医联体内部各成员可以自主选择"协作"的模式，可以在诊疗技术、经营管理、人才培养、患者转诊渠道等方面自主选择协作的形式，从而具有很大的自主性。

2. 分级诊疗的实施目标

分级诊疗的目标是多样的，从当前发展目标来看，分级诊疗工作主要定位在两个方面：一是着眼于构建有序的诊疗秩序，形成"基层首诊、双向转诊、急慢分治、上下联动"的分级诊疗模式，提高医疗卫生资源的宏观配置效率和使用效率。二是着眼于推动医疗服务模式的转变，即从以"病"为核心的诊疗管理模式向以"人"为核心的健康管理模式转变，使整个诊疗活动更加有序，使慢病管理、疾病预防、疾病康复等形成一个完整的链条，提升基层水平，建立综合、连续、全程的健康管理体系。具体的目标主要体现在以下三个方面：

明确各级医疗机构定位，充分利用基层卫生资源。在现有医疗体系中推行分级诊疗制度过程中，要求对各级医疗机构功能进行准确定位。明确各级医疗机构的站位，达到"物尽其用、人尽其才"的效果。针对三级医院实行高端管理，其核心评价指标应包括疑难危重疾病的救治质量与数量、医学转化能力、高端前沿研发能力等，高度重视医学人才培养。针对二级医院，进一步提升医疗服务能力，特别是常见病、慢性病和多发病的诊治能力，接收三级医院转出的处于疾病恢复期或稳定期的患者，充分发挥枢纽承接作用。针对基层医疗机构，则重点关注基础医疗服务数量的管理，特别是首诊患者人数、接续下转住院患者人数以及家庭医生负责制下的慢性病患者管理人数等。此外，在推进分级诊疗制度的过程中，还应明确社区医院首诊病种的范围，明确三级医院疑难危重病例的诊治比例，明确二级医院在社区（村）医院和三级医院之间的角色定位，完善医联体区域内各级医院职责规划等，从而能够进一步制定配套的政策和制度，使分级诊疗制度的推行有序可依，有章可循。

缓解上级医院看病难、住院难的问题。通过实现分级诊疗，将一些常见病、慢性病、康复期患者留在基层医疗机构，在为基层医疗机构注入发展活力，充分发挥基层医疗资源的效能的同时，能有效地腾出城市医院的病床，缓解重症患者住院难的局面。倘若患者集中就诊于大型医疗中心，导致医疗中心工作量急剧增加，超负荷运转，部分患者完全可以在基层医疗单位得到很好的医疗救治却转向大型医疗中心，这无疑挤压了真正需要到大型医疗中心就诊患者的医疗资源，这也是对大型医疗中心医疗资源的一种浪费。另外，从卫生经济学的角度出发，患者的集中会造成上级医院医疗资源相对短缺，政府会加大对上级医院的投入，这将继续引导患者都集中于上级医院，从而造成恶性循环，进一步加剧我国基层医疗患者就诊率低而上级医院“看病难、住院难”的不健康局面。分级诊疗，可以使其中的部分或大部分患者，尤其是复诊患者留在基层医疗机构就诊，能够极大地缓解三级医院看病难的困境，这为三级医院诊治危重、疑难杂症患者提供了足够的资源保障和时间保障。

有效降低医疗费用，降低医疗运行成本。不同等级医院之间医疗费用存在一定的差距，等级越高的医院医疗收费也越高。如果上一级医院能及时将一些诊断明确、经过治疗病情稳定转入恢复期的患者，经患者知情同意后，重新送回所在辖区基层医疗机构进行继续治疗和康复；将一些常见病、慢性病患者留在基层医疗机构，避免了“小病大治”的不正常现象，显而易见，慢病康复期的患者回到基层将降低医疗的直接费用。另一方面，基层医疗机构病床处于空转状态，将使全社会总的医疗成本增加，如能充分利用好基层医疗机构的病床，在一定程度上分摊医疗成本，降低每一个体单位的平均成本，将使我国有限的医疗资源、医保基金实现效能最大化。通过分级诊疗体系的建立，逐步实现患者就医秩序的正常化。

3. 分级诊疗的实施现状

为实现分级诊疗的多层次、高标准的发展目标，诸如成立医疗联合体、落实家庭医生签约制度等方法相继被推出，努力实现“小病在基层、大病到医院、康复回基层”的就医格局。在推进分级诊疗的系统工程中，医联体则是尤为重要的环节。医联体是指利用技术优势与区域优势，建立以区域三甲医院为中心，由区域内二级医院和社区卫生服务中心共同组成业务紧密型医疗卫生协同网。其主要的工作目标为：提高社区卫生服务中心基本医疗业务的能力和水平；发挥区域医疗中心及公立医院作用，培养社区全科医生，提高社区卫生服务水平；实现居民有序就医，做到全程健康管理；合理控费，起到社区卫生服务中心守前门、区域医疗中心守后门的作用。医联体的主要类型包括城市医疗集团、县域医疗共同体、跨区域专科联盟和远程医疗协作网等。医联体是落实分级诊疗制度的有效途径，能够切实实现“基层首诊、双向转诊、急慢分治和上下联动”的就诊格局，为缓解广大人民群众看病难、看病贵的问题提供了新的思路，同时也为解决医疗服务供给和医疗服务需求不对等的问题方面提供了新途径。

表 2-1　我国分级诊疗主要形式

形式	具体做法	特点
城市医疗集团 （瑞金医院领衔的卢湾区域医疗联合体、深圳罗湖医院集团等）	一家三级医院为牵头单位，联合若干城市二级医院、康复医院、护理院以及社区卫生服务中心，构建“1＋X”医联体	区域覆盖、上下贯通、防治结合
县域医共体 （安徽天长医共体）	以县级医院为牵头单位，与基层医疗机构签订结对协议，整合区域信息平台，实现医共体内信息互通、检查互认，整合医疗服务资源，统一管理	以县级医院为龙头，上联三甲，下联乡村，组建医共体
跨区域专科联盟 （北京儿童医院专科联盟）	根据区域内医疗机构优势专科资源，以一所医疗机构特色专科为主，联合其他医疗机构相同专科技术力量，形成区域内若干特色专科中心	以专科协作为纽带，通过专科联盟建设强弱项、补短板，促进各级医疗机构专科整体能力大幅提升
远程医疗协作网	由牵头单位与基层、偏远和欠发达地区医疗机构建立远程医疗服务网络	“互联网＋医疗”服务形式，利用信息化手段提高优质医疗资源可及性和医疗服务整体效率

此外，家庭医生签约制度的落地同样成为进一步推进分级诊疗制度的有效抓手。在我国分级诊疗的医疗体系里，基层医疗机构承担疾病预防、健康管理、疾病康复、一般疾病诊治等任务，肩负着“健康守门人”的重要职责，而家庭医生队伍建设是履行“守门人”职责的重要保证。家庭医生签约服务以家庭医生为主导，以社区护士、公共卫生医

师等为辅佐，以二级及以上医院医师为技术支持，以辖区常住人口为服务对象，通过签订协议的方式，为居民提供涵盖基本医疗、基本公共卫生、健康管理等全方位的服务。2017 年出台了《关于做实做好 2017 年家庭医生签约服务工作的通知》，明确要求 2017 年签约服务人群签约服务覆盖率达到 30%以上，重点人群达到 60%以上，这些政策为家庭医生签约服务工作的推进提供了有力的政策保障。家庭医生可以对基层常见、多发的疾病进行诊疗，根据疾病情况加以处理或选择转诊至上级医院，还可以从预防保健、慢病康复、健康教育、健康管理、双向转诊等环节，为签约居民或家庭提供全面、系统、连续、广泛、个性化的医疗服务。简而言之，分级诊疗通过医联体的构建、家庭医生签约制度的落实等手段，使患者到最适合的医院就诊，在方便患者就医的同时，还一定程度上解决患者"看病难，看病贵"的问题，同时为下级医院注入医疗活力，为上级医院节省医疗空间，有效地实现医疗资源的最优等分配。但分级诊疗在实施过程中仍会遇到很多问题，如大型综合医院的医疗资源依然非常紧缺，基层卫生服务资源却相对闲置。如图 2－2 所示，对比近年来综合医院和社区卫生服务中心的病床使用率[①]，可以发现实现医疗资源的合理优化仍然道阻且长。

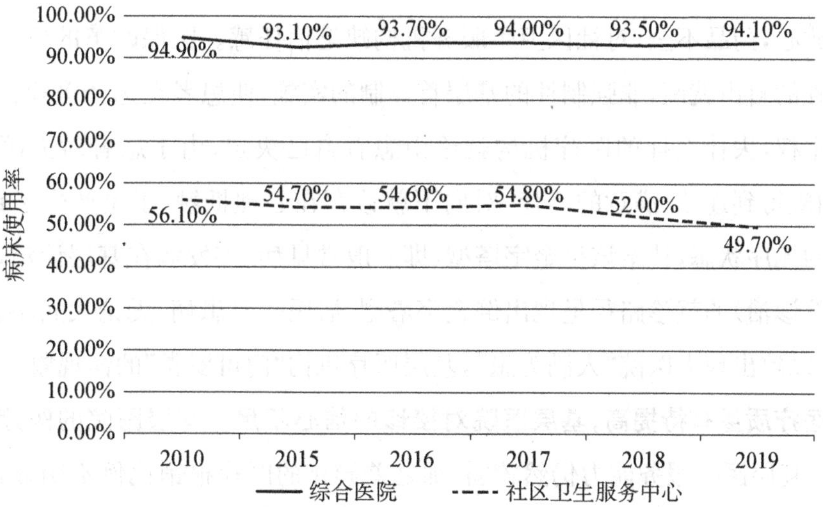

图 2－2　综合医院与社会卫生服务中心病床使用率对比

① 国家卫生健康委员会. 中国卫生健康统计年鉴 2020[M]. 北京：中国协和医科大学出版社，2020：139，183.

造成医疗资源使用分配不合理的原因是多样的，可以从如下几个方面进行分析，这也是分级诊疗面临的诸多困境：

分级诊疗的知晓度较低。分级诊疗在患者间的知晓度并不算高，多数就诊者并不了解分级诊疗的适用条件以及具体流程、注意事项等，尤其是双向转诊，不仅多数患者不了解，许多医院和社区卫生服务机构的医生，甚至是各级医疗机构的领导也未必了解双向转诊的内涵、流程和方法。由于信息不对称，住进大医院后的多数患者，特别是手术或慢性病住院患者不清楚在手术后或治疗好转后，完全可以转到基层医疗机构继续康复治疗。正因为患者不掌握完整的治疗信息和相关政策，无法提出自己的意见，双向转诊制度在落实上遇到困难。

就诊者固有观念抵触基层就诊。部分患者虽然知晓分级诊疗制度，但还是愿意去大医院就诊。究其原因在于医疗资源是有限的，而患者的需求是无限的，医疗消费具有无限趋高性，生命对于任何人都是最宝贵的，在经济条件允许的情况下，患者和家属往往很容易过度使用和消耗医疗资源，希望使用最好的设备、就诊最知名的专家、获得最明确的诊断、得到最好的治疗，唯恐因为没有及时送诊上级医院以致耽误病情而追悔莫及。因为患者传统思想中认为社区卫生服务机构是小医院，条件差，技术水平低，在社区看病不放心，药品不全，对社区卫生服务机构缺乏信任感。医保改革的成果之一就是实现了百姓的自由就医，非强制性的基层首诊制的实施，使患者在选择医疗机构时拥有绝对的自主权，去什么样的医疗机构就诊由患者自己决定，由于患者对大医院的依赖性，他们期望得到连续、满意的治疗，对向下就诊存在心理抵触，于是产生了跨级就诊、多点就诊的无序状态，让本该呈金字塔型（即一般常见病、多发病在基层诊治，疑难杂症等在大医院诊治）的就诊路径呈现出倒金字塔型，居民一旦患病，无论大病小病，首先选择大医院，以致出现大医院"人满为患"，基层医疗机构"门可罗雀"的怪现象。

基层医疗质量有待提高，基层医院对接诊的信心不足。基层医院的医疗水平确实需要提高：基层医疗服务能力仍然较弱，加之差异化的医疗报销比例不明显，发挥不出引导患者去基层就医的效力。由于社会经济状况相对较差，基层医务人员的工资待遇相对较低，基础设施、培训体系、职称晋升等制度不完善，加之有些基层医疗机构依然存在信息化程度低的情况，基层医疗机构很难"引得进，留得住"全科医生，这就导致了基层医疗卫生人员业务水平不够、专业结构不合理、全科医师比重低、技术人员总量不足、人才队伍不稳定、社区医疗保障体系不完善、缺乏必要的医疗设备、药品供应不足且未形成稳定连续的药品供应保障体系等等一系列问题，导致基层整体服务能力上不去，致使基层医院不敢接受上级医疗单位转下来的患者。

患者追求医疗的连续性。患者对大医院的依赖性，期望得到连续、满意的治疗，医疗过程的连续性使患者及家属放心，将治疗后病情稳定的患者转到基层，是许多患者并不能接受的，因为他们希望得到“从一而终”的连续的医疗服务，当上级医院的主管医生已经全面掌握了患者的病情，对药物治疗的剂量和疗效都已明确时，此时再让基层上的一个并不是很了解该患者病情的新医生接手，会给患者带来一定的担忧。此外，新接手的医生能否坚持按照上级医院医生的思路进行诊疗、基层是否备有全部的治疗药品、基层医疗机构的技术水平和医疗设备设施能否有保障等问题一直都是制约患者及家属转到基层医疗机构的阻碍因素。

上级医院追求最大限度的医疗安全保障。在当今的医疗环境形势下，医务人员非常担心患者在医疗过程中出现这样或那样的并发症或者不良后果，上级医院会最大限度地追求医疗安全保障，医疗安全无论对于医生还是对于患者都是生命攸关的大事。但是，基层医疗机构的技术水平、医疗设备都无法与患者当前所处的医院相比较，转诊后的医疗质量和医疗安全得不到保障。实施双向转诊，将病情相对稳定的患者转到基层医疗机构，无疑增加了医疗风险，况且在医疗过程中，患者病情出现变化是常有的情况，一旦患者病情反复，出现医疗意外或不良后果，患者及家属一定会追究上级医院医生的医疗责任。能否及时发现病情变化，或者出现病情反复后能否及时得到正确的处置，是决定最终结局的关键因素。基层医疗人员对病情的观察判断能力、工作的责任感、针对疾病变化的应急预案等都会影响紧急状况下能否采取有力的处置措施，如果病情未能得到有效地处理，直接关系到患者的生命安全。绝大多数上级医院的医务人员相信，患者留在身边比转到基层医疗机构，在处理病情突变时更及时、有力，能有效地增加患者的安全性。

2.2.2 分级诊疗政策下不同级别医院门诊定位和功能

门诊工作是医院医疗服务的重要组成部分，是践行医改政策的重要窗口，也是折射医改成效的一面镜子。分级诊疗模式势必会对各级医院的门诊工作产生连锁冲击，包括门诊量、门诊患者构成、门诊病种、就诊需求等，因此各级医院应在适应中不断调整和应对，在进一步的分级诊疗中找到自己的定位，并相应地延伸和转变功能。为深刻践行医改政策、促进分级诊疗政策的进一步实施，不同层次医院的门诊有着不同的定位，各级医院门诊应找对自己的角色，基层医院的门诊要做优质医疗质量的提供者；上级医院的门诊部门不仅要建设好自身，还要做基层医院的指导者、帮助者；各级医院都应做分级诊疗政策实施的推进者。

1. 基层医院门诊做优质医疗质量提供者

各级医院都应该明确自己的定位，三级医院作为区域医学中心，承担危重患者和疑难患者的救治，主要提供住院、急诊和转诊服务。二级医院主要负责辖区内常见病、多发病的诊治及急症患者的抢救，承接三级医院下转的康复期患者。社区卫生服务机构以实现公共卫生及保健功能为主，促进和维护社区居民健康是其主要职责。

提高"基层接得住转诊患者"的能力，关键在于提升基层医疗机构基本医疗服务供给能力，这种能力主要包括能够有效解决人们基本医疗问题的专业技术水平和提供以促进健康为中心，集医疗、预防、保健和康复等医学服务于一体的综合服务实力。为提高基本医疗服务供给能力，做好优质医疗质量提供者，基层医院门诊应注意医疗人才的培养、调动基层医疗人员的工作积极性，以医疗联合体为突破口，以信息化建设为手段，采取以下多元手段，助力医疗质量的提升。

建立科学合理的基层医院人才培训体系，注重建设人才培养长效体系，这样才能真正从根本上提升基层医师的医疗技术水平。基层医疗机构的服务水平低，最直接的表现就是全科医生严重不足，全科医生及其医疗专业技术是制约基层医疗水平最直接的因素，各级卫生部门都应重视基层医师的培训工作，为基层医师提供各种学习的方式与渠道。要健全医疗人才的培养模式，首先要对培训需求进行调查，对培训需求进行整合分析，在不违背培训大纲的前提下，结合工作的实际，设置有针对性、特异性的培训课程，并根据需要及时调整，使培训内容更加满足被培训人员的需求。培训内容应使培训学员能够树立起全科诊疗的理念，以提高全科医生首诊能力为切入点，培训工作中要以地区常见病、多发病的识别和诊疗为主，增加部分辅助检查内容；增加传染病防治、预防接种等内容，提高全科医生应对突发公共卫生事件的能力；增加院前急救知识，提高应对紧急风险的能力。培训方式应该趋于多元化，考虑到培训学员知识背景、工作经历均不同，要尽可能调动其兴趣。运用更加灵活的模式，利用网络和智能手机，开展多样化的教学形式，如情境互动教学、在线直播课程、手机 APP 等线上线下混合式学习，以引导学员主动学习，开展线上讨论平台，破除空间上的限制。此外，要注意提高基层医务人员的精神动力和服务动力，使其在基层医疗服务中获得职业认同感和自我满足感。动力在一定程度上被激发之后，服务的自觉性也会进一步提升，基层医务人员会努力通过各种手段，加强自身业务能力的培养，用医疗能力提升医疗服务质量。

优化薪酬体系，提高基层医疗人员积极性。提高基层医务人员工作积极性和主动性是推进医疗服务的基础和源泉。基层医院工作者的积极性较低，是由多方面原因造成的，包括经济方面以及职业生涯得不到发展等。具体表现为医疗技术得不到提高、职称晋升困难、缺乏培训机会、执业环境差、存在医疗风险等。因为技术水平得不到提高，对自己是否能够胜任上级医院下转的康复患者缺乏底气；职业生涯得不到发展，工作的积极性就会受到一定程度的抑制；基层医疗机构的全科医生承担着公共卫生服务和基本医疗服务，而其薪酬待遇远低于城市医院的医生，签约的全科医生团队服务费补偿得不到保障，医务人员的服务能动性就会弱化。因此，基层医院的门诊管理者在积极提高医疗质量的同时，要注意建设人才队伍，调动员工的工作积极性，建立必要的机构内部激励机制，通过绩效考核予以工作人员一些额外的奖励；使工作质量和工作数量与绩效呈明显的线性关系，实行多劳多得、优绩优酬来提高基层医务工作者的工作热情；完善绩效工资分配机制，激励政策向签约服务的医务人员倾斜，允许基层医疗机构将签约服务费结余用来激励医务人员，探索超支不补、结余留用的激励原则；此外，应改变基层医务人员职称晋升的考核机制，更多地提倡专业技术职称与工作能力、服务数量、服务质量相关联，而不是像城市医院一样看科研、论文、高新技术应用等，让基层的医务工作者得到职业发展的机会，从而达到调动其积极性的目的。

以医疗联合体为突破口，以信息化建设为手段，全面提高医疗质量。医联体是实现医疗资源结构优化的重要实施主体，旨在完善医疗机构间的分工协作机制，利用三级公立医院优质资源优势，通过技术帮扶、人才培养等手段，发挥对基层医疗机构的帮扶作用。医联体的构建目标是实施统一管理模式，发挥集约优势，推进区域医疗资源共享，提高医疗服务体系整体能力与绩效。通过医联体的实施，基层医疗卫生机构的诊疗能力会得到显著提高，社区医疗卫生机构推进慢性病预防、治疗和管理等工作进一步加强。基层医院门诊管理者应将医疗联合体作为促进自身发展的突破口，提高其医务人员业务素质和技术水平，注意加强社区医务人员，尤其是全科医生的培养，借助医联体，通过技术上的帮扶提高基层医院的能力，通过组建区域内的医联体，可有效地加强各级医疗机构之间的联系，高效地利用医联体内的各种医疗资源。此外，基层医院还要加强信息化建设，通过远程医疗，接受上级医院的会诊或指导。双向转诊的实现离不开双向转诊管理系统、远程会诊系统、医学影像管理系统、病历管理系统等多个信息系统，而公立医院对基层医疗机构的帮扶、协作建立在这些信息化平台基础上。医联体或对口帮扶的医院应协助基层医疗机构建立相应的信息管理系统，在区域内整合大医院的优势信息资源，以大医院为中心建立信息系统标准，促进医疗信息资源共享和远程会诊、上下转诊等协同应用。

2. 上级医院门诊加强自身医疗建设，做基层医院的帮助者

对于三级医院的评估与定位，主要体现在疑难危重疾病的救治质量与数量、医学转化能力及高端前沿研发能力方面。在分级诊疗模式下，大型公立医院必须在坚持社会公益性的前提下，找准自身目标定位，主要承担起疑难复杂和危重症疾病的诊疗任务、肩负起区域急救救援的重任，在学科方面做精、做强、做细，在收治水平上治疑、治偏、治难，通过传、帮、带、扶及信息化远程平台，将大医院的优质医疗资源辐射到基层，提升基层的诊治能力，保障分级诊疗的有效推进。但这种模式下，大医院的普通门诊就诊人次将会明显减少，这势必影响其总体收入，给医院的发展带来一定阻力，此外，从基层医疗机构上转的疑难复杂病例一方面数量有限，另一方面，疑难复杂病例也会对三级公立医院的专科综合实力形成考验。在分级诊疗制度逐步推进过程中，作为三级公立医院门诊工作的管理者，应尽快转变认识，加强内部管理，协调医院有关部门，建立符合医院特色的门诊服务团队，打造符合现代化医疗模式的门诊就诊流程，为广大患者提供优质化的门诊医疗服务，在建设好自身的同时，积极帮助基层医院，加强协同合作。

上级医院门诊可从如下几个方面加强自身建设，提升医疗质量。

提升专家门诊质量。正如分级诊疗预期，一些普通病、常见病逐步分流到基层医疗卫生机构。从目前三级中医院的门急诊需求结构看，常见疑难病、危重病、急症比重上升，对医务人员的诊疗能力提出了更大的考验，从基层医疗机构转入的疑难复杂病例逐渐增多。门诊就诊结构得到优化，这将让大型公立医院积累更多的疑难复杂病例的诊

治经验，促使大医院创新门诊开设方式。专家门诊的质量体现了医院整体医疗水平，但专家资源相对有限，各大医院专家门诊往往“一号难求”。为有效解决此类问题，门诊管理者可通过资源整合、分配调整以及预约诊疗等综合性手段以缓解专家门诊号源紧张现象。与此同时，与临床专家建立长期、有效、实时的沟通机制，让专家门诊的运作更趋灵活，以期让四方患者享受到专家们提供的高质量服务。

推行具有学科专业特色的专病门诊。专病门诊的质量代表着各专业学科发展水平，是学科建设和人才梯队等综合实力的体现，是对专家门诊的重要补充，是大型公立医院门诊的坚实基础。门诊管理者可将专病/专家门诊量占医院门诊量的比例作为医院门诊服务质量的重要评价指标之一。可以预见，伴随分级诊疗工作的逐步推进，大型公立医院普通门诊增长幅度会有所下降，而专病/专家门诊量将增加占比，继而影响门诊患者的结构。以单纯配药为主的科室、缺乏诊疗技术的科室、综合水平和社会知名度低的科室受到的冲击将会比较明显。因此，专家/专病门诊的服务能力将成为未来医院门诊医疗服务的核心力量。

提升门诊医疗服务质量，改善患者就医体验。各大医院需要建立更为便捷的门诊转诊渠道，优化门诊的设置结构，提升门诊疑难复杂疾病的诊治能力，以质量竞争策略替代数量竞争策略，方能在三级公立医院门诊发展中占有主动权。伴随分级诊疗模式的逐步贯彻落实，门诊就诊结构可能面临明显改变，在普通门诊就诊量产生变化的同时，如何确保患者的就诊满意度不下降，进一步做好门诊各项服务工作将变得更为重要。门诊管理者应注意优化门诊布局，改善就医环境，适当增加门诊服务窗口、对门诊科室进行合理再分配，致力于增强门诊的接诊能力，有效分流患者，缩短患者候诊时间，提高患者就诊满意度；注意加强信息化建设、优化门诊服务流程；推进预约诊疗，实行分级诊疗，缓解看病难的问题。门诊管理者可考虑通过各条线负责人点对点管理、多部门协作督察反馈机制保障、定期召开专项检查及责任包干、窗口服务人员轮岗互评等多种手段，对门诊各环节的服务进行有效监督管理。在此基础上，积极开展各项调研工作，在患者就诊的各个环节展开患者满意度测评及患者体验式调研，了解不同就诊人群在医院不同环节就诊中可能发生的问题，内容涵盖预约、挂号、收费、就诊、检查等各个就医环节，以及其在整个就医过程中所涉及的标识、路线等各项体验。通过对患者就诊意见的整理归纳及分析，根据实际情况进行改进。

构建网络化信息平台，加强信息化建设。国家已提出“互联网＋”行动计划，“互联网＋医疗”的兴起为大型公立医院门诊服务的发展创造了新政策与技术条件。大型公立医院要抓住机会，积极应用信息化技术，将互联网和医疗紧密结合起来。患者滞留医院时间长、预约缴费方式局限、就诊信息不畅通、专家号预约情况不均衡等是传统门诊服务流程中长期存在的问题，而智慧门诊可以有效地解决诸如此类的问题。智慧门诊以信息化技术为支撑，以患者体验为衡量服务的标尺，患者足不出户便能实现手机APP、微信、支付宝等多种平台自助分诊、预约挂号。按预约时间前来就诊，就诊完成后手机缴费、手机查询检验检查报告等功能，是“互联网＋医疗”在门诊服务中的典型应用。智慧门诊将患者在各窗口往返的时间转换成线上服务，将医生更加充足的诊疗时间还给患者，改善了患者的就医体验，也实现了医院诊疗和服务能力的双提升。

发展远程门诊技术，实现优质医疗资源下沉。远程门诊是指医疗机构运用信息化技术，向医疗机构外的患者直接提供门诊服务，远程门诊属于远程医疗服务项目的一种，二、三级医院向基层医疗卫生机构提供远程会诊、远程培训、远程心电图诊断、远程影像诊断、远程病理诊断等服务，能协助基层医院完成诊疗，使基层患者就能享受三甲医院知名专家优质的诊疗资源，从而实现“基层检查、上级诊断”的远程医疗服务有效模式，这是大型公立医院优质医疗资源下沉的又一创新。为确保远程门诊的质量与安全，远程门诊的开设必须是医疗机构之间的对接，且要遵守相应的规定、规范。遵守远程医疗服务相关管理规范如下：远程医疗服务不仅要遵守一般医疗服务需要遵守的相关法律与医学伦理，还需要遵守远程医疗服务的一些特殊法律规范，如信息标准和技术规范等；且远程医疗相对线下医疗，患者隐私的保护显得更为突出；要注意远程门诊的实施条件不只是帮扶机构要具备开展远程医疗服务的基本条件，而且被帮扶的基层医疗机构也要具备开展远程医疗服务相应的诊疗科目及人员、设施、设备、技术条件，以满足医疗机构开展远程医疗服务的需要。此外，要注意合理分配远程医疗服务的权与责。医疗机构之间开展远程医疗服务，一是要明确合作的权益如何分配才公平；二是要细化责任的合理分担。

3. 各级医院门诊做分级诊疗政策的宣传者与促进者

分级诊疗可以有效地缓解医疗资源的供需错配、提高医疗卫生服务的供给质量、优化医疗资源的配置效率，可以有效地解决百姓“看病难、看病贵”的问题，然而分级诊疗在实施的过程中仍然存在一些阻力。各级医院的门诊部门在加强自身建设，提高自身医疗质量的同时也应该是分级诊疗制度的宣传者与促进者，加大分级诊疗的宣传力度，提高百姓对分级诊疗的知晓程度，以便于了解相应的政策，在就诊过程中增加多种选择，有效地促进分级诊疗在我国医疗行业的实施与应用，为百姓切实解决问题的同时，实现医疗资源的最合理配置。

提升分级诊疗知晓度。考虑到尚有较大比例的患者并不清楚分级诊疗的内涵，甚至有小部分医务工作者对双向转诊制度的具体流程和相关规定并不是十分了解。因此，各级医院的门诊工作人员应对分级诊疗进行积极的宣传，宣传“基层首诊、双向转诊、急慢分治、上下联动”的核心理念。可通过各种研讨会对各医疗机构进行分级诊疗的宣传与学习；同时，亦可考虑将分级诊疗纳入医院的绩效考核之中，与国家对医院的补助等挂钩，从而使各医疗机构支持分级诊疗。居民作为分级诊疗的受益者，相关部门更应该通过各种新闻媒体、宣传栏等形式进行宣传，提高居民对分级诊疗的认识，使居民改变过去无序的就医习惯，促使分级诊疗真正得到就医群众的赞同和支持。正确宣传“基层首诊”内涵，“基层首诊”既有首诊之意，也含分诊之意，既有基层检验检查又有上级医院诊断确诊，既可以实现基层就诊，又能够获得远程会诊诊断。应正确理解基层首诊的内涵，避免行政强行干预，正确引导和疏导患者基层首诊；加强对医联体模式的宣传报道，让群众意识到首诊在医联体内的基层机构可以享受大医院的优质医疗服务。同时，在医联体内要制定和完善相应的鼓励措施，统一各级医疗机构收治标准、转诊规范和流程，采取居民与医联体签约形式，签约的居民将得到双向转诊、分级诊疗等带来的便利，确保双向转诊通道畅通。

转变患者就医观念。市场经济导向下，级别高的医院拥有更多的优质卫生资源，患者对基层医疗卫生机构服务能力缺少信任感、对医疗水平、医疗环境及医疗设备持怀疑态度。而医疗消费的无限趋高性使得患者在经济能力范围内，首选大医院就诊，出现“大小病都跑大医院”、三级医院“人满为患”、基层医院“门可罗雀”的不良局面。在习惯于自由就医的条件下，很难改为自愿到基层医疗机构首诊的方式。优质医疗资源被挤占，医务人员的精力浪费在本可以在基层医疗机构诊治的疾病上，不利于医院危急重症疾病的诊治，不利于新业务、新技术以及科研教学工作的开展，长此以往会影响医院医疗服务水平的提高。因此，为促进分级诊疗的进一步落实、基层首诊的真正实现，要帮助就诊者形成与时俱进的就医诊疗观念。门诊工作者可积极开展分级诊疗制度及相关政策的宣传教育，让群众了解不同医疗机构的服务功能，逐步养成小病到基层的意识和习惯。加强医学知识的普及工作，广泛宣传各级医院的功能定位、服务内容、服务项目等，树立起科学就医的理念，避免“盲目就医”“小题大做”的现象，建立起对基层医疗机构服务能力的信心。

三级医院与基层医院形成合力，优化双向转诊流程。各个医疗单位转诊流程并不统一，有些单位缺乏统一的转诊制度、转诊流程过于烦琐，都是阻碍双向转诊的因素。对医院和社区卫生服务机构而言，向下转诊和向上转诊均缺乏统一、可操作性强的标准，既没有明确的转诊、接诊流程和程序，也没有相应健全的管理制度，从而限制了双向转诊的发展。由于医生对转诊标准掌握不一致，出现不合理转诊问题，这既增加患者的经济负担，也给患者及其家属造成不便。针对上述问题，相关部门应建立规范、合理、细化的转诊流程，方便各级医疗单位执行，同时也方便患者的转诊就医；考虑设立双向转诊办公室，建立基于信息共享平台的双向转诊工作流程，做到转诊患者“四优先”，即优先预约、优先就诊、优先检查和优先入院。设立恰当的激励和约束等监督机制，努力变“被动转诊”为“主动转诊”，变“单向转诊”为真正的“双向转诊”。通过分级诊疗和医院之间的双向转诊，充分体现三级公立医院、基层医院所承担的不同职责，为患者提供不同层面的医疗服务，满足不同层面的就诊需求，有针对性地解决患者就医问题。通过信息化建设，实现患者信息共享，以简化“双向转诊”的沟通途径，使双向转诊机制能够高效、灵活地落地，构建上下串联的协调机制，让更多患者能够得到最合适的医疗保障。

门诊作为医院提供医疗服务的重要场所，是患者诊疗的首要环节，能第一时间反映出医院服务理念的总体思路。门诊管理部门要随着门诊功能的拓展和变化而赋予新职能，岗位责任制及技术操作规范要细化、具体化，将保证医疗质量作为根本出发点。此外，还应明确门诊质量管理目标，完善定期评价和考核制度，结合医院实际，融入患者满意度调查，挂钩医护人员绩效，充分调动医护人员工作积极性。与此同时，门诊管理者应注重由技术型到管理型的转变，并重视患者意见，建立健全意见反馈途径，针对患者咨询、建议、意见及投诉进行具体处理，落到实处。在进一步分级诊疗的制度下，各个医院的定位发生了变化，相应的医院门诊的职能和定位也应进行一定程度的延伸和转变，对于不同级别的医院，门诊的主要的角色定位也有所侧重，对于基层医院的门诊部门要做优质医疗质量的提供者；上级医院的门诊部门不仅要建设好自身，还要做基层医院的指导者、帮助者；各级医院门诊部门都应做分级诊疗政策的推进者。

2.3 对接国际，打造“亚洲医学中心城市”的门诊管理模式

建设亚洲医学中心城市是上海 20 世纪 90 年代中期的奋斗目标，并已连续写入之后三个“卫生五年规划”，2018 年 4 月，上海提出《“健康上海 2030”规划纲要》，新一轮医改方案也继续强化这个奋斗目标。上海建设亚洲医学中心城市应遵循辐射性、可及性和便捷性的主要原则，以国内最高、亚洲领先、世界一流为标尺，以医疗技术领先、医疗服务完备、医学人才集聚为主要内容，同时医疗产业发达、医疗保障制度健全、医疗保障水平较高、居民健康水平处于亚洲前列。

虽然上海的医疗技术、医学科研水平处于全国前列，但与全球城市医疗卫生服务体系相比，上海的医疗卫生事业发展现状仍有一定差距。按常住人口计算，2017 年上海每千人口医生数为 2.81 人、每千人口注册护士为 3.47 人。相比亚洲其他城市，上海每千人口医生数仅高于我国香港地区，但显著低于其他城市，要达到目前一流医疗城市平均水平，上海还需要增加近 1 万名医生。上海每千人口护士数也与东京、新加坡、大阪有较大差距。同时，政府医疗卫生投入不足，导致医疗资源总量不足。

随着人民群众生活水平的提高，医疗健康的需求越来越多样化、多层次和差异化，而商业健康保险的保障范围仍然较窄，居民商业医疗保险险种单一，以重大疾病保险为主。上海作为国际性大都市，外籍人员及来沪医疗旅游人员相对较多，而针对外籍人员的险种和定点医疗机构相对较少；外籍高端人士个性化的医疗保险需求难以满足。从保障范围方面来看，商业健康保险还缺乏疾病预防、康复护理、老年人长期护理等险种。

美国、日本、英国等一些发达国家急救反应时间为 4—8 分钟，目前上海 120 急救反应时间为 12—13 分钟，还存在很大差距。上海老年人口比例将继续快速上升，老年慢性病、恶性肿瘤、心脑血管意外等疾病人群数量也随之增长，群众日常急救服务需求快速增长。受到环境、交通等因素的影响，急救中心基础设施建设状况、院前医疗急救服务运行水平等存在城乡地区差异，院前医疗急救基础设施建设仍需进一步完善。

健康服务产业属于新兴产业。与发达国家相比，上海健康产业发展相对滞后，部分发达国家经济增长的主要动力来自医疗健康产业，美国、加拿大、日本等国家医疗健康

产业增加值在GDP(国内生产总值)中所占的比例均超过10%。然而上海健康服务产业增加值2017年为1563.4亿元，占上海GDP比重为5.2%。健康服务产业法律法规不健全，相关标准体系制定及完善比较滞后。

《上海市国民经济和社会发展第十四个五年规划和二〇三五年远景目标纲要》，指出要着力推进健康上海建设，科学把握常态化疫情新特征，树立"大卫生、大健康"理念，深化爱国卫生运动和健康促进，提高突发公共卫生事件应急处置能力，加快优质资源扩容和均衡布局，构建整合型、高品质卫生健康服务体系，全方位全周期保障人民健康，为整个医疗行业提供了指引。为打造"亚洲医学中心城市"的门诊管理模式，各级医院的门诊管理者可以考虑从以下几个方面实施管理，提高管理效率，提供优质医疗服务。

2.3.1 以"全民"为门诊服务人群，重点关注特殊群体

"全民健康"是建设健康中国的根本目的，是以提高人民健康水平为核心，进而实现全人群、全周期的健康。在此背景下门诊的职能发生了一定程度的改变，在"大卫生、大健康"理念的指导下，门诊工作的服务对象也应进一步扩大，从就诊的患病人群到全体人民。全体人民主要包括处在疾病状态下的就诊者，由于不良生活方式或其他因素处于亚健康状态下的人群，以及希望获得健康信息、有更高健康需求的健康人群，即是疾病状态、亚健康状态和健康状态人群的总和，这就要求门诊工作人员依据不同人群的需求提供不同层次的医疗服务：既要帮助患者摆脱疾病的困扰，恢复其健康状态；又要引导亚健康人群建立起良好健康的生活方式，实现完完全全、真真正正的健康；还要满足健康人群的高级健康需求、提供其所需要的健康信息，为保持和维护健康而助力。

此外，《"健康中国2030"规划纲要》指出，要坚持共建共享、全民健康，坚持政府主导，动员全社会参与，突出解决好妇女儿童、老年人、残疾人、流动人口、低收入人群等特殊人群的健康问题，同样对门诊服务者的启示在于，在促进全体人民健康的同时，还需要尤其关注特殊人群的健康状态，为特殊人群提供更加友善性、特异性、全面性的医疗服务，因为健康是全民的，一个都不能落下，重点人群应予以重点的呵护与服务，门诊应秉持"Hospital、Home、Hotel"的3H理念，将医院的关怀、家庭的温暖、酒店的舒适相结合并且运用到门诊的服务中，为就诊患者尤其是重点特殊人群打造人性化门诊服务体系，创造最舒心的就医体验，一切以患者为中心，充分考虑患者的就医便利性，将一站式

服务贯穿始终，提高患者就诊满意度。

2.3.2 以“健康”为门诊管理目标，多元手段促进健康

随着时代的发展，“大卫生、大健康”的健康理念已深入人心，这是新时代中国特色社会主义建设中的一种新型健康观，其内涵丰富。在这里，“大卫生”指全社会人人都要树立健康的观念，人人都关心自身健康，人人都参与卫生健康事业活动，人人都享有卫生健康的护佑，从而达到人人都健康的卫生目标，在预防、医疗一体化的基础上，推进全体人民的健康进程、提高全体人民的健康生活质量。“大健康”所指的范围广泛，不仅指人的身体健康，还包含影响“健康中国”建设的精神健康、环境健康等因素。习近平总书记倡导的“大卫生、大健康”新型“健康观”将以治病为中心转移到以防治结合为中心的人类健康轨道上来，全方位实现人民的“大健康”目标，进一步促进“健康中国”的建设。

这对门诊服务的启示在于，门诊的服务目标也应当从“治疗患者疾病”向“促进全民健康”转变，从“治已病”向“治未病”转变，即要坚持预防为主，构建绿色安全的健康环境，将疾病状态转向健康状态、将亚健康状态转向健康状态，对健康状态加以维持和促进。门诊服务在提供基本医疗服务、“治已病”的同时，还要积极地实现健康促进，宣传积极健康的生活方式，要从“合理膳食、适量运动、戒烟限酒、良好心态”这四大健康基石出发，结合国家卫生计生委提出“三减三健”的健康生活方式，制订一系列切实可行的宣传计划，使健康生活方式宣传工作落实到位，使“减油、减盐、减糖”观念深入人心；努力帮助人们实现“健康口腔、健康体重和健康骨骼”；开展内容和形式多元化的门诊健康教育，增强患者对疾病的认知；开展健康知识科普，培养文明卫生习惯；倡导自主自律健康生活，践行绿色环保生活理念，促进群众心理健康。

2.3.3 以“人本”为门诊管理理念，实施柔性门诊管理

《中庸》有语：“能尽人之性，则能尽物之性。”即管理者只有积极地管理众人，从而发挥众人的天赋，进而充分发挥万物的效能。可见，在管理过程中需先“尽人之性”而后“尽物之性”，充分将人调动起来之后才可以最大限度发挥物的作用，绝对不可以见物不见人。管理者若能够以被管理者为中心，合理利用人力资源，发挥管理的整体效能，在指导工作的时候充分体察被管理者的感受，了解被管理者的诉求，评估、分析员工的需

要，并制订相应的符合科学规律的计划，实现个性化培训与管理，充分发挥被管理者的主观能动性，给予其一定的自主发挥空间，在破除封闭、减轻双方压抑的同时，亦可以提高被管理者的工作积极性，培养丰富健康的人格与情感。

此外，要注意满足医务工作人员的需求，从多维度激励工作人员，提升其职业满足感。一方面是物质激励，另一方面是精神激励。物质激励方面，要注意公平、公正、公开，根据个人工作岗位的不同采取相应的薪资激励方案，充分考虑每位员工的工作性质，采取与之付出比例相对应的物质奖励，围绕人的因素所处的重要地位，实现人力资源管理中对人力的价值创造、价值评估以及价值分配；在精神激励方面，要注意帮助医务人员实现自我价值，因为他们有着“救死扶伤”的使命感，更注重自我价值和社会价值的实现。管理者要着重关注被管理者的精神需求和长期需求，努力做到物质激励和精神激励并进，短期激励和长期激励并举的激励方式，提高工作人员的工作满意度与职业认同感，培育共同的价值观，彰显人本理念。

2.3.4 加强多学科门诊建设，开启门诊运作新模式

对于三级甲等公立医院而言，在门诊发展思路中，多学科诊疗模式(Multidisciplinary Team, MDT)应始终是重点发展目标之一。MDT门诊主要接诊疾病涉及多学科的患者，以疾病或病情为核心，相关专业科室共同参加多学科会诊中心工作。该诊疗模式汇集各科优秀专家资源，充分发挥综合医疗优势，为区域医疗协作体的协作医院提供多学科、跨学科联合会诊协作，共同为患者提供优质的医疗服务。多学科门诊可以有效地培养整体的医学观，各学科通过协作，对患者做出更为准确的临床诊断，并提出合理化的检查及诊疗方案，实际上提高了医院的诊疗效率、提升了临床的整体医学思维水平。

门诊MDT诊疗模式应遵循“促进学科发展、完善临床路径、优化诊疗方案、满足患者需求”的原则，开展多种包括肺部小结节、胸腔疑难病、感染性疾病和多部位肿瘤等的MDT类型，且不同类型的MDT实施综合性管理措施以保证整合门诊的服务质量。针对MDT门诊开设实践中医生资质及到位率管控、患者病历集成与索引、MDT门诊质量监控、MDT门诊医生培养与成长等难题，可以考虑开发构建MDT门诊医生登录系统、360患者资料视图及门诊随访系统、多学科联合讨论投票评价系统、MDT门诊后台管理评价系统，充分利用信息化支撑MDT门诊优化运行，对完善MDT门诊的高效管

理进行积极探索。充分体现三级甲等综合性医院在疑难病、复杂病诊治方面的优势，同时加强医院间、学科间的交流合作，持续推动学科群的发展。

此外，在保证 MDT 质量的同时，门诊部还应通过患者调研、临床需求问询、临床医生沟通以及管理部门协调等多种综合性手段逐步扩大 MDT 受益人群，在发展和完善 MDT 制度的同时，尽可能体现为患者提供最优质的整合医疗资源。

2.3.5 "互联网＋健康"医疗服务模式，构建门诊管理新思路

互联网的蓬勃发展带来了医疗服务模式变革的新契机。而"互联网＋医疗"是以互联网为载体、以信息技术为手段，与传统医疗健康服务深度融合而形成的一种新型医疗健康服务业态的总称，"互联网＋医疗"是门诊管理的又一助力。我国政府于 2015 年发布的《全国医疗卫生服务体系规划纲要（2015—2020 年）》《关于积极推进"互联网＋"行动的指导意见》和《关于印发进一步改善医疗服务行动计划实施方案（2015—2017 年）的通知》（国卫办医发〔2015〕33 号）等有关要求，均提出要积极推动在线医疗服务的发展，推动惠及全民的健康信息服务和智慧医疗服务。

"互联网＋医疗"的兴起为大型公立医院门诊服务的发展创造了新政策与技术条件，大型公立医院要抓住机会，积极应用信息化技术，将互联网和医疗紧密结合起来。患者滞留医院时间长、预约缴费方式局限、就诊信息不畅通、专家号预约情况不均衡等是传统门诊服务流程中长期存在的问题，如何使有限的医疗资源更好地服务于患者，缩短患者等候时间，提高患者就诊效率，除了建立和完善质量管理体系外，就必须在管理及优化服务流程上充分利用信息化手段。以信息化建设为依托，以患者就医的过程为主线，以患者为中心进行流程改造，从诊前、诊中、诊后优化门诊服务流程，将"互联网＋"理念融入医疗服务全过程，打造指尖上的"移动智慧医院"。通过多元化服务途径改造，进一步提高医疗服务质量，同时运用信息化的手段规范医生诊疗行为，实行门诊电子处方、电子病历等管理。利用互联网技术不断优化医疗服务流程，为患者提供预约诊疗、移动支付、结果查询、信息推送等便捷服务。此外，可以通过互联网构建连续的评价反馈体系，以移动互联网为纽带，实行线上线下一体化管理模式以契合患者的需求，微信、支付宝、官网、APP、电话等多渠道患者反馈评价体系，每一个移动服务终端均搭载满意度测评系统，方便医院广泛获取患者反馈，以实现医疗服务质量持续改进，

及时为患者解决问题，避免矛盾激化，构建和谐医患关系。

加强数据信息的互联互通，运用移动互联网创新患者门诊服务体系，有助于缓解"看病难"问题，对改善患者就医体验具有重要意义。通过健全的"互联网＋医疗健康"的创新门诊服务模式和支撑体系，更加精准对接和满足群众多层次、多样化、个性化的健康需求，切实解决"三长一短"难题，提升门诊质量，降低患者就医成本，继续做到让患者少排队，少跑路，少担心，将"三长"变为"三少"。

2.3.6 "预防为先，管理为主"，探索门诊慢病管理新体系

随着老龄化社会的推进，患有慢性病的人群基数增大，慢性病的防治和管理日渐成为一个突出问题。医院和社区是慢病管理的两大"主战场"，而考虑到国内大医院患者过度集中、医院床位紧张、医疗资源有限，患者住院期间的慢病管理覆盖率偏低，在保持慢病管理工作的连续性方面，门诊的慢病管理发挥着越来越重要的作用。各级医疗机构门诊应积极适应慢性病患者健康需求和疾病模式的转变趋势，探索新型慢病管理模式，做好慢性病的早期筛查、风险监测、预警、综合干预以及管理的效果评估等，实现慢性病人群的综合管理。

慢性病的治疗和管理要坚持"预防为先、管理为主"的思路。现代医学诊治已由局部转向整体，由现患病转向前瞻性预防。慢性病的防治要坚持以预防为主，从注重疾病诊疗向以预防为主、防治结合转变，从偏重治疗向健康促进转变，从注重个体服务向家庭和群体服务转变，从专科服务向更加注重全科服务转变。做好慢性病早期的风险筛查工作，采用多元的宣传手段，如发放健康知识宣传手册、开展健康促进讲座、使用自媒体推送健康生活方式相关文章，等等。加大健康生活方式的宣传力度，将"预防疾病""促进健康"和"健康生活方式"紧密结合，在提供诊断、治疗疾病等基础医疗服务的同时，积极转变人民的思维方式，使广大就诊者意识到健康生活方式的重要意义，实现"治已病"向"治未病"过渡，将"治未病"作为慢病管理的第一步。

此外，门诊的慢病管理要转变思维，应朝着智能化、便捷化、精细化的方向发展，利用互联网、云计算、大数据等现代信息技术以优化管理流程，利用多学科联合会诊平台提高慢病管理效率，为患者提供优质、高效、特异性的服务。慢病患者多为老年人，常存在多种疾病共存的情况，而门诊诊治多为治疗单一疾病，这就使得医生在诊治的过程中

很难对患者所患疾病有一个整体的把控，或者不能提供最恰当的治疗方案，而患者辗转于各个科室之间，一方面降低了就医效率，另一方面造成了多病同治，治疗药物的服用主次分辨不清、重复用药的情况。因此，基于多学科协作诊疗的慢病管理可以系统地解决上述问题，从病因分析入手，利用全科和病因分析的角度确定治疗的主次问题，多专业共同确定最佳的治疗方式。而门诊慢病 MDT 开展的主要困境在于，需要将处在不同时间、地点的专科医生汇集至一处，而且因患者的病情复杂多样性需要邀请不同专业医生，通过移动互联技术构建的互动平台可以突破时间和空间的限制，促进医生、医患之间的交流。

2.3.7 门诊医疗资源下沉，助力构建整合型医疗服务体系

为贯彻落实市政府《关于本市"十四五"加快推进新城规划建设工作的实施意见》（沪府规〔2021〕2 号），上海卫生健康委员会制定的《关于加强新城医疗卫生资源规划配置的方案》中提到要完善医疗资源的空间布局和梯度配置，明确各级各类医疗卫生机构的数量、规模与结构，加快市级优质医疗资源向新城扩容下沉，适度超前配置医疗卫生资源，更好地满足居民健康需求，服务新城建设发展，根据不同新城功能定位和人口规划，加快补短板、增功能、提能级，注重资源集约共享，提高医疗卫生资源配置效率。

瑞金医院积极响应上海市委、市政府"5＋3＋1"项目的规划要求，在嘉定新区建成瑞金医院北院，将优质的医疗辐射到更广的区域，实现多院区的一体化管理，努力实现管理的条线结合，在保证新院区医疗水平和品牌效应的同时，避免了人力资源浪费，构建了统一的医院组织文化认同，取得了良好的运行效果。此外，在分级诊疗的政策指导下，瑞金—卢湾区域医疗联合体得以构建，对于纵向整合医疗资源，逐步引导患者分层、有序就医做出了积极探索，为全面实行分级诊疗积累经验，努力实现优质医疗资源的合理下沉，夯实基层医疗服务基础，优化配置医疗卫生资源，全面提升基层医疗机构的诊疗、康复等医疗功能的奋斗目标。瑞金医院门诊借助互联网平台，通过信息共享系统的构建、远程门诊等手段为基层医院提供远程会诊、远程培训、远程心电图诊断、远程影像诊断、远程病理诊断等服务，能协助基层医院完成诊疗，使基层患者能享受到三甲医院知名专家优质的诊疗资源，从而实现了"基层检查、上级诊断"的远程医疗服务有效模式。进而加强区域性医疗中心综合服务能力和标准化建设，强化新城常见病多发病诊

疗、急危重症抢救等功能，实现整合型医疗服务体系的构建与医疗卫生资源的扩容下沉，推动医疗卫生工作重心下移和城乡基本公共服务均等化，为群众提供安全有效、方便价廉的公共卫生和基本医疗服务，真正解决好基层群众看病难、看病贵的问题。

在新时代“大卫生、大健康”理念下，门诊以“全民”为服务对象，促进全人群、全周期、全方位的健康，做好特殊人群重点友善性服务；以“健康”为服务目标，满足群众不同层次的需求，推行绿色健康安全的生活方式；以“以人为本”为管理理念，管理过程中注意人性化关怀，激发被管理者的主观能动性；以加强多学科建设为手段，开启门诊运作的新模式；以“互联网＋”为载体，构建门诊管理新思路；积极推进分级诊疗，实现门诊医疗资源下沉，助力构建整合型医疗服务体系，切实践行“服务为人民”的宗旨。

第3章

“快应变”——构建动态化门诊运行管理机制

门诊是一个具有双重属性的组织，第一，门诊是医院重要的组成部分，提供专业医疗服务，具备技术属性；第二，门诊作为对外的窗口，与企业或者机关不同，必须广泛地为公众提供医疗卫生服务，具有公共场所的特性。基于这样双重的属性，要求门诊管理者必须有“快应变”的管理思维，“快”也是破解门诊运行管理难题的手段之一。“快响应”是有计划、有预期、有预警地掌握全局，对问题快速响应、快速解决。互联网技术所带来的第四次技术革命，让信息传递速度加快，社会运行效率快速提升。在这样高速发展的时代，必须要建立快速响应的动态管理机制。

动态管理是指企业在经营管理过程中，通过外部环境的预测、内部数据的分析，对经营策略、管理手段进行适时调整、对计划进行修改和补充的一种管理模式。其实施的内容主要包括：成立发现与解决问题的管理机构，以此为基础能够广泛地寻找问题，建立预警机制，能够制订问题提案的管理办法。

2021是“十四五”开局之年，我国正处于重要战略机遇期。“高质量发展”是我国发展建设的下一步重要目标。各行各业都要准确把握新发展阶段，深入贯彻新发展理念，加快构建新发展格局，推动高质量发展。卫生事业发展、各级医疗机构运行也要以“高质量发展”为目标。目前大型公立医院门诊量接近饱和，要从单纯追求规模扩张转向提高发展质量，进一步落实精细化管理，满足人民群众多层次、多样化的医疗服务需求。互联网信息技术的引入，既帮助门诊管理者更好地掌握门诊的运行情况，也对门诊管理者如何统筹协调门诊的资源、实行动态化管理提出了更高的要求。

这一章，我们从门诊的运行入手，指导门诊管理者运用科学的管理思路和手段，保证医疗机构门诊的高质量发展。

3.1 门诊是怎样运行的

3.1.1 医疗机构的运行

医疗机构运行是指在一定周期内围绕单位总体发展目标，合理利用各种生产资源要素（包括人员、设备、资金、材料、信息、时间等），有效组织、开展各类活动或服务的过程①。

根据2010年国家卫生计生委等五部委《关于公立医院改革试点的指导意见》的内容，医疗机构的运行应构建公益目标明确、布局合理、规模适当、结构优化、层次分明、功能完善、富有效率的公立医院服务体系，加强公立医院内部管理，促使公立医院切实履行公共服务职能，为群众提供安全、有效、方便、价廉的医疗卫生服务。

在当前时代背景下，坚持以人为本，以患者为中心，是医疗机构的经营和发展宗旨。

3.1.2 门诊运行及其特点

在医疗机构的运行中，门诊运行有着鲜明的特征。综合型公立医院的门诊是医疗服务的重要窗口，其服务质量直接关系到医院整体医疗服务质量，加强门诊服务质量管理，不但是国家医药卫生改革对医院医疗服务质量提出的客观要求，也是医院努力提升服务品质，不断增强核心竞争力，努力构建和谐医院的内在需求。

综合型公立医院门诊的运行有以下特点。

第一，门诊量大。根据中国卫生健康统计年鉴中各类医疗卫生机构医疗服务及床位利用情况的报表显示，2015年至2019年期间，综合医院诊疗人次数的平均增长率超过5%，诊疗人次占所有医疗机构人次数30%左右，是入院人数的17倍②。一些技术设备条件较好、交通比较便利的城市医院的门诊患者更为集中，一般省级综合医院的日门诊量均超过5000人次，有的甚至超过7000人次。这种门诊患者集中、高日均人次的现象，会为门诊带来各种难题。设置合理的门诊结构布局、窗口位置能为患者省去不必要的奔波和时间，不合理的设计可能会导致患者在多个科室之间来回奔波，造成患者不

① 曹阳. 国有企业经济运行管理体系的构建研究[J]. 中国商论，2021(01)：145—146.

② 国家卫生健康委员会. 中国卫生健康统计年鉴2020[M]. 北京：中国协和医科大学出版社，2020：119.

便，加大管理难度。医院要力求保证患者得到及时、有效、优质的诊疗服务，缓解门诊数量与质量的矛盾。医院领导要高度重视对门诊工作的管理和支持，合理安排好门诊工作人员，改善门诊工作条件，尤其要做好门诊高峰的分流工作，保证良好的诊疗秩序。

第二，流程环节较多。门诊是一个诊疗功能比较齐全的系统整体，是从患者挂号、候诊、就诊，到医院提供检诊、分诊、诊断、检验、检查、注射、治疗、取药等一连串的多个环节组成的流程。在这个流程中，任何一个环节的梗阻都可能造成门诊的严重拥挤，给患者带来不便，而且上述多个环节还涉及缴费手续，就要求医院领导能应用系统管理理论和方法，剖析门诊诊疗环节的过程、时间和特点，防止和克服“三长一短”现象（即挂号时间长、候诊时间长、检查处置取药时间长、诊察时间短），要做好门诊的导医服务，简化就诊手续，同时合理安排门诊科室布局，增添为民服务的各种辅助器材和服务项目，尤其是为行动不便的患者提供帮助，这是提高医院满意度和医疗质量的一个不可忽视的方面。

第三，诊疗时间短。门诊医生每天要接待大量的患者，尽管可以对各科门诊诊治患者的时间做出原则性要求以防止出现接诊时间过短的现象，但实际现状有时很难妥善解决数量与质量的矛盾，尤其在门诊患者数的高峰时段或高峰季节，矛盾比较突出；而且有些病情比较复杂的患者或症状并非典型时，医生难以保证对每一位患者做出准确诊疗观察和思考。也就是说，门诊医生对这些疑难患者即使花费的时间再多，甚至超过多个患者所要花费的时间，但对正确、全面、及时做出诊疗措施的目的来说，时间仍然是短暂的。

第四，医生变换多。医生变换比较频繁是门诊工作的重要特点，尽管医院力求使门诊医生相对稳定，但是门诊医生的流动变换是不可避免的，患者复诊时要求初诊医生诊疗常较困难，这样有时会影响对患者的仔细分析观察，有时甚至在医生交接过程中易出现医疗缺陷或医疗事故的隐患，易造成误诊、漏诊，从而不同程度地影响医疗质量。

第五，服务窗口多。门诊是由多个服务窗口组合而来，作为医疗服务提供的主力军，它是医院向患者提供医疗服务的前站，是衡量门诊服务与流程的标准，门诊窗口服务水平的提升对提高医院综合服务能力和水平具有重要意义。

第六，人群复杂、病种多。人群复杂、病种多是门诊工作的重点特征。所谓人群复杂是指患者来自社会各阶层，且有陪伴者，各种复杂的社会现象都可能在门诊发生；患者人群中有年老体弱者、婴幼儿和抵抗力较低的患者，患者和健康人的混杂；患者人群中有一般急慢性疾病、感染性疾病，也可能有传染病甚至烈性传染病掺杂在一起，容易造成患者和健康人之间的交叉感染，也可能造成患者的再度感染。因此，要求门诊管理部门能充分认清这一特点，认真做好门诊医疗安全工作，在设计和规划门诊区域、走道等环节充分考虑到这一特点，有效预防交叉感染。

第七，应急变化多。从总体来说，门诊的人数、病种、紧急程度是难以预测的，处于变动状态。例如，某传染病流行期就会集中大量传染患者，高温季节会多发中暑患者，冬季封冻路滑季节会多发骨折、跌伤、车祸患者，到骨科来求诊的患者就会比平时多。因此，要求医院门诊必须随时做好应急准备和具有临时调度的潜力和能力，以应急门诊的变化。

3.1.3 门诊运行的基本内容

门诊运行应围绕夯实“规划—目标—计划—预算—分析和预警—考核与评价—反思与迭代”的战略闭环管理系统[①]，梳理形成工作主线，聚焦目标制定与分解、跟踪与监控、分析与预警、考核与评估等关键节点，致力于统筹、管控与服务能力提升，促进战略规划落地，助推年度目标实现。

追求高效、便捷以及安全是门诊运行的客观要求。坚持患者为中心的门诊管理理念，能够结合时代发展需要，充分运用现代管理研究成果和高新技术手段，推动门诊管理机制的完善和创新，不断优化设置医院门诊下属部门和管理模式，从而为患者提供更加优质的服务，逐渐形成一种高效、便捷以及优质的门诊运行管理模式。

加强质量建设和服务创新是门诊运行中的具体管理方式。医院门诊管理活动开展中，应结合时代发展需求，不断加强质量建设和服务创新，将质量管理作为门诊管理的关键内容，促使门诊质量管理趋于规范化、标准化。医院门诊质量管理结合医疗工作特点，坚持以人为本的服务理念，强化服务质量，从而实现门诊管理的健康发展。

加强技术创新门诊运行的关键手段。在当前计算机技术和信息技术快速发展的背景下，数字网络化才是门诊管理未来的主要趋势，通过先进的信息技术开展管理行为，

---

① 曹阳. 国有企业经济运行管理体系的构建研究[J]. 中国商论，2021(01)：145—146.

提高门诊管理效率和管理质量，为门诊管理决策提供坚实的基础。只有这样，医院门诊管理才能健康发展，从而为医院长远生存和发展做出更大贡献。

3.1.4 医疗机构的管理机制

“机制”一词原指机器的构造原理和工作方式、机器内部各部分间的组合、传动的制约关系。18 世纪法国唯物主义哲学家朱里安·奥弗鲁·德·拉·梅特里所提出“人是机器”(L'homme-Machine)的观点流行以后，“机制”一词逐渐被借用到生物学和医学中，用以表示生物有机体各组织和器官的有机结合，产生特定功能的相互作用关系[①]。在探究某种生物的功能时，生物学和医学通常会分析它的机制，也就是要弄清生物的内在运行模式，也揭示该生物的各个组成部分之间的关系、整体结构和性能，以及该生物运作过程中所产生物理和化学的变化过程。

“机制”一词，现在已广泛应用于自然科学和社会科学的有关方面，如心理学、社会学、经济学、政治学等都借用“机制”，形成了心理机制、社会机制、经济机制、政治机制等，揭示事物运行的机制，是指从现象描绘事物深入到对事物本质的认识。机制是一个比较抽象的概念，是撇开了特殊的普遍。对特定系统的科学研究离不开对机制的探索，只有弄清楚系统内部要素之间的耦合关系与作用机理，发现可以控制的关键元素和环节，从而对整个系统进行干预，才能更好地利用事物运行的规律性来改进系统的运作。例如管理领域中存在的分配机制、防范机制、控制机制等。

现代社会各领域中，管理机制的概念广泛应用，苏联在 20 世纪最早把“机制”概念引入管理领域，由此揭开了对管理机制的研究浪潮。20 世纪 80 年代我国改革开放后，各种管理问题日渐突出，“管理机制”这一概念也得以在我国管理界逐步传播。

管理机制是机制运用到管理领域，指组织中各组成部分或各个管理环节相互作用合理制约，从而使系统整体健康发展的运行机制，可以使管理中的有形要素与无形要素按照其内在规律，在运行中彼此相互联系、相互结合形成特定功能并达到既定目标[②]。好的管理机制是医疗机构产出优质服务的驱动器，它能够有效地保护或降低医疗机构遭遇的风险和失误。

---

① 赖然. 服务企业的服务创新管理机制研究[D]. 东华大学，2014.

② 赖然. 服务企业的服务创新管理机制研究[D]. 东华大学，2014.

3.1.5 医疗机构管理机制的现状

我国公立医院是在计划经济体制下建立和发展起来的。从新中国成立到改革开放的30多年时间里，政府将包括基本医疗在内的所有医疗健康服务归类为社会福利事业，由政府承担全部的医疗保障责任，对医疗卫生事业统一规划、医疗预算财政全额投入。同时，按行政机构编制，在各级政府下成立相应级别的公立医院：在国有企业或集体企业内部成立公立性质的职工医院；在基层成立公益性质的卫生院、卫生室等。从而形成包括医疗、预防、保健等在内的完整的社会医疗保障网络，为全体百姓提供近乎免费的“公费医疗”和“劳保医疗”服务。

计划经济体制下的公立医院管理机制是我国完全照搬苏联医院建制而建立的，以行政命令管理为特征，管办合一、高度集中的管理机制。它的特点是：医院实行党委负责制，经费是财政全额拨款，医疗收费低，药品价格低，员工纳入行政编制；医院运行条件差；医疗的可及性高且有很强公益性，但效率低下、体制僵化。

20世纪80年代至90年代初期，是我国经济的转型期，由计划经济体制向市场经济体制转轨，这使得公立医院管理机制也发生了很大变化。这一时期主要是进行公立医院改革，而改革主要是仿效国企改革的经验，实行“放宽政策，简政放权”的政策。1985年被称为“医改元年”，国务院批准卫生部提出的推进公立医疗机构改革的新思路：鼓励多渠道办医；对医疗机构实行放权、让利、搞活，鼓励创收和自我发展；改革收费制度等。在这种思路下，改革虽然取得了一定成效，但是也产生了很多问题，导致了医疗行业“三补”现象泛滥，即“医疗亏损卖药补、卖药受控检验补、主业受困副业补”，高价处方、滥用机器检查及收红包等不良现象频现。

在当时“管办合一、政事不分、医药未分离”的管理机制下，卫生行政部门与医院之间是利益共同体，为此后公立医院公益性淡化，导致“看病难、看病贵”等问题的产生埋下了隐患。

20世纪90年代中后期至21世纪初，医改焦点是如何缓解财政压力和提高公立医院的管理效率。1997年，国务院颁布的《关于卫生改革与发展的决定》，明确指出医疗卫生事业是具有一定福利性的社会公益事业，确定了政府对医疗卫生筹资和管理的责任。2000年国家出台一系列文件提出对各类医院区别对待、分类管理，加大对医疗服务市场的整顿力度，规范医疗服务价格，降低药品价格等。然而由于这个阶段更加追求经济发展而忽视民生，公立医院管理机制的弊端并没有得到根本解决，反而加剧了民众的“看病难、看病贵”问题。

2006 年《中华人民共和国国民经济和社会发展第十一个五年规划纲要》明确提出了医疗卫生体制改革思路，即“政事分开、管办分开、医药分开、营利性与非营利性分开”的“四个分开”原则。2009 年新医改方案出台，方案中明确提出“从有利于强化公立医院公益性和政府有效监管出发，积极探索政事分开、管办分开的多种实现形式”。2010 年卫生部出台《关于公立医院改革试点的指导意见》，重申新医改方案有关公立医院改革的表述，坚定了公立医院坚持公益性的改革方向，并确定了公立医院“四个分开”作为改革的有效形式。2012 年国务院颁布的《“十二五”期间深化医药卫生体制改革规划暨实施方案》和随后的工作安排中提出：坚持公立医院公益性性质，按照“四个分开”的要求，加快建立现代医院管理制度。2016 年 8 月的全国卫生与健康大会上，习近平总书记更是将建立现代医院管理制度作为基本医疗卫生制度的 5 项重点任务之一，李克强总理也把其作为公立医院改革的目标模式；“十三五”还指出到 2020 年，要基本建立具有中国特色的权责清晰、管理科学、治理完善、运行高效、监督有力的现代医院管理制度，建立维护公益性、调动积极性、保障可持续的运行新机制和科学合理的补偿机制。在这种背景下，医院的管理机制以及运行模式均发生了较大改变，为快速响应医改的新方向，为打造门诊管理规范化、精细化、科学化，建立权责清晰、管理科学、治理完善、运行高效、监督有力的现代医院管理制度，迫切需要解决很多过去存在的影响和制约医院门诊发展的瓶颈问题。

3.1.6 门诊管理机制的问题与难点

目前在大型公立医院的门诊管理中仍然有三个较为突出的问题：

第一，卫生资源配置与患者需求的矛盾。人民医疗需求增大的同时，目前各大医院的医疗资源是严重不足的，且短期内得不到缓解。医院是体现社会公益性、解决基本医疗、缓解人民群众看病就医困难的主体，必须根据医院情况利用好自身资源，服务好每一位患者。

第二，缺乏准确的门诊定位。分级诊疗制度下一定程度地限制大型医院门诊规模的扩张，此外，门诊部属于职能科室，具有医疗行政与医疗技术的双重管理职能。它不但提供门诊患者诊治的场所，也负责门诊行政管理，协调护理、医技、医疗之间的关系，从而确保医疗服务工作的顺利进行。

第三，缺乏科学的质量管理评价体系。医护工作者的服务质量是医院的重要竞争力，医院如要得到良好的发展，就一定要拥有较强的质量意识，并把这种意识渗透到医护工作者平时工作的方方面面。门诊医疗质量评价大多存在难以量化和细化的不足，可以量化的只有经济指标、工作量等，但以上的评价体系却无法代表医疗活动、服务态度和服务质量形成的社会效益，并且不同专业也拥有较大的差异，随着医疗体制的逐步改革，无法满足现实的状况。这些问题都需要医院门诊的管理人员按照现代医学模式的特点，注重运行机制与管理体制的改革步伐，构建出全新的管理机制。随着经济社会的高速发展，人们对医疗需求的层次也在不断地提升，门诊管理者必须加快门诊运行管理机制的改革步伐，加强对就诊流程和环节的研究和管理，实施“一卡通”的流程控制和全程“一步到位”的高质量服务，不断简化门诊的就诊流程，努力打造门诊“品牌”服务、“星级”服务的效应。

3.1.7 医疗机构的组织结构

组织结构是组织的全体成员为实现组织目标，在管理工作中进行分工协作，在职务范围、责任、权利方面所形成的结构体系。组织结构是组织在职、责、权方面的动态结构体系，其本质是为实现组织战略目标而采取的一种分工协作体系。

中国大部分医疗机构仍沿用传统的组织结构，往往具有金字塔型的特点，强调纵向的控制以及坚持指挥链的原则。这种组织结构严格而稳定，有标准化的工作和规则条例，权力往往集中在最高层领导手中。典型的传统组织结构有直线型组织结构、职能型组织结构和事业部型组织结构。

直线型组织结构(Line Organization Structure)是上级领导者直接而全面地管理下属组织的一种组织形式，是最早使用也是最为简单的一种组织结构①。其特点是组织各级行政单位从上至下按垂直系统直线排序，各级领导执行全部职能，不另设职能机构。直线型组织结构的优点是设置机构简单、权责分明、信息传递便捷、决策迅速、便于统一指挥和集中管理。直线型组织结构的缺点是缺乏横向的协调关系，各层领导机构无专业分工，不利于提高专业管理水平，没有职能机构当领导的助手，当医疗机构规模扩大

---

① 厉伟，胡兴球，杨恺钧. 管理学[M]. 南京：南京大学出版社，2017：137.

后，领导者势必因经验、精力问题而难以进行有效管理。直线型组织结构适合于规模较小、比较简单的医疗机构或用于现场作业管理。

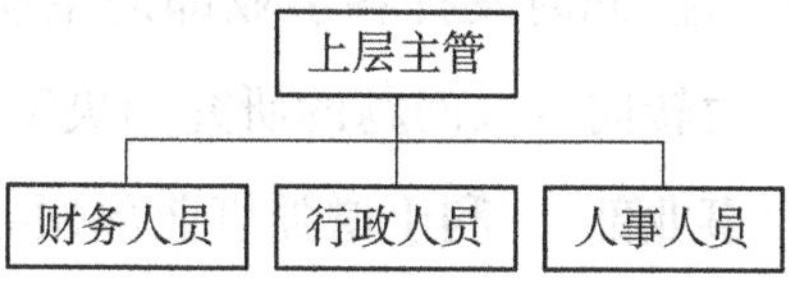

图 3－1 直线型组织结构

职能型组织结构(Functional Organization Structure)又称为分职型或分部型组织结构，它的主要特点是在各级行政领导者之下，按专业分工设置管理职能部门，各职能部门在其业务范围内有权向下级发布命令和下达指示，下级要同时听从领导者和上级职能部门的指挥。职能型组织结构的优点是充分发挥职能机构专业管理的作用和专业管理人员的专长，减轻了组织领导人的工作负担，同时由于各部门只负责一种类型的业务活动，有利于工作人员的培训和相互交流从而促进技术的进步。职能型组织结构的缺点是妨碍了统一指挥的原则，在组织内部容易形成多头领导，不利于明确划分各行政部门隶属关系和职能部门的权责，从而影响工作的正常运行，不便于行政组织间各部门的整体协作，组织常常因追求职能目标而忽视整体的最佳利益。职能型组织结构适合于那些提供单一服务的中小型或带有强烈专科特色的医疗机构，大型公立医院一般不单独采用职能型组织结构。

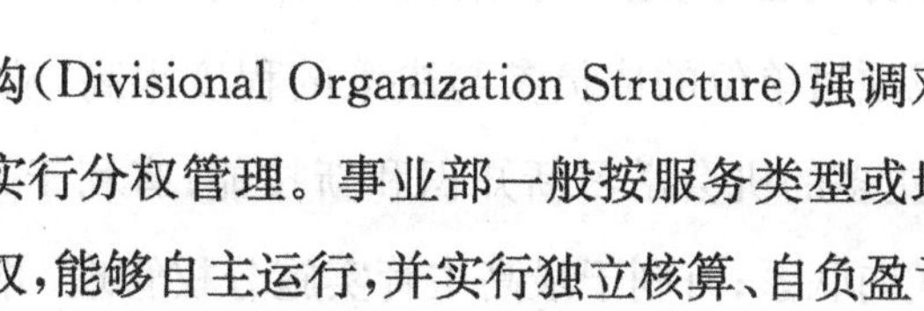

图 3－2 职能型组织结构

事业部型组织结构(Divisional Organization Structure)强调对具有独立市场、独立的责任和利益的部门实行分权管理。事业部一般按服务类型或地区划分，每一个事业部都拥有足够的自主权，能够自主运行，并实行独立核算、自负盈亏①。最高管理机构保

① 厉伟，胡兴球，杨恺钧. 管理学[M]. 南京：南京大学出版社，2017：137—138.

留投资决策、资金统一调度和监督检查等重要权限，并利用业务指标对事业部进行控制。事业部的领导则拥有本部门相对独立的运行管理权。事业部型组织结构的优点是保持医院管理的灵活性和适应性，同时发挥各事业部的主动性和积极性。最高管理层不被束缚于日常琐事，将注意力转向重大问题的研究和决策，但是决策权不完全集中于医院最高层，而是分授给各个事业部，有利于增强事业部领导人的责任感和锻炼培养管理人员。事业部型组织结构的缺点是由于允许事业部之间相互竞争，各事业部往往只重视本部门或本单位利益，影响相互的交流与协助；各事业部均设置相应的职能部门，势必造成管理层次和管理人员的增多，管理机构重叠，管理成本上升。事业部型组织结构适用于组织规模很大，服务类型很多，市场分布较广且变化较快的大型医疗机构。

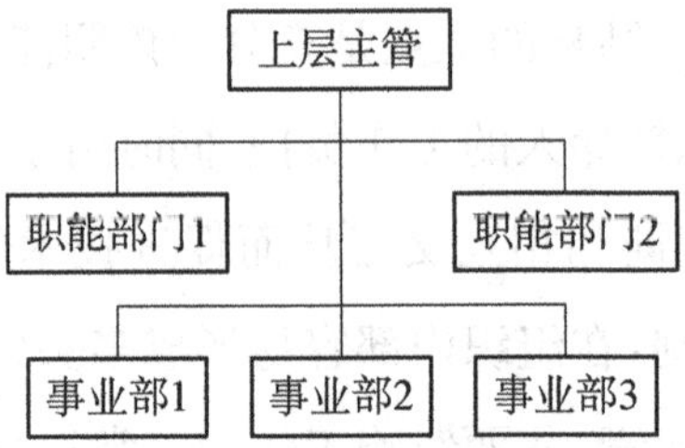

图 3-3　事业型组织结构

矩阵型组织结构(Matrix Organization Structure)是由按职能部门化建立的结构和按产品(或项目)部门化所建立的结构重合而成的一个双重结构。在这个矩阵组织中，每一个成员既隶属于纵向的职能单位，同时又隶属于一个或几个横向的产品单位或项目单位[①]。这也就是说，矩阵中的每一个成员要接受至少两个上级的指示，同时也必须至少向两个上级报告。矩阵组织一般适合于这样一些情境，如外界环境变化非常剧烈，组织需要处理的信息量非常巨大，分享组织资源的要求特别迫切等。矩阵组织结构的优点在于灵活应变的能力较强，这是因为横向的产品或项目单位可以根据需要随时设立、改编或撤销；产品或项目单位的成员参与决策的程度很高，从而有利于提高他们的积极性，同时他们也有更多的机会学习新知识和新技能；有利于人力资源的充分利用；有利于加强部门间的横向联系；有利于最高主管实施分权管理，并将注意力集中于重大

① 厉伟，胡兴球，杨恺钧. 管理学[M]. 南京：南京大学出版社，2017：138.

的战略性问题。这种结构的缺点主要有：由于实行纵向和横向的双向领导，职能主管和项目主管之间容易产生冲突和互相推诿，项目单位成员的职责不够明确等。

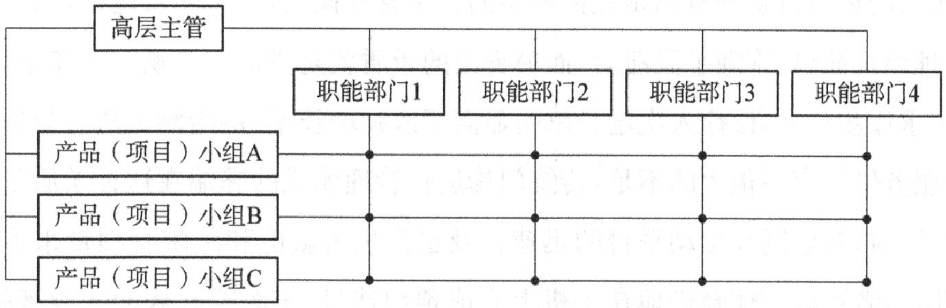

图 3-4 矩阵型组织结构

目前很多医疗机构仍然在沿用直线型、职能型等传统组织运行模式，这种冗长的组织链条和行政管理风格严重制约了医疗机构的创新能力发展，研究如何通过组织的运行模式改革促进组织创新能力的提升尤为迫切。

近年来，团队(Team)这种方式在全球范围内受到了越来越多的关注，正在日益成为一种普遍的组织形式。团队相当于永久性的项目小组，这是一种横向协调能力最强的组织手段。当某种活动涉及许多不同的部门且需要长期的紧密协作时，组织常常就会采用跨部门的团队形式。团队型结构(Team-based Structure)是指整个组织由工作小组或者工作团队构成并完成任务的一种组织结构。它可能是跨职能临时团队，也可能是永久性团队。团队结构的特点是强调整个团队的功能，成员间信息共享、协同配合、积极主动，知识与才能各有不同但能互相补充，既注重个体责任又注重共同责任，通常能创造出的价值远远高于个体成员绩效的总和。

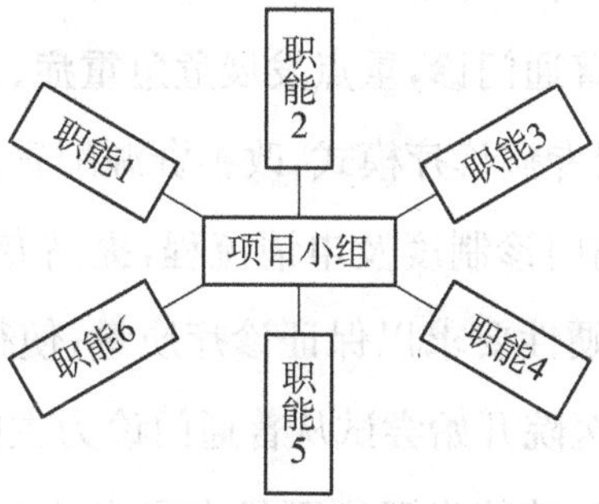

图 3-5 团队型结构

3.2 瑞金医院门诊运行管理机制

传统的门诊运行管理机制是凭借经验的直接管理模式，工作涉及范围广、人员流动性大、管理模式简单、管理手段滞后，而最突出的矛盾就是供需不平衡。近年来，我国医疗服务需求逐步加大，诊疗人次增长率明显高于医师增长率，供给侧无法有效满足需求侧，医疗服务供给存在很大的不足，传统门诊运行管理模式的弊端在这种矛盾下愈加明显。与此同时，互联网和移动平台的迅速普及也为患者就医和医院管理带来了翻天覆地的变化，患者可以便捷轻松地在手机上完成预约挂号，来医院看病的人越来越多，随之而来的是门诊管理的压力，如何在现代社会运行好门诊是每一个管理者面临的挑战。

3.2.1 瑞金医院门诊运行及其特点

瑞金医院是一所具有多院区的三级甲等综合性医院，经历了整整一个多世纪的沧桑和发展，百年来以所取得的成就为引领，以疑难危重疾病诊疗为己任，不断挑战技术禁区，积极开展高精尖诊疗技术，硬件设备达到国际先进水平，完善的学科设置和高水平的多学科诊疗，使门诊管理具备丰富多样的实践基础，雄厚的管理经验和研究实力为瑞金医院的门诊业务发展和门诊管理提供了坚实的支持与保障。瑞金医院（总院）年门诊量 330 余万人次，最高峰时期日均门诊量可超过 15 000 人次。门诊覆盖 45 个临床科室，500 余位专家开设专家门诊，300 余个专科专病门诊，52 个多学科诊疗门诊，得以实现在有限的时间内，妥善解决数量与质量的矛盾。

2007 年，瑞金医院门诊办公室初步制定了专病门诊的准入与退出制度，最近三年，又根据中共中央、国务院公布的《“健康中国 2030”规划纲要》“全面建立分级诊疗制度，引导三级公立医院逐步减少普通门诊，重点发展危急重症、疑难病症诊疗”的政策指导，逐步减少普通门诊，大力发展专病诊疗模式，改善资源配置、增强区域辐射、提升核心竞争力，同时先后三次调整专病门诊制度及申请流程，提高专病医师准入标准，对参与专病门诊的人员进行资质上的硬性要求以保证诊疗质量，使得专病门诊得到更加规范化的管理。从 2017 年起，瑞金医院开始尝试从普通门诊为主向专科专病为主的门诊就诊结构转型。合理的门诊结构与功能设置则可最大限度地发挥现有技术及人才的优势，方便患者就诊，提高门诊医疗质量，进一步扩大医院影响力。至 2020 年，我院专病门诊就诊人数占总人数之比超过 60%，专病门诊人数较 2017 年增长超过 200%，缩减普通门诊规模，主动引导简单配药患者下沉至基层医疗机构，在最大限度上优化利用有限的医疗资源。

瑞金医院门诊以“标准化”为手段，把复杂问题分解成可重复的细小问题予以解决，以“精细化”为杠杆，使成本核算和效益空间达到极点，努力建立完善方便、高效、优质、安全的门诊管理机制，将大力加强质量建设和服务创新作为门诊管理的核心，以实施数字化、网络化、人性化管理为主要手段，最终实现患者满意和综合效益双赢的局面。

瑞金医院门诊运行的主要特点是：

第一，严格执行依法执业。构建健全的门诊质量安全体系，监管门诊各项诊疗活动，持续改进，促进诊疗规范，建立科学高效的门诊质量管理。

第二，动态调配门诊医疗服务资源。结合精益管理思想与信息化技术，实施看板管理方案，即使看板和门诊流量运行实现可视化，实时监控，重点落实《门诊重点区域高峰时段患者处置应急预案》。

第三，优化门诊就诊结构。通过普通门诊为主到专病专科门诊为主的转型，以常见病、多发病、慢性病分级诊疗为突破口，充分发挥三级医疗机构在医疗卫生机构分工协作机制中的作用，主动引导简单配药患者下沉至基层医疗机构，提高医院核心竞争力。

第四，合理规划门诊布局。建设合理布局和流程优化的门诊，创造安全、优美、舒适、人性化的诊疗环境。

第五，依托数字化医院建设，逐步实现无纸化门诊。进一步简化诊疗手续，提高门诊工作效率，节省时间，提高工作的自动化、管理的科学化水平。

3.2.2 瑞金医院门诊的组织结构

瑞金医院实行的是多院区一体化管理的团队型结构，多院区医院是以资本或长期的经营管理权等为纽带建立起来的拥有两个或两个以上院区的医院。这样的医院大都有一个核心院区，由核心院区向其他院区输出品牌、人力、技术、管理等各类资源要素，发起并开展各类医疗服务活动，多个院区拥有同一个法定代表人、统一的管理。瑞金医院将瑞金总院、北部院区、肿瘤（质子）中心、远洋院区进行一体化管理，使跨职能部门的工作人员组成相对固定的团队，用来完成共同的任务，解决共同的问题，而不是以院区作区分。这可以看作是现有职能部门或者事业部的一种补充组织机构，可以用来提高横向的协作机制，为了完成单位交给的具体任务而贡献各自的技能，从而提高工作效率，又获得团队机构的灵活性。

现如今我国大部分医疗机构的门诊部虽定位为管理职能科室，承担着医疗技术和医疗行政的双重管理职能，但是由于门诊部处在医院的特殊位置，每天接触的人多事广，环节丛生琐事繁杂，门诊部的管理极容易陷入完全被动的状态。瑞金医院门诊部化被动为主动，由一个行政职能部门和六个直属部门组成。行政职能部门为门诊办公室，直属部门包括互联网门诊管理办公室、门诊便民服务中心、门诊多学科会诊中心、专家门诊、门诊挂号、门诊注射室/输液室。

管办分开是瑞金医院门诊部运行流畅的根本保证，专业化管理是管办分开后公立医院办医主体的方向与基本宗旨。门诊办公室作为统筹和协调门诊运行的职能部门，严格依法执业，不断优化机制、完善管理手段，指导监督门诊开展各项诊疗活动。通过实时监控、分析门诊运行的关键数据，持续改进门诊质量管理，制定门诊各项工作流程和管理制度，并对门诊出诊医师审核资质，同时进行教育培训。此外，门诊办公室多措并举，以投诉、信访、患者建议为基础改进流程，以提高患者获得感为目标改进服务，以信息化提高效率，以环境美化、布局调整优化感受，总体提升患者对门诊服务的满意度，持续打造人性化门诊服务。门诊办公室还会定期举办健康教育授课和义诊活动，积极体现市级公立医院社会公益性。健全门诊风险管理系统，维护合理就诊秩序，加强行风建设。总而言之，门诊办公室作为门诊运行的决策者、监督者、激励者和约束者，而六个直属部门则作为门诊基本运行的执行者。事实上，这样才能获取最大的效率和效益。

3.3 如何监控门诊的运行

3.3.1 监控门诊运行

监控门诊运行是指监管主体为保证医疗服务的公平性、安全性、有效性和经济性而对医疗服务质量进行的过程监管①。健全的门诊服务质量监控体系，是促进门诊服务质

① 刘兰秋.试论我国现代化医疗服务监管制度的构建[J].中国医院，2013，17(11)：15—17.

量稳步提高的重要手段。

3.3.2 监控门诊运行现状及问题

我国门诊运行仍存在监控制度缺位，运行监控存在随意性的问题。目前，我国医疗服务监控法律法规虽已见雏形，但尚未建立起完善的医院监控体系，有关规章制度等急需完善。部门规章以业务规范指导居多，对机构运行目的进行规定的规章制度较少，导致监控目标难以确定，甚至出现监控目标自相矛盾、任意更改等情况，医疗服务监控失效。

医疗机构的门诊服务监控存在“重运动式监控、轻制度型监控”的倾向，常常通过对医疗服务行为开展不定期的检查、评比活动，或开展专项清理整顿活动等来替代监控。尽管这种运动式监控在提高医疗质量、确保医疗安全方面也具有一定积极作用并收到了一定成效，但具有不能全面、持续、实时监测医疗服务质量的固有弊端，必须加强医疗服务监控长效机制的建设，通过监控将规范、合法地实施医疗服务行为内化为医疗服务提供者的惯性行为。

门诊医疗服务监控主体不健全。门诊医疗服务监控中，行政职能部门基本是主要的、主导的甚至是唯一有效的监控主体，行政职能部门既管立法，又管执法，既立规矩，又管执行，人手不足，力量薄弱。建设一支专业水平较高的医疗服务监控队伍是对门诊进行属地化行业管理，切实保证医疗服务监控成效的重要前提。

3.3.3 瑞金医院监控门诊运行的具体措施

看板管理是管理可视化的一种表现形式，对项目进行透明化管理的工具，通过标识、图表、电子屏等形式把现场状况简洁、高效地揭示出来，是工业领域中精益管理重要的途径和方法。如今，看板也被运用在医疗服务领域，依托信息化平台建立门诊后台管理监控系统，实时观察挂号量、各科室已接诊患者数、候诊患者数、平均等待时间，根据实时数据进行精细化干预，对人流密集的楼层派出门诊办公室工作人员和保安维持秩序，对候诊患者较多的科室到现场观察指导，及时协调科室派遣支援医师。实时掌握门诊预约、支付、患者构成比等信息，评估各项服务措施的作用。根据后台管理监控数据，可有针对性地与科室主任沟通，调整门诊专科安排、诊室安排、医师安排，提高效率，减少患者等待。

看板管理分为四种：

第一，日报看板。也就是对医院一天工作的总结，通过实时查看门诊各诊区的运行情况，准确把握门诊动态，以做到对门诊各项业务的合理的监督和管理。主要包括门诊总人次、各专科门诊人次、突发事件、投诉接待的事件、未解决的事件、出现警情的具体事件等。

第二，周报看板。主要是一周门诊的重点工作的汇总，包含门诊人次、门诊收入等门诊主要业务数据，各项目工作进展、多院区运行情况、新冠疫情防控等。

第三，月报看板。门诊的业务数据包含门诊人次、收入；医疗质量包括专家出诊情况、处方点评、门诊输液质量等；门诊服务质量包含对门诊预约率、患者满意度、投诉信访、不良事件等内容进行分析汇总。

第四，季度、年度看板。除了分析门诊业务数据的年度趋势外，还会增加质控分析结果。

关键指标的可视化是看板管理的重要组成部分，可视化看板能够高效、快速地传达信息，引导管理者做出正确的决策。将实时信息集中体现，便于管理者查看相关数据，发现“瓶颈”，及时反馈和改善，起到直观的管理效应。看板管理与内在管理手段相结合，能够更好地实现管理目标，进一步发挥评价指标的激励和导向作用。

瑞金医院门诊办公室作为主管部门，对门诊就诊流量进行实时监控，并制定《门诊重点区域高峰时段患者处置应急预案》，按照预案执行合理调配门诊服务资源，高峰时间增加窗口、医师，加强安保管理等手段保障。同时，门诊办公室压实门诊各区域属地责任制，区域负责人对相关区域的人流、事件进行实时现场监控。门诊办公室工作人员包干门诊各区域，定期对所有门诊区域的人员、环境、服务进行监管，巡查各科室医师到岗时间、服务窗口工作时间和门诊医疗环境卫生等，及时发现区域内的安全隐患，杜绝不良事件的发生。同时，建立不良事件报告制度和平台，可根据《瑞金医院门诊部医疗不良事件报告制度》《门诊医患沟通不良事件预警处理实施细则》《瑞金医院门诊部安全不良事件报告制度及流程》，在协同办公平台不良事件报告模块中，将相关情况填写上报。医院不良事件报告系统收集来自医生、护士、行政、后勤等一线医务人员、工作人员的有关报告，进行原因分析，门诊办公室向相关科室发出安全警示和整改意见，改善组织系统与工作流程，防范类似事件再发生，有效避免医疗差错与纠纷。通过医院不良事件的报告，增强了医院识别、处理安全隐患的能力，改进了医疗服务质量，保障了医疗安全。每年门诊办公室常规组织开展各类突发事件应急预案的培训和演练，包括医生、护士、医技、行政、后勤、保安、物业、文员等全员参与，做到预案与流程掌握率100%。不良事件报告体系的建立，大大增强了门诊突发事件的处置能力，有效提升了医疗质量。

根据监控结果系统地、动态地调控门诊服务资源。疫情期间，门诊办公室根据开诊日各临床科室预约号源及总体号源情况设定门诊量具体调控方案，对各临床科室门诊量及门诊医师配备进行动态调控，实行一科一方案、一天一方案。同时，与各临床科室主任保持密切联系，随时回应临床科室提出的需求及建议，既减少了门诊患者聚集，也逐步恢复了门诊服务能力。

3.4 门诊的绩效管理

3.4.1 绩效管理相关概念

绩效是一个组织或个人在一定时期内的投入产出情况，投入指的是人力、物力、时间等物质资源，或个人的情感、情绪等精神资源，产出指的是工作任务在数量、质量及效率方面的完成情况。而门诊的绩效反映在门诊的经济收入、医疗质量、患者满意、社会效益等方方面面。

绩效管理，是各级管理者和被考核对象为了达到组织目标共同参与的绩效计划制订、绩效辅导沟通、绩效考核评价、绩效结果应用、绩效目标提升的持续循环过程，绩效管理的目的是持续提升个人、部门和组织的绩效。对公立医院的绩效管理主要包括以下五个环节：绩效目标、绩效监测、绩效考核、绩效反馈、绩效奖惩。其中绩效考核是绩效管理中一个重要的环节，是指考核主体对照工作目标和绩效标准，采用科学的考核方式，评定被考核对象的工作任务完成情况、工作职责履行程度和发展情况，并且将评定结果反馈给被考核对象的过程。绩效考核在绩效管理中起到承上启下的作用，既使得绩效目标具象化，有了一把统一的尺子去评价，又通过这把尺子去推动被考核对象改进优化、优胜劣汰。常见绩效考核方法包括 MBO 目标管理法、BSC 平衡计分卡、KPI 关键指标法及 360 度考核等。绩效考核是一项系统工程。绩效考核是绩效管理过程中的一种手段。

3.4.2 绩效考核评价方法

目标管理(Management by objective，MBO) 目标管理导向的绩效管理，就是通过对实现医院目标的关键性指标的选择，将考评过程与管理过程相统一，在对关键环节实施管理和控制的基础上，利用绩效管理机制充分调动医务人员的积极性和创造力，激发组织的经营活力，从而实现组织内管理和经营的统一。目标管理是一种参与式的、民主的、自我控制的管理制度。目标管理的重点是要将目标层层分解，形成目标锁链和目标体系，在计划执行过程中，对关键环节加强控制和指导，随时发现问题并加以纠正，以保证目标的实现。在制定目标上要遵循 SMART 原则：

S：Specific——具体

M：Measurable——可衡量

A：Attainable——可达到

R：Relevant——相关性(与战略目标、部门任务及职位职责相联系)

T：Time-based——有明确的时间要求

目标表示最后结果，而总目标需要由子目标来支持。这样，组织总目标及其更深层次的子目标就形成了一个目标网络。作为任务分配、自我管理、业绩考核、奖惩实施的目标具有层次性、网络性、多样性、可考核性、可实现性、富有挑战性、伴随信息反馈性等特征。

平衡记分卡(Balanced Score Card，BSC) 平衡记分卡诞生于1990年，是美国诺兰诺顿研究所(Nolan Norton Institute)的一个课题的研究结果[1]。该课题是通过调查分析来探索“衡量组织的未来绩效”，得出的结论通过整理汇总为评价公司经营成绩的财务指标和非财务指标体系，同样在政府行政事业单位、公共组织单位和非营利的单位或组织等管理和绩效分配应用中取得了巨大成功。

按照平衡计分卡方法的原理将计算对象分为财务和客户两部分。财务相当于医院奖金绩效分配，客户是指受此方法管理的所有职工。然后根据业务指标将职工资金额

---

① Rausch，P，Sheta，A，Ayesh，A. *Business Intelligence and Performance Management：Theory，Systems，and Industrial Applications* [M]. Springer Verlag U. K.，2013.

按照大小顺序划分为类别。每一个类别可获得相应配比的奖金金额。平衡计分法是在强调绩效考评系统对医院战略发展目标的影响，并因此提出的一整系列具体实施方案和测评项目系统。其中包括四个研究目标，即财务情况和服务对象，以及单位内部资金链运作和发展过程中的产业技术革新。应用平衡记分卡法(BSC)来制定合理的考评项目和指标体系，是将医院的发展目标量化，精细到各项数据等级，逐层分级，将一个虚拟的目标转化成可以计算可以比较可以统计的实际数值，其中医院运行中的内在指标包括门诊量、住院人次、平均住院天数、手术量、硕导所占比例、博导所占比例、各类优秀人才等各类数量化统计指标。

关键绩效指标(Key Performance Indicator，KPI) 关键绩效指标是直接将医院发展目标设定为考核关键指标[①]。薪资分配主要集中在对医院和各个临床科室发展目标的完成的数量和质量上。将发展目标这一战略性项目和医院发展管理中的常态化制度相结合，起到不断增加医院发展的核心竞争力和保障医院持续收益可持续发展的可能性，使绩效管理测评系统成为鼓励职工积极性和对工作热情的方法，并对职工工作状态和工作质量产生约束性监督作用，实施起来简单易懂。现在医疗卫生领域，只有一小部分国有公立医院参考关键指标法对医院进行管理。大部分医疗卫生机构还是选择平衡计分法作为主要理论依据制定相关的绩效奖金分配管理制度。应用关键绩效指标法(KPI)的主要前提是，在设计具体考评项目之前，要先明确医院的具体发展目标和各个临床及职能处室的目标数据。这是医院的发展目标，也是绩效管理体系的项目重点。由此形成医院级、科室级、亚专业组级及各岗位需要的核算指标项目，例如，可以按如下区分六类 KPI 指标：工作效率重点指标、医疗质量指标、服务质量指标、经济效益指标、患者承担指标、科技创新指标。制定考核指标时应遵循具体、可衡量、切合实际、可达到的原则，同时应遵循科学性及导向性、可比性与可操作性相结合、定量与定性相结合的指标确定原则。

绩效指标分解法 顾名思义是一种将指标项目逐项统计分析的过程和方法[②]，绩效

---

① Rausch，P，Sheta，A，Ayesh，A. *Business Intelligence and Performance Management*：*Theory*，*Systems*，*and Industrial Applications* [M]. Springer Verlag U. K.，2013.

② Rausch，P，Sheta，A，Ayesh，A. *Business Intelligence and Performance Management*：*Theory*，*Systems*，*and Industrial Applications* [M]. Springer Verlag U. K.，2013.

指标分析法既可以与医院发展目标相结合，又可以细化指标项目进行数据统计。其具有三个重要维度：医院发展指标、管理架构指标和岗位职能专业指标。还可以通过医院、科室和个人三个研究对象对项目进行打分，客观评价绩效结果。如，医院经济收益增长的方法包括降低医疗成本、提升患者对医疗服务的满意程度、医务工作者的工作技能和培训结果等；科室发展评价项目有降低医院平均救治成本，强化技能水平和人才培养；个人项目指标有手术量、患者数量、死亡率、手术成本和患者的投诉及表扬数量等。不同调查对象又有多个维度的项目评测级别，几乎涵盖了全部医院数据项目。指标项目完整、具体、有意义、方法简单、有信息反馈、可进行民主评估。

360 度绩效评估法 也就是多对象多视角考察或多个监督反馈机构评分，诞生于20 世纪 80 年代。该考核法包括上级对下级检查、下级对上级监督、同级别相互比较，从各个方面对被测评人员进行全面考察评价，通过多方面搜集有关信息评价、做出综合评估、得到考核结果①，360 度绩效考评主要功能是个体职业发展评价和绩效管理。此类方法取得的信息较全面，综合评估得出的结果更趋近于客观事实，操作方式较为简单。但是在执行过程中定性成分多、定量成分少，容易出现"老好人"这类中国特色主观评价问题。同时，在实际操作过程中为保证工作的落实、避免疏漏需要统计很多方面指标，工作量较大。但是概括来讲我们通过 360 度绩效考核反馈法可以收集不同层面相关资料，它是一种多方向、三维式的评价方法，不同的评价对象从不同的方面对同一个考核项目进行测评，使管理层获得的信息更全面、更准确，从而有利于调动领导层工作积极性，使工作有明确的目标和职责、开拓性和前瞻性。通过 360 度绩效评估法可以全面系统地评价护理工作绩效项目结果。护理工作在医院管理测评中一直难度较大，主要是由于护理工作涉及方面、种类较多，护理水平评价比较主观。而 360 度绩效评估法正好适应护理工作的管理与评价，通过全面搜集护理工作各方面的情况，将主观工作进行客观标准化、数量化。每一测评题目最终结果相加得到完整的护理绩效管理考评体系结果。

医院质量改进的绩效评价工具(Performance Assessment Tool for Quality Improvement in Hospitals, PATH) 由世界卫生组织欧洲区办公室在 2003 年提出，目的是支持医院进行绩效评价，质疑现有结果并将结果转化为改善的行动。通过提供医院绩效评价

---

① Rausch, P, Sheta, A, Ayesh, A. *Business Intelligence and Performance Management: Theory, Systems, and Industrial Applications* [M]. Springer Verlag U.K., 2013.

的工具和促进参加项目的医院之间的相互支持合作，激励医院进行绩效评价，对评价结果进行分析，并做出改进行动，进一步提高医院质量。绩效评价是一种质量管理工具，是医院管理者用来评价和改进医疗服务质量的工具。世界卫生组织的战略导向包括在六个相互关联的维度内：临床效果、安全性、患者为中心、反应性管理、以员工为导向和效率。它倡导的是一种多维度的绩效评价方法，所有的维度相互依赖并同时得到评价。这种多维度的评价方法构成了 PATH 框架下医院绩效定义的基础。

表 3-1 PATH 评价框架下医院绩效的维度和子维度①

维度	定义	子维度
临床效果	符合当前的知识水平，有能力提供临床保健和服务，为了患者的最佳获益从而达到预想的结果	医疗过程的一致性、医疗过程的结果、医疗的适当性
效率	医院投入达到最大的产出，考虑到其可获得的资源	服务的适当性，与保健产出相关的投入，使用可获得的技术，提供最好的服务
以员工为导向	医院员工有能力提供要求的保健服务，有机会得到持续的学习和训练，在能获得学习的环境中，同时对自己的工作满意	工作环境、个人需要的识别和展望、健康促进活动、行为上的反应性和健康状况
反应性管理	对社区需要的反应，确保保健的可持续性和协调性，促进健康	系统/社区的整合，以公共卫生为导向
安全性	在一个医院中有合适的组织结构，使用可测量危害和风险的医疗保健提供过程，预防和降低对患者、医疗保健服务提供者和环境的危害与风险，同时可以更新观念	患者安全、员工安全、环境安全
患者为中心	提供医疗保健服务以患者为中心，要关注患者及其家庭的需要、期望、自主性、社会支持、沟通、保密性、尊严、选择性，及时准确服务	以患者为导向、尊重患者

3.4.3 公立医院绩效考核指标

2019 年 1 月 30 日国务院办公厅印发的《国务院办公厅关于加强三级公立医院绩效考核工作的意见》(国办发〔2019〕4 号)，明确了我国公立医院绩效考核的基本原则：坚持公益性导向，以满足人民群众健康需求为出发点和立足点，引导三级公立医院进一步落实功能定位，完善医务人员激励机制，提高医疗服务质量和效率。现代医院管理制度

① 鄂琼，陈英耀. 世界卫生组织欧洲办事处医院绩效评价框架简介及对我国的借鉴意义[J]. 中国卫生质量管理，2006，13(4)：86—88，78. DOI：10.3969/j.issn.1006-7515.2006.04.033.

的出台，意味着公立医院改革和发展的顶层设计基本完成。随即在2019年，全国启动三级公立医院绩效考核工作，绩效考核指标体系、标准化支撑体系、国家级和省级绩效考核信息系统初步建立，探索建立绩效考核结果运用机制。到2020年，基本建立较为完善的三级公立医院绩效考核体系，三级公立医院功能定位进一步落实，内部管理更加规范，医疗服务整体效率有效提升，分级诊疗制度更加完善。这套指标体系的重要意义在于，不仅对公立医院建设提出了明确的导向，要求公立医院建立与其功能定位相符的管理制度和医疗服务能力，同时，也对公立医院要做什么提出了非常具体的要求，为全国公立医院提供了一个标准，使其知道自己的位置和差距，为下一步建设提供了积极有益的参考，知道该从何处发力。

根据《国务院办公厅关于加强三级公立医院绩效考核工作的意见》，整个绩效考核体系以公立医院公益性为导向，包含4个一级指标，14个二级指标、55个三级指标（定量50个，定性5个）。包括：医疗质量指标部分（24个），运行效率指标部分（19个），持续发展指标部分（9个），满意度评价指标部分（3个）。公立医院绩效考核建立了以公立医院为主体的业务流程、财务运行、患者满意度、发展与成长的平衡积分卡四个维度的考核体系，推动公立医院加强运行管理，践行价值医疗理念，提高医疗质量和医疗服务能力。

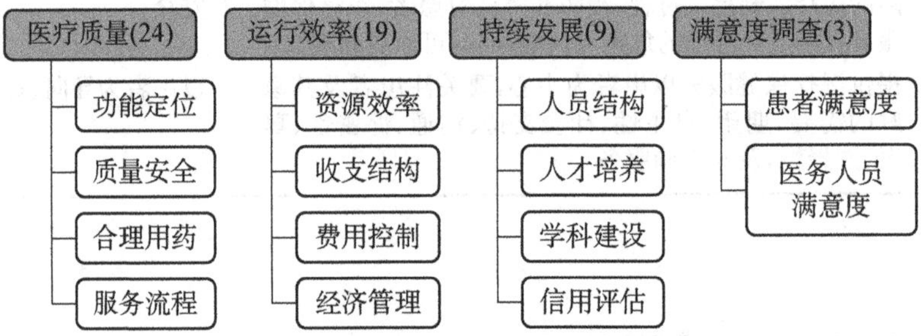

图3-6 公立医院绩效考核指标

3.4.4 院科两级绩效考核指标体系[①]

2012年，根据国家和本市公立医院改革试点的统一部署，按照上海市关于市级医院

① 陈建平，郭永瑾，高解春，等.上海市级医院内部绩效考核与分配制度——上海市级医院内部绩效考核和分配制度的实践与探索[J].中国医院，2015(9)：1—3.

绩效工资改革与公立医院改革同步推进的要求，结合上海市级医院转型发展的自身需求，上海申康医院发展中心发布《关于市级医院深化内部绩效考核和分配制度改革的指导意见(试行)》，开启上海市市级医院内部绩效和分配制度改革。其核心要求是实行“两切断、一转变、八要素”。“两切断”是指切断科室经济收入指标与医务人员考核之间直接挂钩关系、切断科室经济收入与医务人员收入分配之间直接挂钩关系。“一转变”是指转变以科室收减支结余分配模式。“八要素”是指医务人员绩效考核与经济指标脱钩，与患者满意、岗位工作量、服务质量、病种难易度、临床科研产出和教学质量、成本控制、医药费用控制、医德医风等“八要素”挂钩，多劳多得，优绩优酬。

第一，市级医院全部建立了以“八要素”为核心的全新内部绩效考核指标体系。市级医院积极借鉴国内外先进管理经验，综合运用关键指标法、目标管理法和平衡计分卡等多种方法，结合医院实际，建立了体现医院特色、学科特征和岗位特点的考核指标体系。医务人员绩效考核与经济指标脱钩，与患者满意、岗位工作量、服务质量、病种难易度、临床科研产出和教学质量、成本控制、医药费用控制、医德医风等“八要素”挂钩，加强了对公益和内涵的考核引导。

第二，市级医院全面推行了不同岗位、不同职级医务人员的分类考核。各医院根据不同岗位责任、种类与特点，开展绩效考核，考核均已覆盖临床、护理、医技等医务人员。临床医疗岗位考核突出临床服务能力的要求，岗位工作量、工作质量、医疗安全、患者满意等指标在考核体系中的权重；护理岗位考核强化护理部的垂直管理，加大院内护理人力资源的统一管理和调配力度；医技岗位考核探索采用工作量点数法，打破医疗服务项目价格桎梏，使医技人员的收入分配与其所在岗位的劳动价值直接挂钩。此外，部分医院还探索科研教学专职人员和行政管理人员的绩效考核，以岗定薪、以考定酬。

第三，市级医院普遍实施了院科两级考核、两级分配，强化了科主任管理和考核。医院在院科两级管理的基础上，根据“八要素”考核要求，按照各级各类人员的考核结果，将可分配总额按月核算到科室，科室再考核分配到具体医务人员。为强化改革导向，有17家医院对科室内部二次分配也进行了规范，确保二次分配强化新分配模式的激励引导作用。医院中层干部及以上人员，由医院班子组织考核。三分之二的市级医院中，科主任由院部直接考核和分配，不在科内二次分配。少数医院还细分考核单元，探索主诊医生组等关键岗位考核，促进绩效提升。

第四，市级医院彻底破除了以收支结余为基数的分配模式，建立了与新的内部绩效考核体系相配套的分配制度。各医院积极探索有效激励、灵活多样的分配方式，各类人员的收入分配以绩效为基础、以考核为依据，根据不同岗位特点，充分体现工作要素、技术要素、管理要素、责任要素等按贡献度参与分配。同时，理顺医院内不同类别人员之间的内部分配关系，体现不同人员之间结构合理。收入分配从原来模式下的“多收多得”，转向新分配模式下的多劳多得、优绩优酬，重点向临床一线倾斜，向关键岗位、业务骨干和疑难重症诊治等员工倾斜。同时，新分配方案兼顾公平和效率，体现同类人员中限高托低，充分发挥绩效分配的激励导向作用。

第五，市级医院内部绩效考核与分配制度改革已经实现了“两切断、一转变”，医务人员的收入分配初步做到了“八个不一样”。改革后，市级医院的科室和医务人员个人的考核指标与药品收入、检验检查收入、耗材收入等经济指标完全脱钩，医务人员收入分配与科室经济收入指标脱钩，收入分配基数与科室收支结余脱钩，内部运行机制正在逐步转变。市级医院的医务人员收入分配努力体现“八个不一样”，即患者满意不满意不一样，工作量做多做少不一样，岗位工作做难做易不一样，医疗质量高低不一样，成本节约浪费不一样，患者医疗费用控制合理不合理不一样，在临床工作的同时做不做临床科研和教学工作不一样，医德医风优良与否不一样。

3.4.5 瑞金医院门诊绩效考核指标

瑞金医院门诊绩效考核体系的架构包括扣分项目和加分项目两大部分。扣分项目是指按照规章制度应完成而未完成，应该予以扣罚的项目，包括常规工作、医疗数量、医疗质量、服务质量四个方面；加分项目是指某阶段门诊重点推进、需要科室大力配合的主要工作，瑞金医院目前阶段的加分项目为多学科会诊数量。

常规工作指标是指按门诊规章制度，出诊医师应该参加的培训、会议、提交的表单，包括门诊医生初次出门诊前必须参加门诊办公室组织的上岗前培训并考核合格、科室每月应按时提交下月的门诊医生排班表并按排班表准时出诊、科室门诊医师组长应按时参加门诊办公室组织的医师组长例会并负责落实相关工作等。如未能如期完成这些工作，则进行绩效扣罚。

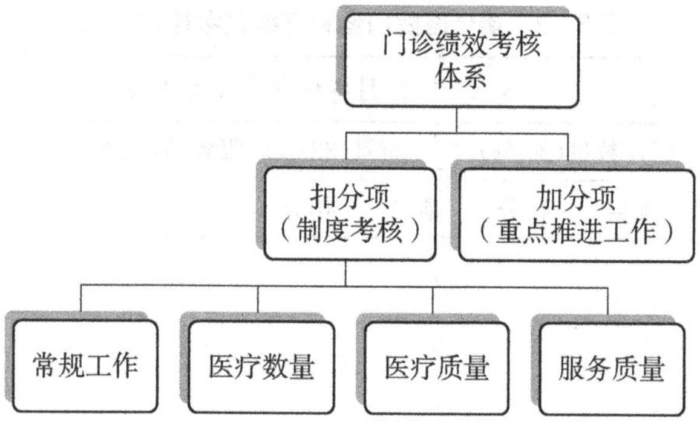

图 3-7 瑞金医院门诊绩效考核指标体系

医疗数量指标是指门诊重要业务指标（如门诊人次、门诊收入、专家门诊次数和接诊量、专家门诊出诊率、特需/非特需比例等）。如这些指标达不到医院要求，则进行绩效扣罚。

医疗质量指标包括医疗差错、病历书写质量、处方合格率等。例如无资质人员替诊、写错诊断、开错药物、实施错误治疗、书写乙级病历、未履行知情同意/患者隐私保护政策等。

服务质量指标包括患者等候时间、预约诊疗比例、服务类的投诉、患者满意度等。

这四类指标根据性质严重程度和造成的后果，每月对科室进行绩效扣罚，如出现严重违规情况，可发放黄牌警告。瑞金医院门诊发放黄牌警告的情况包括：(1)连续出现三次严重不合格病历；(2)连续出现三次以上违规处方，半年内因违规处方两次被黄牌警告的医生将被暂停门诊处方权 6 个月；(3)门诊坐诊医师不具备相应资质（包括由研究生代诊）；(4)门诊医师未提前请假缺诊、迟到半小时以上或者无故擅自离开诊室造成就诊患者长时间等候、影响恶劣的；(5)门诊医师病历抽查被发现空白病历者；(6)门诊医师不规范服务，情节恶劣或引发医疗纠纷者。一年内第三次黄牌警告时，发红牌警告，并视情节暂停门诊 1—6 个月。

目前瑞金医院门诊绩效考核的加分项目是门诊多学科会诊的参加数量，科室每参加一次门诊多学科会诊加 0.1 分，单个科室最多加 5 分。

结合公立医院功能定位和承担的职责，以绩效考核为管理切入点，突出医院远期规划和近期计划，将考核指标标准化、精细化、目标化，为医院发展服务。调动医务人员积极性，严谨工作，为患者提供优质的医疗服务。

表3-2 瑞金医院门诊科室绩效考核表样表

科室	常规工作(20分)		医疗数量(20分)		医疗质量(32分)		服务质量(28分)		加分		合计
××××年××月各科室绩效考核表											
	项目	扣分	项目	扣分	项目	扣分	项目	扣分	项目	加分	(100分)
科室1											100
科室2											
科室3											
科室4											
科室5											
科室6											
科室7											
科室8											
科室9											
科室10											

另一方面，明确科主任是科室门诊管理的第一责任人，建立科主任考核的门诊指标体系，包含门诊业务量、门诊业务结构、门诊就诊区域性辐射、门诊管理配合度、科室专家出诊率、按排班表准时出诊率、涉及科室有责任信访数、医疗质量缺陷案例数、乙级病历数、违反门诊医师出诊管理规范事件数、黄牌警告数、配合开展门诊重点工作情况等。

常规工作　瑞金医院门诊办公室建立和完善并严格执行各项规章制度是加强门诊医疗质量管理的基本内容和方法。门诊结合临床实际情况，严抓医疗服务质量，坚持以“病人为中心”的服务理念，不断地更新和完善各项规章制度，如《门诊医生须知》《门诊医师资质管理条例》《门诊首诊负责制条例》《门诊保护性医疗制度和保护患者隐私制度》《门诊医师上岗前培训条例》《门诊各级人员出诊管理制度》《门诊病历书写与管理制度》《门诊疾病证明书管理制度》《门诊处方开启与管理制度》等，强化和提高门诊各级各类人员执行规章制度的自觉性。

加强门诊出诊医生的资质审定，所有门诊医师必须完成“三基”培训获得医保资质后，经过门诊上岗前培训，由门诊办公室专人审核开通出诊医师门诊权限，保证医疗服务质量。明确专家专病门诊的准入与退出制度，充分发挥医疗质量管理的基石作用。门诊办公室制定落实了《门诊各级人员出诊管理制度》《门诊医务人员紧急替代制度》《专家临时停诊应急预案》《预约门诊变更应急预案》等制度及应急预案，对于专家因特殊事情需要停诊的情况，便民服务中心会通过电话、短信等方式及时通知预约患者停诊信息，并提供同(高)年资医师替诊、同一医师补诊的信息供患者选择。同时对门诊医师的出诊情况、工作量、服务质量、上岗到位情况、绩效激励及惩处措施进行相应规范，保障患者的就医权益。

医疗成本 医疗成本是价值医疗理论的内涵之一，目标是通过精细化管理，以有限的医疗成本实现最优的医疗产出。门诊办公室通过日报、周报、月报、季报、年报监控门诊各项运行指标。经济运行指标监控是指通过关注成本管理、收支结余、预算管理等指标，了解门诊各临床科室的运行管理和成本控制能力，通过关注次均费用水平、收入增幅、收入结构合理性等指标，掌握合理用药和费用控制情况，推动临床科室主动降低群众就医的成本，充分践行价值医疗理念的成本控制内涵。引导公立医院凸显公益性，主动加强内部管理水平，降低医疗服务成本，增强资源利用效率，适度治疗，提升经济运行管理水平。

医疗质量 世界卫生组织将医疗质量的定义为卫生服务部门及其机构利用一定卫生资源向居民提供医疗卫生服务以满足居民明确和隐含的需要的能力。随着市场经济不断加深加快发展，人们的健康需求和医疗模式也不断变化。医疗质量不仅仅指传统意义上的“诊断是否正确、治疗是否合理、有无医疗失误等”诊疗质量的内容，还涵盖“医疗工作效率、患者满意度、医疗的连续性和系统性以及经济效益等”方面的要求。

瑞金医院门诊管理运用 PDCA 循环理论。PDCA 循环管理法强化每个环节的管理，而且不断地计划、实施、检查、处理、反馈、改进，循环不止。PDCA 循环为门诊医疗质量管理提供一种科学的管理方法，变粗放管理为精细管理、无序管理为有序管理、被动管理为主动管理，根据门诊医疗质量的动态变化，及时实施有效管理。PDCA 循环用于门诊医疗质量管理，其目标是使就诊患者得到最准确的诊断结果、最理想的治疗结果和最满意的服务，归根结底是尽最大努力提高患者的满意度。

门诊质控管理小组，每季度对门诊电子病历进行评价，评价内容包括一般项目、主诉、现病史、既往史、查体、辅助检查、处理、诊断、医师签名、病历书写。小组汇总得分并提交季度病历质控报告，报告内容包括抽查份数、占同期就诊数比例、门诊病历书写完整率、甲乙丙级病历比例、各科室得分情况、主要存在问题。对乙、丙级病历需进行详细的点评和原因分析。门诊病历质量是科室门诊质量考核的指标之一。病例评价结果在门诊部月度例会进行分析点评。

为规范医院处方点评工作，提高处方质量，促进合理用药，保障医疗安全，根据《药品管理法》《执业医师法》《医疗机构管理条例》《处方管理办法》等有关法律、法规、规章，国家于 2010 年 2 月 10 日颁布《医院处方点评管理规范(试行)》(卫医管发〔2010〕28 号)，明确处方点评是根据相关法规、技术规范，对处方书写的规范性及药物临床使用的适宜性(用药适应证、药物选择、给药途径、用法用量、药物相互作用、配伍禁忌等)进行评价，发现存在或潜在的问题，制定并实施干预和改进措施，促进临床药物合理应用的过程，是医院持续医疗质量改进和药品临床应用管理的重要组成部分，是提高临床药物治疗学水平的重要手段。

处方点评在医院药事委员会和医疗质量管理委员会领导下，由医院医疗管理部门和药学部门共同组织实施，由医院药学部门成立处方点评工作小组，会同医疗管理部门，根据医院诊疗科目、科室设置、技术水平、诊疗量等实际情况，确定具体抽样方法和抽样率，其中门诊处方的抽样率不应少于总处方量的 1‰，且每月点评处方绝对数不应少于 100 张。以瑞金医院门诊为例，每月门诊处方在 30 万张以上，抽样点评的处方数量不应低于 300 张，而实际点评数量在 1 000 张左右，充足的抽检量才能保证点评结果客观有效，反映真实情况。

三级以上医院应当逐步建立健全专项处方点评制度。专项处方点评是医院根据药事管理和药物临床应用管理的现状和存在的问题，确定点评的范围和内容，对特定的药物或特定疾病的药物(如国家基本药物、血液制品、中药注射剂、肠外营养制剂、抗菌药物、辅助治疗药物、激素等临床使用及超说明书用药、肿瘤患者和围手术期用药等)使用情况进行的处方点评。瑞金医院门诊根据门诊用药特点，每月对精麻类药物、糖皮质激素类药物、抗菌药物、中成药、中药注射剂、靶向药等开展专项点评，每个分类抽取处方不低于 100 张。

根据点评结果，将门诊处方分为合理处方和不合理处方两大类，不合理处方又分为不规范处方、用药不适宜处方和超常处方。所谓不规范处方，即处方的格式规范存在缺陷(如缺项未填、书写不清晰、医生未签章、未使用药品规范名称、临床诊断书写不全等)，随着电子处方和无纸化处方的推广，不规范处方已明显减少。所谓用药不适宜处方，即处方的适应证不适宜、用法用量不适宜、联合用药不适宜、存在重复用药或配伍禁忌等。所谓超常处方，即无适应证用药、无正当理由开具高价药、无正当理由超说明书用药、无正当理由为同一患者同时开具两种以上药理作用相同的药物。点评结果应及时向科室和医生本人反馈，要求说明理由，如医生认为有充足的医学证据需要超常规用药，应做出具体说明。

门诊管理部门应当会同医院药学管理部门，定期公布处方点评结果，将处方点评结果作为重要指标纳入医院评审评价和医师定期考核指标体系。规范开展处方点评，可以有效提高医生合理处方的意识，提升门诊医疗质量。瑞金医院门诊常规开展大规模处方点评，并根据点评结果开展电子处方和常见错误信息化后台自动监控提醒。

门诊管理工作除了严密的规章制度设计外，还需要开展多层面、高频次、反复交叉巡查，用监督保证规章制度的确切落地实施。以新冠疫情常态化防控措施的落实为例，瑞金医院门诊除了开展全员培训，让门诊每个科室/部门、每位工作人员都熟练掌握新冠疫情期间门诊工作方案、医务人员个人防护要求、常态化防控措施和就医流程外，还组织科室每天自查，门诊办公室工作人员分片区每天包干巡查，门诊办公室分管副主任每周抽查，门诊办公室主任会同护理、院感、后勤、保卫等部门不定期突击检查等不同方式，不断督查政策落实情况。

科室和门诊办公室工作人员每日巡查的方式要求按表对照，逐项核对是否按照医院要求完成所定任务，如“是否知晓当天国内中高风险地区分布？是否知晓转运发热门诊的标准？是否正确掌握六步洗手法？是否知晓本岗位应该采取的个人防护措施？”等。

门诊办公室分管副主任每周抽查的方式包括现场观察工作人员“是否按就医流程开展工作？重点科室是否落实二次测温二次流调？诊室是否落实一人一诊一室？医务人员从事有喷溅可能的操作时是否按要求佩戴 N95 口罩并佩戴防护面屏？”等要求检查防疫战略物资的领用发放台账记录和按规定开展新冠疫情防控知识的业务培训记录。

门诊办公室主任的不定期抽查则会同各相关部门，根据患者就医流程涉及的所有重要节点，全面检查门诊区域新冠疫情常态化防控措施的效果，指出存在的问题，决定防控政策改进方向，提出相关制度流程的修订。

门诊办公室每周通过召开门诊医师组长会的方式，及时反馈信访投诉、处方点评、各类质控事件、每月患者满意度分析等信息，传达门诊办公室有关政策流程的改动，传递下阶段门诊工作的重点和需要各科室配合的工作。

表 3－3　瑞金医院门诊新冠疫情期间各诊区防控工作督查表样表

新冠疫情期间各诊区防控工作督查表

诊区/部门：　　　　　　　　　责任人：　　　　　　　　督查时间：

工作人员数量：　　人

督查内容

一、新冠疫情防控知识知晓单(提问　50 分)

1. 目前国内疫情中高风险地区有哪些?	知晓___人　知晓部分___人　不知晓___人
2. 本诊区/部门应该采取哪级防护?	答对___人　答错___人
3. 体温高于多少算发热?	答对___人　答错___人
4. 核酸检测报告几天有效?	答对___人　答错___人
5. (护士)物品表面消毒	正确___人　不正确___人

二、个人防护(现场检查　20 分)

1. 诊区/部门工作人员按规定佩戴口罩	正确___人　不正确___人　未戴___人
2. 六步洗手法	正确___人　不正确___人

三、(一般科室)诊间管理(现场检查＋台账　30 分)

1. 一人一诊室	符合___间　不符合___间
2. 每天 2 次消毒诊间	符合___间　不符合___间
3. 口罩、一次性乳胶手套、免洗手消毒液	□有充足备货,物资在有效期内 □备货不足,物资超过有效期

四、(重点科室)诊区管理(现场检查＋台账)

1. 空气消毒机	□有　□未开/故障　□无
2. 诊区测温	□有　□无
3. 开放式操作时个人防护	正确___人　不正确___人
4. 隔离衣、N95 口罩、隔离面屏等防控物资领用和发放记录	□有　□无

等级和评语：　　　　□优秀　　□合格　　□不合格

督查人：

注：优秀：第一项全诊区/部门回答正确率 90％以上；第二、三、四项无扣分。
合格：第一项全诊区/部门回答正确率 85％以上；第四项无扣分；第二、三项扣分＜5 分。
不合格：未达到全格标准。

门诊管理部门对门诊日常运行的管理正是建立在严密的制度设计(事前)、严格的日常督查(事中)、严肃的数据分析(事后)基础上的。事前、事中、事后的全面质控保障了门诊日常工作在制度的框架内平稳有效运行。针对科室或个人的违规行为，门诊办公室依据现行管理制度进行剖析说明，按性质严重程度记录不良事件，发放整改通知书或红/黄牌警告，落实科室绩效考核。对新发现的问题或现行制度尚无规定的行为，门诊办公室及时组织相关科室/部门进行讨论，开展流程改造或制度设计，及时堵漏补缺。门诊办公室定期制作《临床科室门诊运行简报》，向各科医疗负责人告知近期该科室门诊运行情况，通过业务数据以及医疗质量考核结果，对控制方案、方法及控制系统的运行情况等进行综合评价，及时发现问题，找出整改方法，达到质量的动态控制。瑞金医院门诊办公室每个月都要根据各口径质控督查情况，汇总形成《门诊质控简报》，内容包括运行数据、依法执业、诊疗规范、病历质量、处方质量、疫情防控、信访接待等各维度数据、分析报告、整改措施等，向各临床科室和公共平台科室的负责人通报。每季度、每年门诊办公室还需形成《季度门诊运行/质控简报》和《年度门诊运行/质控简报》，评估服务满意度和医疗服务质量，制定持续改进措施、吸取教训、问题分析、结果反馈等程序，为后续的 PDCA 循环工作的实施提供规划建议，供医院全面掌握门诊运行情况，促进医疗质量的持续提高。

便民服务中心　为了更好地服务门诊患者，优化流程，根据 2007 年上海市卫生局颁布的《关于在全市二级甲等以上医院建立“便民服务中心”的通知》(沪卫文明办〔2007〕1 号)，各医院要在门诊大厅设立独立或相对独立的“便民服务中心”，并在醒目位置设立全市统一的“便民服务中心”标识，提供一站式服务。服务项目需包括导医、咨询、预约、便民措施。瑞金医院门诊按照“整合资源、统一规划；因地制宜、逐步完善；优化流程、提高效率”的原则在门诊一楼大厅中心位置设置“便民服务中心”，向患者提供一站式预约挂号、预约检查、手语服务、多国语言接待、广播寻呼、社区转诊咨询、异地医保咨询、流动式导诊、孤寡老人陪诊、应急物品备用等，并提供预检分诊、租借轮椅、大件行李寄存、教您预约、互联网门诊咨询、冷热饮用水等 20 余项便民、利民的服务；提供门诊出诊信息公示、发放健康处方和健康教育资料等服务。实现患者大部分咨询、预约需求可以在便民服务中心完成，不需要在门诊楼内上下奔波，需要了解的医院、科室、医生、出诊、停补诊等信息都可以在一楼大厅内获取。

除此之外，根据 2015 年国家卫计委《进一步改善医疗服务行动计划》的要求，瑞金医院门诊办公室把预约诊疗服务作为重点项目推进。在预约方式上，积极向患者提供多种渠道的预约途径。门诊提供全诊别(专家、专科专病、普通)、全时段(每小时分时段预约)、全号源预约，保持所有预约途径统一号源池，全国各地患者均可通过有效的方式进行预约。患者可通过现场预约、自助机、电话预约、医生诊间预约，官方微信平台和 APP、社区转诊、出院前预约等多种方式进行预约。瑞金医院门诊提供实时短信提醒。通过短信平台将预约短信内容推送到患者预留的手机号码上。如果专家出诊排班信息更改，系统会根据情况发送给患者，提醒患者更改预约专家或预约时间。短信平台贯穿预约全过程，支持短信重发，患者预约成功、预约取消均可收到短信提醒。瑞金医院门诊挂号形式多样化，为减少挂号拥挤的现象，来院就诊的患者可选择任何一种方式进行挂号，现场各楼层、自助机、官方微信平台和APP均可使患者避免长时间排队之苦。为了减少盲目候诊，挂号成功的患者，移动端设置候诊队列功能，系统会提示在前面候诊的人员数量，因此患者的等候时间可以分成很多时点，患者自身能推测就诊时间，实现患者候诊时的焦躁等待向舒适等待转变，患者可以合理安排时间，进入诊间内排队后，短信作为患者就诊时的连接器，系统会自动发送短信提醒患者候诊的区域、医生姓名等。

开展多种形式门诊督查工作。门诊督查可分为质控督查、环境督查、安全督查等。质控督查由门诊办公室为主体，根据上海市门诊管理质量控制中心所发布的质控标准，分服务质量控制和医疗质量控制两部分，计13个类别122个检查要点，对门诊各项诊疗活动的质量进行全面检查和评分，以保证医疗安全和服务质量。环境督查以物业为主体，每月至少开展两次对门诊大楼的专项检查，如对大楼内卫生间及公共区域的空气环境进行专门性的消毒清洁处理，包括对机组、机箱、机房，公共区域卫生间地面、把手，空调出风口、过滤网等，并根据环境督查发现的问题开展专项整改，如发现部分楼层墙面脱落后应对全楼墙面进行检查，及时清理、重新粉刷，保持门诊环境清洁美观。安全督查以保卫科为主体，每天一次闭诊后全楼巡查，检查是否有外来人员在门诊楼内逗留，关闭所有通道门；每月至少一次检查全楼消防设施的备用状态，包括消防栓和灭火器的有效期，消防通道是否通畅，电源插座是否安全，防火门是否处于完好状态等。这三类督查并非截然分开，更需要的是建立联防联动机制，由门诊办公室牵头组织联合巡查，及时发现问题及时整改，保证门诊随时处于安全、通畅、美观、高效的状态，时刻准备好为患者提供满意服务。

门诊多学科会诊(MDT)　瑞金医院门诊主要就四个方面对MDT的运行进行绩效考核。第一，对诊疗服务进行规范化评估：诊断是否规范；影像、病理专业是否规范；药物治疗是否规范；手术和其他局部治疗手段的选择是否规范。第二，对总体运行情况评估：MDT病例年总数量，MDT病例数占比，如MDT肿瘤患者病例数占全院年肿瘤患者比例；一次MDT即明确诊断/明确诊疗方案的患者比例；MDT病例不同分期情况

(早期、局部晚期和晚期)所占比例;MDT 意见执行情况(完全执行、部分执行、未执行)评估,并提供部分/未执行原因;MDT 病例数据库收集情况。第三,对 MDT 病例质量效果评估:MDT 病例治疗效果达到 MDT 意见预期比例(完全达到、部分达到、未达到),给出具体部分达到和未达到的说明;MDT 病例手术根治切除率和术后复发率;MDT 病例接受多种治疗手段比例;MDT 病例预后情况评估(生存情况、术后复发情况)。第四,MDT 病例经济学评估:MDT 病例次均住院费用;MDT 病例围手术期治疗总费用。瑞金医院乳腺中心将所有乳腺癌患者纳入门诊 MDT 讨论,分别设置乳腺病诊断 MDT、乳腺肿瘤疑难病整合 MDT、乳腺癌辅助治疗 MDT、乳腺综合随访 MDT 四种不同 MDT,涵盖乳腺癌术前、术中、术后各环节,乳腺癌五年总生存率达到 93.6%,五年无病生存率也高达 87.6%,远高于中国内地平均 80%的五年总生存率,也显著高于美国和荷兰的五年总生存率数据(前者为 88.5%,后者为 87.0%)。

表 3-4 多学科诊疗(MDT)常用评价指标

MDT 评价指标	指标定义	指标意义
MDT 病例年总数量	一个统计年度内各门诊 MDT 接待患者的总数	与上年度数量进行比较,考核增长率。数量越高说明就医群众对 MDT 的接受程度越高,以及科室对 MDT 的积极性越高
MDT 病例数占比	单一专科或单一病种全年门诊接诊患者中接受 MDT 诊疗患者所占比例	占比高提示 MDT 对本专科/病种的诊疗指导价值高
一次会诊确诊率	仅接受一次 MDT 讨论就能提出明确的诊断和诊疗方案的患者占所有 MDT 患者的比例	是 MDT 质量的重要指标,确诊率越高说明 MDT 的前期准备和讨论越充分高效
MDT 病例不同分期情况所占比例	早、中、晚期病例在 MDT 讨论中分别所占比例	MDT 适用于较复杂的疑难疾病,不应包括过多的早期病例,中晚期病例越多,提示 MDT 解决临床问题的价值越高
MDT 意见执行情况评估	MDT 提出的诊疗方案得到完全执行的程度	指标越高说明患者依从性越高,能够根据会诊专家的意见完成全部诊疗活动
MDT 病例数据库收集情况	纳入数据库的数量占所有参加 MDT 病例数的比例	反映了 MDT 信息化管理程度,越高说明 MDT 数据保存越完整,可推广性越好
MDT 病例治疗效果达到 MDT 意见预期比例	参加 MDT 讨论病例实际获益与预期的差异	是 MDT 质量的重要指标,反映了 MDT 会诊团队的技术能力
MDT 病例手术根治切除率和术后复发率	根治性切除率和术后复发率占所有 MDT 讨论后手术患者(包括新辅助化疗后手术)的比例	并无统一标准,受入组患者病期影响较大,可与未接受 MDT 的同期患者手术根治性切除率和术后复发率进行比较,反映 MDT 的临床价值

续 表

MDT 评价指标	指标定义	指标意义
MDT 病例接受多种治疗手段比例	接受多个科室治疗手段的患者所占比例	反映 MDT 专家组中各专科发挥的作用，比例越高说明各学科发挥的作用越均衡
MDT 病例预后情况评估	生存情况、术后复发情况	是 MDT 质量的核心指标，无统一标准，可与未接受 MDT 的同期患者预后进行比较，反映 MDT 的临床价值
MDT 病例次均住院费用/MDT 病例围手术期治疗总费用	客观经济指标，如实记录	反映患者接受 MDT 诊疗的经济负担，是否能够达到增效降费的效果

3.4.6 门诊绩效考核的意义

绩效考核工作是一个系统性的管理工具，只有将考核结果予以应用才能够形成闭环式管理，推动绩效工作落地和持续性改进。绩效考核的主要意义有：提高职工工作效率从而增加服务患者的数量，让更多人享受到高水平的医疗服务。服务评价推动社会服务满意度稳步提高，从而增强医院信誉度和美誉度，让医院更好地进行市场化改革，增强竞争力；提高医疗质量，绩效考核让临床科室之间形成良性竞争关系，有利于安全生产和医疗技术的改善，继而保证患者安全。通过绩效考核项目指标筛查使医疗工作更加规范化，尤其是临床路径和用药卫生的规范化，医疗收入结构也与时俱进得到优化；优化就医服务流程，执行新的绩效评价措施可以精简现有就医流程，患者就医可以更快、更方便；提高行政管理水平，经济上减少医院发展成本，让医院运行更具标准化，让医院可以更快步入优质、高效、低耗的科学可持续发展道路。

绩效考核工作体现了医疗质量和人民群众的需求，医院要充分发挥绩效考核“指挥棒”作用，将绩效考核结果作为医院发展规划的重要依据。只有真正落实绩效考核结果的应用，才能激励医院发挥主观能动性和积极性，提升内部管理水平，主动参与医疗卫生改革，更好地落实公立医院公益性的本质要求，推动价值医疗以人民群众为中心的医疗服务理念。

3.5 价值医疗：实施一体化门诊运行体系

2006 年，“竞争战略之父”，哈佛大学商学院教授迈克尔·波特(Michael Porter)提出“价值医疗”(Value-Based Healthcare, VBHC)概念，基本理念是追求性价比的医疗服务，即以同样或较低的成本取得医疗质量或医疗效果的最大化。这一理念基于三个基本原则：为患者创造价值；综合医疗状况和医疗全流程的医疗实践；测量医疗效果和费用。医疗质量是价值医疗的核心，主要包括三方面的内容，一是医疗服务可及性(包括医疗可获得性、等待时间、服务能力等)，二是健康结果(包括临床结果、活动能力、生产能力等)，三是满意度或患者体验(包括患者满意度或就医体验、医护人员满意度和支付方满意度等)。医疗成本则包括两个方面，一是总体的医疗服务成本(包括全过程成本)，二是医疗服务提供的数量。价值医疗的定量测量是患者结果或服务质量与所花费用相除。因此，推行价值医疗一方面要求全面提升医疗服务质量，而非追求单一的健康结果；另一方面要求有效控制成本，而非单一的医疗成本。新时代背景下，实现价值医疗是我国健康服务体系转型的必要举措。

世界卫生组织 2010 年《世界卫生统计报告》指出，医疗卫生技术在使用过程中被过度使用、使用不足或滥用等问题较为突出，48%的技术临床效果不明确，3%的技术无效甚至有害，8%的技术疗效与损害相当，22%的技术可能有效，5%的技术无效，只有 13%的技术有效。

一份来自美国医学科学院(IOM)2012 年发布的评估报告也显示，美国医疗支出的约三分之一，即每年约 7 650 亿美元，被用在视为“浪费”的支出项目上，包括“低效服务”(约 1 300 亿美元)和“不必要服务”(2 100 亿美元)[①]。

价值医疗是一个以卫生经济学为基础的发展理念，从宏观上体现在以下四个方面的工具建立和体系改革。

支付体系：支付体系应从传统的按服务项目付费转向关注医疗价值的付费模式。

医疗服务体系：围绕医疗价值，重新定义医疗服务机构定位和组织构架。

医学信息学基础：针对选定疾病领域和患者人群，建立临床疗效和健康结果的相关标准，以及相应的信息系统，实现系统地收集、共享和分析数据。

标杆研究分析：在以上数据收集和分析的基础上，针对临床疗效和最佳实践等开展对标分析，推动临床实践和医护模式的持续改进；探索新的数据来源和创新的临床实

① 马克·格雷班(Mark Graban)著，张国萍，王泽瑶等译. 精益医院——世界最佳医院管理实践(第三版)[M]. 北京：机械工业出版社，2020：47—77.

验方法；开发临床决策支持系统等。

医院需要认识到，向价值医疗转型是医院发展的必由之路。在宏观方面，医院须从以下几方面努力：第一，鼓励患者全程参与。强调个人健康责任，提升患者在医疗过程中的知情权和决策权。第二，构建医疗团队。医院内部建立跨部门合作、多学科交流（MDT）等模式。第三，创新医院管理。在绩效考核指标中融入价值医疗文化构建、价值医疗管理流程、绩效方案优化等元素。第四，改进医疗服务格局。建立健全医院专科联盟、远程医疗以及分级诊疗等医疗服务体系。第五，健全医疗数据系统。建立健全医院成本数据、医疗方案数据、医院 HIS 数据、病案 EMR 数据、药械数据等数据库。

在微观方面，医院要着力推进绩效考核精准化、诊疗水平均质化、医患沟通平等化、临床路径规范化、耗材管理精细化等多个维度，从多个环节进行控制，整合优质医疗资源，推行多学科诊疗、慢病管理的新型医疗服务模式，从而达到最优成本效果，降低医院成本，减轻患者医疗负担。未来，云计算、大数据、移动医疗和智慧医疗等信息化建设将会助力医院“弯道超车”。医院在迈向价值医疗转型的进程中，人工智能的发展也使得机器人护理、全生命周期健康管理等成为可能。同时，远程诊疗将推动优质医疗资源下沉，促进各优势学科互联互通，给患者全新的就医体验，促进医疗待遇公平化和扩大服务可及性。

而在门诊的大小事务中，充斥着各种干扰因素、不良沟通、行动浪费和权变措施。这些反复出现、干扰日常工作和患者医疗的问题与纷扰都可以被视为“浪费”。必须将浪费视为需要减少或消除的东西，才能让门诊的运行体系更加顺畅，将更多时间用在真正地为患者服务中去。提高价值，降低浪费，节约成本，才能实现以人为本的一体化门诊运行。

3.5.1 门诊服务的价值评判

价值可以被定义为质量与成本的比值。广义的门诊质量除了诊疗行为的结果外，还应当包括任何对服务对象有意义的服务，例如等候时间长短、往返距离远近、就诊环节多少、服务态度好坏、信息公示是否有效、环境流程是否友好等。服务对象除了包括患者及陪同者外，也同样应该包括整个门诊服务流程中的医务工作人员。

例如，患者在放射科完成摄片后，并不能直接拿到报告，而需要等待放射科医生读片—打报告—上级医生审核—出具正式报告。这个时段可能需要 2—3 天的时间。但通过 PACS 系统，放射科可以在机房内将图像实时传送至门诊医师工作站和手机客户端上，即使患者尚未拿到纸质报告，也可以到诊间复诊，由门诊医师直接读片并对病情进行判断，开具下一步诊疗建议。在这一过程中，虽然门诊投入了 PACS 系统的硬件购置和软件开发成本，但提供的服务既减少了患者的等候时间、减少了患者来回往返，又方便医生及时做出诊疗决策，避免复诊间隔时间过长，提高了医患沟通的效率。虽然过程简单，但放射科的这项流程改进惠及了服务流程中的终端客户（患者）和下游客户（诊间医师），也可以说是提升了门诊服务的“价值”。

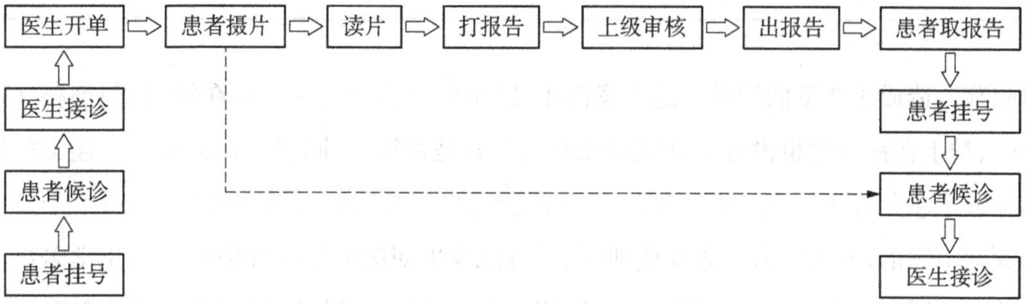

图 3-8　PACS 系统应用前后门诊运行流程对比

（实线为应用前流程，虚线为应用后流程）

3.5.2 识别和描述浪费

门诊运行中常见的“浪费”可以参照大野耐一（Taiichi Ohno）提出的“丰田生产方式”（TOYOTA Production System，TPS），分为 8 个类型。

1. 缺陷浪费

缺陷指的是任何从源头就出现错误的活动，包括登记错信息、弄错药品剂型剂量、混淆类似的检查名称。严重的缺陷甚至会导致患者死亡。据美国医学研究院估计，每年“可预防的，由药物导致的患者损伤”多达 40 万例，导致了 35 亿美元的不必要开销。这些事例往往由一个或多个缺陷导致。

例如，某医院在治疗儿童呕吐时，误将抗病毒药物“阿糖腺苷”开为治疗白血病的“阿

表3-5 浪费的8个类型及其对应门诊实例

浪费类型	简要描述	门诊实例
缺陷	耗费在操作失误、检查或修正错误上的时间	违反查对制度，抽错血、发错药
服务过剩	提供超过需求数量或早于需求时间的服务或资源	已经打印过的报告反复打印
交通	系统中不必要的物流人流移动	不合理的布局或流程
等待	等待下一个时间或工作程序	工作量分配不均，资源配置不合理
库存	由财务成本、储存和移动成本、变质和损耗造成的库存成本增加	待处理的到期物资
行动	工作体系中不必要的员工行为	员工工作地点分散造成的无序流动
流程过剩	做患者认为无价值或不符合患者质量要求的工作	多余的数据等
人才	不鼓励员工、不采纳员工意见、不支持员工发展	员工身心俱疲，不再为改进献计献策

糖胞苷”，造成了严重的后果。这个案例中，医生的行为毫无疑问存在缺陷，药剂科在发药时、护士在注射时也没有认真核对诊断与处方是否符合，同样存在缺陷。一连串的缺陷导致了患儿身体健康受损。要防止这类错误的再次发生，仅仅开除或惩罚某个员工是远远不够的，务必要通过流程梳理，找到可能发生问题的系统性原因。如化学名接近的药品，开具时应该有警示信息；肿瘤治疗类药品，需具有肿瘤诊断；发药和注射时发现有诊断与处方不符的情况，应有主动询问机制；应在员工培训时对此类案例进行剖析，引起大家的注意等。

2. 服务过剩浪费

服务过剩浪费指的是提供远高于服务对象预期的服务数量及内容。

例如，检验套餐中包含过多指标，过于频繁地要求患者随访做“全套检查”，研究表明这些项目中20%—50%并没有临床意义或医生并不关注。美国犹他大学医疗保健中心要求医师对每项检验检查的意义做出解释后，每年因减少不必要检查而节省的医疗费用就达到20万美元。瑞金医院门诊允许出诊医师在选择检验套餐时主动删除医师认为本次就诊不需关注的项目，既减少了患者医疗费用，也加快了检验科出报告的速度。

3. 交通浪费

交通浪费指的是物流人流的过度移动。例如，患者开具多个检查，可能需要到多个楼层多个地点预约，根据预约时间不同还需要多次来院检查。重新设计流程后集中在便民服务中心一站式预约，就能减少患者来回行走距离和排队等候时间，减少浪费；同时，便民服务中心可以根据患者时间尽量将检查集中在一天内完成，避免了患者多次往返。患者来院次数减少、排队次数减少、动线简化，实际上也减少了门诊运行成本。

4. 等待浪费

等待浪费指的是无所事事的时间。就诊环节过多会导致患者反复排队和等待，工作量安排不均衡也会造成等待，形成浪费。

例如，上午 8 点开诊时间，是患者最为集中的时段，大量患者已完成挂号等待就诊，但如果门诊未安排足够的诊间、科室未确保足够多的医师准时开诊，就会造成候诊区等候人群聚集，等候时间延长。因此，门诊运行管理部门应通过各种方式实时观察各区域人流量，及时判断出诊医师数量是否充足，及时启动出诊医师替代应急预案，联系科室增派医师到岗，减少患者等待浪费。

等待的主体不但有患者，同样也会出现员工等待。员工处于等待状态而不能进行增值活动，会影响整体医疗工作的价值产生。员工等待的常见原因包括：流程缺陷、上游流程延误、物资不足、信息故障、工作量不均衡、患者数量少等。

例如，瑞金医院核酸检测采样点常规开设 2 个采样窗口，但在上午 9 点—10 点和下午 13：30—14：30 采样量特别大，需要安排备班护士支援开 4 个窗口，这样可以减少患者排队等候时间。但如果始终保持 4 个窗口，就会在非高峰时间形成护士等候，浪费人力。因此，现场运行要根据采样量及时调整窗口数，减少员工等待浪费。

5. 库存浪费

库存浪费指的是实际库存量高于工作所需的库存量，既影响了医院的资金流动，也可能造成物资、药品等存货过期。

门诊运行过程中可能产生的库存包括：药品、耗材、防疫战略物品(如 N95 口罩、防护服、消毒液等)、抢救设施设备、维修零件等。库存量过高会浪费空间和成本，但库存量过低也可能对患者安全和环境安全带来伤害。例如，过度领用防疫战略物资，可能造成物资过期造成浪费；但完全没有库存，在诊间内遇到可疑患者的情况下，也会发生应急预案启动延迟、院感风险增加、额外的申请领用成本浪费及过度移动等风险。因此，门诊运行管理环节中要针对库存管理进行精细化调节，通过严格的信息化台账管理随时掌握库存量和有效期，专人负责做好每天收发记录，合理安排领用数量和时间，规避库存浪费。

6. 行动浪费

行动浪费与上文提到的交通浪费有类似之处，不同点在于交通浪费主要针对物流人流（患者），而行动浪费指的是员工为完成某项工作所付出的不必要的走动量。

员工在工作中的走动不一定属于浪费，也可以是工作的一部分，例如康复训练区医护人员陪同患者在走廊里的行走就属于增值活动。护士和导医在候诊人群中走动开展健康教育也属于增值活动。员工一直处于静止状态也会带来其他问题，如患者会认为员工态度冷漠，工作态度不积极。我们所说的避免行动浪费，专指减少或消除非必要的行为和走动。

行动浪费很多情况是工作流程中不同环节的位置距离过远造成的，例如护士休息室、库房、护士台、换药室等都是外科门诊护士工作时经常要去的地点，如果距离很远，甚至分布在不同楼层，就可能造成护士不断来回走动，最终为患者提供医疗服务的时间缩短，员工也会更容易疲劳，不易保持工作状态。门诊运行管理中识别这种情况并进行布局合理调整，就能有效减少这类浪费。

7. 流程过剩浪费

流程过剩浪费指的是所做的工作超过患者需要的质量要求，或完全没有必要。看似工作流程中动作很多，员工非常忙碌，实际却并未真正考虑医患的实际需求，浪费了时间与人力物力成本。

例如，头颅CT平扫检查，原来的流程需要医生在诊间内开具申请单，患者凭申请单付费，凭收费凭证和申请单到放射预约处登记，整个流程需要三个环节，涉及医生、收费员、预约登记员三个人员；采用信息化技术优化流程后，患者直接在诊间内完成确费和预约，预约时间打印在申请单上，一个环节解决问题，流程节省减少了排队时间和人力成本。

8. 人才浪费

人才浪费指的是人员的经验、技能、知识、创造性或创意未得到充分利用，是后来的文献新增加的浪费类型，强调了人才在系统中的重要作用。因为医务人员及其表现是医院向患者提供的主要产品，人力成本占医院收入的 50%，又通过日常交流直接影响患者满意度。

使医疗专业人员“尽其所能”是减少人才浪费的一种形式。门诊很多重复性简单劳动，如拉卡、指路、广播通知等，并不需要受过专业训练的护士来做，完全可以由文员完成。如果门诊安排护士长期做这些工作就会形成人员浪费，既消耗了较高的人力资源成本，又会造成护士自我评价下降，对工作失去热情。相反，由薪酬较低的文员承担这些工作，就能解放护士的生产力，让他们可以有时间提供诸如健康教育、诊间内治疗等高技术含量和高价值医疗服务。

另一方面，在持续改进中参考员工的意见也是尊重员工，减少人才浪费的形式。让岗位上的员工参与到流程改进中来，让他们意识到自己是这一领域的专家，并且感到自己受到尊重，这样会有效提升员工工作积极性，提升工作附加值。例如，瑞金医院在推行门诊电子病历和门诊预问诊信息化改造过程中，始终坚持引入一线门诊医师，听取他们的建议和使用体验，不断优化程序，这样就能做到程序的设计符合临床的需求，避免反复修改程序造成的浪费。

3.5.3 更低成本，更高质量

许多人认为，高质量必然伴随高成本，如应用新技术、增加信息化设备、开展便民服务等，都会引起医院投入增加、医疗费用上升，并产生采购和保养成本。但事实上，高质量的服务通过避免医疗差错、减少物流人流移动、减少患者在院逗留时间、降低不良事件风险等形式，能够有效降低成本。研究表明，如果简单地盯住成本，采用诸如裁员、延长工作时间等方式来降低成本，最终并无助于改善质量、提升员工积极性，反而造成员工不满情绪上升，服务质量下降等更多问题，最终是既没有提高质量，又没有降低成本。相反，如果关注质量而非削减成本，关心患者的医疗质量与安全，减少差错与浪费，做到“第一次就做对”，成本反而会下降。

通过小的、连续的、渐进的措施消除人才浪费，发挥员工主动性，能够直接改善患者的就诊体验，提升满意度；还能通过提高医疗服务的价值，提升患者安全、服务质量、诊疗效果等形式间接提升患者满意度。患者满意度上升、医院安全和治疗指标提升，会为医院带来更高的社会美誉度，吸引更多的门诊就诊患者人数，形成规模效应，最终降低医疗服务的成本、提升利润和服务水准。员工主动性上升，会降低离职风险，降低招聘和培训新员工的成本，保证更标准的服务水准、更低的成本、更高的利润。患者满意度上升，依从性提高，不良事件数减少，也能降低门诊运行成本。而低成本、高水准的医疗服务意味着患者可以用更低的医疗费用享受更好的医疗服务，又会进一步强化医院在区域内的美誉度，吸引更多的患者，形成门诊运行的良性循环。

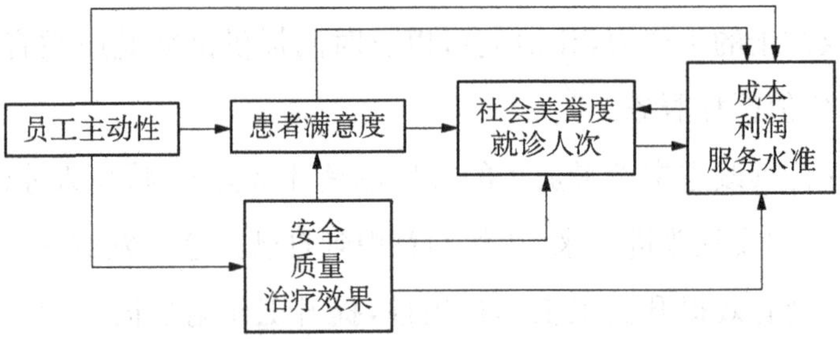

图 3－9　医疗服务精细化管理不同目标与措施之间的联系

瑞金医院标准化代谢性疾病管理中心（National Metabolic Management Center，MMC），通过临床一线深入观察，找准了糖尿病患者久治难愈的核心问题：(1)只关注餐前或餐后血糖，忽略糖化血红蛋白；(2)只重视血糖控制，忽视高血压、高血脂、冠心病等并发症综合管理。传统的就医模式，糖尿病患者如果伴有并发症，就诊时需要多次挂号，不断往返于不同科室，浪费时间，也造成了患者主动就诊率低下的局面；同时，医院、社区、居家管理三者脱节，缺乏联通院内外的糖尿病管理工具，患者难以及时获得完整的数据，患者科学生活和健康管理的依从性差，院外的病情得不到及时管控，均造成了糖尿病综合管理困难的局面。MMC 采用高价值医疗手段，一是强调糖化血红蛋白达标率，二是强调代谢综合达标率。研发和发布了“瑞宁预糖”代谢指数评估工具，患者只需要输入性别、年龄、体重、血糖、血压、血脂 6 项数据，便可评估 3 年内发生心血管疾病的概率，从而提升患者对代谢综合达标率的重视程度和管理依从性。MMC 通过“代谢性疾病标准化”的分级诊疗和双向转诊的院内院外慢病管理模式，降低并发症和提高居民医保费用的有效性。

虽然采用了多项新技术，从短期看医疗费用上升，但由于 MMC 坚持一个中心，一站式服务，一个标准的要求，使用统一的网络平台，实现检测、诊疗、数据、管理、科研和服务的标准化，提升公共卫生管理效益，它使代谢综合达标率由基线的 7.2%上升至 17.3%，糖化达标率由基线的 21.2%上升至 45.4%，实现将糖尿病发病率降低 1%，并发症降低 10%，节约了大量用于控制血糖和治疗并发症的医疗费用及相关社会成本。最终患者就诊率明显增加，科室药占比明显下降，高质量带来了低成本。瞄准患者的真正需求，采用高价值新技术，最终实现了成本降低、质量升高，这个案例充分体现了价值医疗的意义。

3.5.4 通盘考虑，做好流程改进

保持顺畅、稳定的价值流程应该是门诊运行管理的最基本目标，应尽可能把产生价值的增值性事件顺畅完成，减少和消除等待、间断以及时间的延误。为达到这一目标，就要发现流程过程中的增值部分与浪费部分，有针对性地加以改进，从整体上进行流程优化。而现实情况下，大多数员工只熟悉自己部门的同事或工作流程，即使提出优化改进也是局部的、“孤岛”式的，如果放在全局的高度看，可能并无助于改善系统整体的效率。这就需要门诊管理部门协调垂直部门组织架构和患者治疗横向流动的关系。

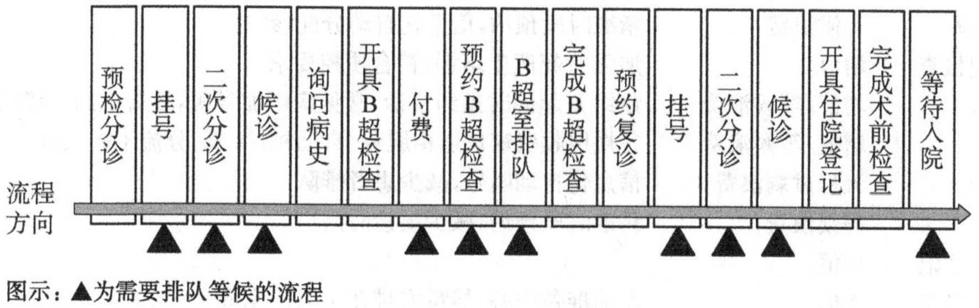

图 3－10 一名甲状腺结节患者的门诊就医流程

例如，一名甲状腺结节的患者到某医院门诊就诊，需要经过预检分诊等 17 个流程才能最终入院，其中有 10 个流程需要等候(等待浪费，不产生价值)。反复排队可能会造成患者在院逗留时间延长，情绪焦躁，就诊体验下降。这 17 个流程涉及便民服务中心、挂号处、护士台、门诊医生、收费处、B 超室、术前准备中心、外科病房等 8 个部门(科室)，任何一个科室都可能从自己的角度出发提出流程优化。比如 B 超室为了提高甲状

腺B超的诊断质量，提出由固定医生完成甲状腺B超检查，但根据医生的排班情况，可能一周只有三天能在门诊做甲状腺B超，这项优化虽然提高了甲状腺结节良恶性判断的准确率，但造成患者预约时间延长，术前等候时间延长，甚至可能会造成下游病房床位空置，引起患者和外科医生的不满。这种情况下，门诊管理部门就应当从整体高度，平衡超声报告质量、治疗效果和等候时间，做出更能提高门诊医疗整体价值的优化方案。通过监管部门对整个流程的价值梳理，实地观察流程中每个环节的步骤和花费时间，找出具备高价值的环节和可以避免的浪费。

表3-6 甲状腺结节门诊流程分析表

流程环节	增值/浪费	持续改进
预检分诊	增值	人工智能（AI）分诊，年轻人快速完成分诊，减少等待
挂号	增值/等候浪费	各楼层收费窗口通柜服务/自助机/手机，分流不同人群
二次分诊	流程过剩浪费	信息化自动叫号，减少患者排队
候诊	等候浪费	精准时段预约，减少候诊时间
询问病史	增值	通过AI预问诊，减少诊室内逗留时间
开具B超检查	增值	
付费	增值/等候浪费	诊间确费、信用支付，减少患者排队
预约B超检查	增值/交通浪费/等候浪费	诊间预约，减少患者在诊室到预约处的往返和排队；增加B超检查资源，缩短预约时间
B超室排队	等候浪费	精准时段预约，信息化自动分配诊室
完成B超检查	增值	加强B超医生培训，符合质控要求
预约复诊	增值/等候浪费	预约B超同时预约复诊，常见病增加号源，缩短预约等候时间
挂号	增值/等候浪费	各楼层收费窗口通柜服务/自助机/手机，分流不同人群
二次分诊	流程过剩浪费	信息化自动叫号，减少患者排队
候诊	等候浪费	精准时段预约，减少候诊时间
开具住院登记	增值	
完成术前检查	增值	术前准备中心，尽量安排在1天内完成
等候入院	等候浪费	信息化系统

通过流程分析可以发现，相比固定一名医生完成甲状腺B超检查，开展日常业务培训，确保每名出诊医师都具备符合甲状腺超声检查质控要求是更优选择。虽然业务培训可能带来一定成本，但可以大大缩短患者预约B超周期，减少整个医疗流程的等候浪费，一旦形成规模效应，最终是能够实现成本降低、质量提升，体现价值医疗的原则的。而流程改造中大量使用的信息化技术虽然带来了硬件软件的额外成本，但减少了人力

成本和患者来回总动距离，也增加了医疗服务的价值。

工作量不均衡是导致流程不顺畅的障碍之一。某些疾病与季节有关，冬季前来就诊的高血压患者增多，夏季则明显减少；春秋季节哮喘患者会增加。某些科室的门诊量与社会因素有关，如每逢寒暑假儿外科登记包皮手术的患儿呈现明显的高峰；医保年度切换前会出现配药高峰。某些科室的门诊量又与社会热点和媒体宣传有关。这些工作量的不均衡可能导致诊室的冗余或不足，使门诊运行管理造成浪费。比较好的选择就是要根据历史大数据，确保员工数、诊间数与工作量相匹配，高峰时期安排更多诊室、更多出诊医师、更多护士，安排中午连班或周末门诊，必要时调度其他诊区的诊室满足工作量需求等；而低谷时期则可以减少诊室和出诊医师，空出来的资源可以调配给其他工作量较多的科室。

3.5.5 标准化操作

门诊实践中，很多时候患者不满意的来源是不同人员对同一事件的处理、解释不同。例如上次就诊时医师直接在电脑中查询患者出院小结，而这次就诊时另一位医师坚持要患者自己出示出院小结。患者自然就会对后一位医师产生不满。

所谓标准化操作，指的是能够以最少的资源、最高的质量安全完成某项活动，产出正确结果的现有最佳方式。它是固有条件下实现价值医疗最优解的方式。保持门诊运行管理中标准化操作有助于帮助员工减少差错，帮助医院降低成本，帮助患者享受同质化服务。

标准化并不意味着僵化，仅反映某段时期中的最佳方法，不是永久性或一成不变的。可以且应该在标准化的基础上做出改善优化。但这种改善优化应该符合最高质量要求，减少浪费。必须牢记标准化的最终目的是正确结果、最高质量与安全。例如为了降低院内感染，我们会制定一系列的标准化操作要求，如手卫生制度、个人防护指南、医疗废弃物处理、环境与器物消毒隔离方法与质量指南、特殊患者处置流程、抗生素使用指南等。严格执行这些标准、指南、流程，有助于减少院内感染，降低抗生素使用量，减少患者伤害，节约医疗成本，保护医务员工和环境。根据国家法规的变化和大数据监控情况，这些标准化操作应该及时优化，适应形势的要求。

标准化操作并不提倡仅注重速度和效率而忽视安全。在标准化操作中，安全都是要最优化保障的。如果在监管过程中发现既有的标准化操作有安全隐患，那就应该毫不犹豫地加以改进。标准化操作除了要明确做事的方法流程，更要明确角色与职责，在每个标准化操作中，每个岗位都要明确自己应该做什么，应该达到什么样的标准，管理者也应该根据这个岗位的职责安排合理资质的人员。只有将最合适的人员放在最合适的岗位上，才能用最少的资源实现高质量的服务。

标准化操作并不一定是自上而下规定的，应该吸收现场执行的反馈，不断优化，达到真正节约成本、提高质量的目标。员工不执行标准化操作可能是没有受到良好的培训，也有可能是标准流程的可操作性发生了问题。

例如，门诊要求在入口对所有患者检查健康码，但实践中发现有相当部分老年人没有智能手机，无法出示健康码，如果要求他们全部填写手工流行病学承诺书可能花费大量时间，造成入口人流堵塞，但如果让他们随意进入又不符合疫情防控的要求。这种情况下就要考虑原来检验健康码的标准化操作存在缺陷。改进流程后采用信息化技术，通过读取二代身份证和社保卡显示健康码，既解决了老年人“信息鸿沟”问题，又节约了等待时间，员工也乐于执行标准化操作。因此，标准化操作要真正发挥作用，就必须确保同时对患者和员工都是友好的，让员工拥有发自内心的动力和自觉性，在任何时候都自愿遵循该方法。

3.6 持续改进：构建科学的门诊运行评价体系

长期以来，我国医院普遍实行计划和行政管理体制。虽然有各种医院设置、准入的法律法规，但真正的医院管理评价体系探索是从改革开放后才开始的。

1989 年，卫生部发布《关于实施医院分级管理办法》和《综合医院分级管理办法》两个试行草案，这是我国启动医院评价体系的标志。1989 年至 1993 年底，涉及 22 个省市近 4 000 所医院的等级评审，是我国通过医院评审规范医院建设、促进医院管理的重大举措。1994 年 2 月，国务院颁发《医疗机构管理条例》，更是将医院管理纳入法治轨道。

20 世纪末，我国医院管理评价进入反思研究阶段，进入 21 世纪以来，探索新的医院管理评价体系，强调功能定位、淡化等级，以适应需求、质量安全、长效管理为宗旨。

瑞金医院构建门诊运行评价指标体系主要依据国家的政策文件、历史文献、统计数据等资料，遵循公益性、医院发展规律、定量与定性衔接、纵向和横向结合、多角度多层次的综合分析，同时按照客观性、兼顾性、全面性、可操作性、动态性、数据化等原则进行数据初筛，最终形成涵盖资源配置、工作效率、医疗质量、服务质量、用药管理、满意度 6 个方面、28 项指标的评价体系。资源配置中包含门诊诊间数、辅助诊间数、医师数、自助设备数这 4 项指标，工作效率包含门诊人次数、专家门诊人次数、专家出诊率、专家达标率、专病门诊人次数、门诊多学科会诊数、医师日均担负诊疗人次这 7 项指标，医疗质量包含门诊电子病历质量、处方合格率、诊疗规范性、门诊输液质量、护理质量这 5 项指标，服务质量中包含门诊预约率、患者平均等候时间、服务类投诉这 3 项指标，用药管理包含高价处方、靶向药、精麻类药品、次均费用、药占比这 5 项指标，满意度包含患者满意度、患者对护理服务满意度、患者对医疗服务满意度、职工满意度 4 项指标。指标情况见表 3-7 所示。

表 3-7 指标体系

分类	指标编号	指标名称	指标意义
资源配置	1	门诊诊间数	可同时接待患者数的上限，数量越多接待能力越强
	2	辅助诊间数	可同时接待辅助检查的上限，数量越多接待能力越强
	3	医师数	数量越多排班越充裕，服务能力越强
	4	自助设备数	信息化设施可有效分流人工窗口排队，数量越多就诊等候时间越短
工作效率	5	门诊人次数	总体门诊服务人次
	6	专家门诊人次数	高质量门诊服务能力，数值越高说明医疗水准越高
	7	专家出诊率	应该 100%按排班表出诊，数值低会造成反复取消预约，导致社会评价降低
	8	专家出诊达标率	按规定门诊出诊应有 60%以上副高职称以上医生，才能保证医疗质量
	9	专病门诊人次数	体现大型三级甲等医院的专科化水平，数值越高说明医疗特色越鲜明，更有利于患者选择合适的医生
	10	门诊多学科会诊数	反映疑难复杂疾病处理能力，数值越高说明接诊的复杂病例越多，对社会贡献越大
	11	医师日均担负诊疗人次	反映医生工作负担，并非越高越好，需综合考虑医生接诊的质量和效率，过少负担诊疗人次造成浪费，过多负担诊疗人次可能降低医疗质量、增加医师疲劳

续 表

分类	指标编号	指标名称	指标意义
医疗质量	12	门诊病历(电子)质量	门诊客观医疗记录，一般不应出现乙级病历，优良率应在85%以上
	13	处方合格率	药物使用规范性指标，一般处方合格率应该高于90%
	14	诊疗规范性	按各科室质控指标开展诊疗的比例，应根据资质、适应证等开展合规的门诊诊疗
	15	门诊输液率	是同期内输液处方数占处方总数的比例，要减少门诊输液数量，只有具有明确适应证且无其他替代治疗方式的情况下才可进行门诊输液，应进行专项处方点评
	16	护理质量	反映门诊护理的规范性，应按护理常规和质控标准规范操作
服务质量	17	门诊预约率	一般要求>60%
	18	患者平均等候时间	预约患者平均等候时间应在30分钟以内
	19	服务类的投诉	应在7个工作日内办结
用药管理	20	高价处方	单张处方金额>500元的处方，应符合科室诊疗常规和合理的用法用量
	21	靶向药	应符合“三定”原则，定诊断、定专病、定医师
	22	精麻类药品	应符合国家麻醉药物和精神药品管理有关规定
	23	次均费用	门诊全部费用/挂号次数
	24	药占比	药品收入/(药品收入+医疗收入+其他收入)
满意度	25	患者满意度	通过满意度调查问卷获取
	26	患者对护理服务满意度	满意度问卷中有关护理服务问题的结果
	27	患者对医疗服务满意度	满意度问卷中有关医疗服务问题的结果
	28	职工满意度	职工满意度问卷中对医院的满意度

将该体系应用于上海交通大学医学院附属瑞金医院45个临床科室的门诊运行评价，结果显示，该体系能够全面、客观地评估各临床科室在我院门诊的运行情况。各临床科室在门诊运行的指标得分差异较大，这既受主要病种不同的影响，也反映了不同学科门诊医疗管理能力的差异，需要做深入分析。作为大型三级甲等综合性医院，瑞金医院的临床科室应该着眼于解决全国各地的疑难复杂病例，并不单纯考核门诊人次和门诊费用。在确保医疗安全、开展规范诊疗、提升医疗质量的基础上，积极提高效率、降低浪费，依托医院平台，发展优势学科，带动弱势学科，为患者提供高效及高质量的医疗服务，使患者满意。

实施门诊运行评价考核体系主要有两方面意义：一是对医院门诊运行管理的进展进行判断，二是对医院门诊运行和服务举措进行整改。医院门诊的运行管理不应仅停留在建立制度或细化报表的程度上，而需要建立配套的评价考核体系，从而提升医院门诊精细化管理效率，具体实施步骤是将精细化管理的目标进行分层细化，针对细化后的管理目标设置相应的考核方案、制定考核指标，同时配以适当的激励措施。通过考核—改进—再考核—再改进的不断循环，进行系统规划，持续提升精细化管理水平。

第 4 章

“严质量”——推进公立医院门诊高质量发展

2020 年新型冠状病毒的爆发给整个医疗系统带来了巨大的考验，毫无疑问公立医院承担了最紧急、最危险、最艰苦的医疗救治工作，发挥了主力军的作用。这场公共卫生事件毫无疑问给公立医院的门诊发展带来了巨大影响。这种影响不单单是增加了流行病学调查、预检测温那么简单，也带来了下一阶段门诊管理的发展契机：新的理念、新的模式快速推进引入到门诊的工作中，如在线问诊、预约诊疗等等。门诊作为公共医疗服务的最主要提供场所，只有做好门诊的管理工作，提高医院抵御重大公共卫生事件风险的能力，才能保障医疗系统的稳定性。2021 年，全国医疗管理工作会议上提出，要全力推进公立医院高质量发展，以改革创新为动力，实现公立医院发展方式从规模扩张转向提质增效，运行模式从粗放管理转向精细化管理，资源配置从注重物资要素转向更加注重人力资源发展，推动公立医院进入高质量发展的新阶段。那么在后疫情管理时代如何推进公立医院门诊高质量发展？我们认为不论门诊管理怎样变化，应该严守质量的准线，做好门诊管理的质量控制工作，提高门诊抗风险的能力。

4.1 门诊质量管理的基础

4.1.1 质量管理相关概念

管理学中讨论的“质量”是一个社会学的概念，对应的是英文中的“quality”，其定义是客体的一组固有特性满足要求的程度。

质量管理(quality management)：是指确定质量方针、目标和职责，并通过质量体系中的质量策划、质量控制、质量保证和质量改进来使其实现所有管理职能的全部活动，即为了实现质量目标而进行的所有管理性质的活动。而门诊管理质控工作的内涵就是做好门诊的质量管理。

质量方针（quality policy）：是由某组织的最高管理者正式颁布的该组织总质量宗旨和方向。而门诊管理的质量方针应该遵循国家相关政策与发展目标，结合医院的发展规划来制定，如 2015 年发布的《〈进一步改善医疗服务行动计划〉实施方案（2015—2017 年）》的总体思路“坚持以病人为中心，以问题为导向，以改善人民群众看病就医感受为出发点，围绕人民群众看病就医反映比较突出的医疗服务问题……”，而在 2018 年发布的新一版计划中，则强调了“充分运用新理念、新技术，促进医疗服务高质量发展，保障医疗安全”。门诊管理者的质量方针应该围绕着相关内容进行拟定，例如瑞金医院门诊在 2016 年开始围绕“门诊 360 度全方位提升患者体验”主题开展服务改善工作，在 2018 年开始围绕创新门诊管理模式，开展多学科管理模式、标准化慢病管理模式等，都是根据当前时段的重点任务制定相应质量方针。

质量目标（quality objective）：是我们在质量方面追求的目的，可以看作是对质量方针的细化，以质量方针为指导制定“可视化”的目标。质量目标的理论应依据行为科学和系统理论。从行为科学的“激励理论”来看，要调动员工的积极性应该充分满足个体的需求；从系统理论的角度，要实现组织总的质量目标必须协调各个部门甚至个体的活动，因此质量目标必须是“可视化”的，制定能够激励个体实现、可度量、可比较的质量目标。对门诊管理者来说，制定门诊管理的质量目标非常关键，制定科学的门诊管理质量目标，才能保证门诊管理的高质量发展。

质量策划（quality planning）：是一个衔接“虚”与“实”的过程，通过制定战略性的质量方针，根据质量方针设定质量目标，根据质量目标确定工作内容（措施）、职责和权限，然后确定程序和要求，最后付诸实践，这个过程就是质量策划的过程。

质量控制（quality control）：是指为达到质量要求所采取的作业技术和活动。质量控制是为了通过监视质量形成过程，消除质量环上所有阶段引起不合格或不满意效果的因素，以达到质量要求，获取经济效益，而采用的各种质量作业技术活动。在企业领域，质量控制活动主要是企业内部的生产现场管理，它与是否有合同无关，是指为达到和保持质量而进行控制的技术措施和管理措施方面的活动。在门诊管理中，质量控制主要是对门诊就诊流程的各个环节进行质量控制，包括医疗安全、服务质量等方面，达到患者满意、人民健康的效果。

质量保证(quality assurance)：可以看作是一种信用凭证，为使得人民相信某实体能够满足质量要求，而在质量体系中实施并根据需要进行证实的全部有计划、有系统的活动。对于大部分人而言，更加熟悉的是外部质量保证，如 ISO9001 质量认证体系。在医院管理中，我国的等级医院评审也可以看作是一种质量保证工作，国家医政管理机构根据等级医院的评审标准对医院的管理质量进行判定和认证，最后向社会公示。近几年，部分医院也兴起开展国际 JCI 认证①，也是对自己医院质量管理寻求一份外部肯定的信用凭证，以此来肯定医院的质量管理工作。

质量改进(quality improvement)：是对现有的质量水平在控制的基础上加以提高，使质量达到一个新水平、新高度。质量改进的步骤本身是一个 PDCA 循环，持续改进的质量管理理念应该贯穿门诊的管理工作。

4.1.2 质量管理的方法论

质量管理的方法体系主要包括全面质量管理、持续质量改进、系统管理和精益管理理论。各种体系对质量管理过程描述的侧重点不同，实际工作中往往穿插应用各种理论体系工具。

全面质量管理(Total Quality Management) 全面质量管理是指组织内部的所有部门、所有组织、所有人员都以质量为核心，融专业技术、管理技术、数理统计技术于一体，通过科学、严密、高效的质量保证体系，控制影响质量的因素，全面提高质量，其核心工作就是 PDCA 循环。全面质量管理应用于医院管理，就是要采用全程、全员、全面质控的理念，通过发现问题、反馈问题、修正问题、持续改进等循环反复，来达到提高质量的目标。

全面质量管理的基本工作法是戴明 PDCA 循环工作法。针对该工作法，可用四个阶段，对其反复循环的工作程序进行展示。第一阶段，即计划阶段，应找出质量问题及

---

① JCI 是国际医疗卫生机构认证联合委员会(Joint Commission on Accreditation of Healthcare Organizations，简称 JCAHO)，系对美国以外的医疗机构进行认证的附属机构。JCI 由医疗、护理、行政管理和公共政策等方面的国际专家组成，他们分别来自西欧、中东、拉丁美洲及中美洲、亚太地区、北美、中欧、东欧以及非洲。目前 JCI 已经给世界 40 多个国家的公立、私立医疗卫生机构和政府部门进行了指导和评审，13 个国家(包括中国)的 89 个医疗机构通过了国际 JCI 认证。

成因，并依据主要成因，制定针对性的解决对策。第二阶段，即实施阶段，应依据制定好的解决对策，进行贯彻落实工作。第三阶段，即检查阶段，应对解决对策的实施效果进行调查分析。第四阶段，即处理阶段，应对执行对策的成功经验进行总结，并整理成既定标准，而相关遗留问题，将在PDCA循环中加以解决。在全面质量管理中，常用的统计方法包括一般统计法、数理统计法、工具法等。所谓一般统计法，即调查表、价值工程法、因果图、排列图、分类法等；所谓数理统计法，即正交实验法、优选法、控制图、抽样检验等；所谓工具法，即帕累托分析法、横向思维、鱼缸会议、关联图法、团队记名点数法等。

以门诊的医疗质量与安全为例，对医院医疗质量与安全管理中对全面质量管理进行实际应用的时候，首先要建立完善的全面质量管理流程，才能为促进医院医疗质量与安全管理水平的提高奠定基础。全面质量管理流程的完善，一是应当以医院质量与安全管理的要求及具体目标为根据，建立基于全面质量管理的组织机构，并由该机构负责组织医院全体医务人员对全面质量管理的相关理论知识、技能进行学习，使全体医务人员均能对全面质量管理的实施要求等有所了解，并学会应用全面质量管理的相关方法、技术来改进医疗活动。组织机构还要负责对全面质量管理的实际实施情况进行监督与管理，并以全面质量管理的实际应用效果为根据，及时对全面质量管理的流程进行优化调整。二是对全面质量管理理论进行拓展，制定医疗质量管理的具体条例，灵活采取多种多样的手段，对条例进行推广，确保其落实效果，进而实现全面质量管理的目标，即提升医院医疗质量与安全管理水平。同时，调查分析医院医务人员，特别是中高层管理人员对全面质量管理的满意度，建立完善的全面质量管理效果评价机制，并制定与之相应的奖惩机制，从而实现全面质量管理执行力度的加强，推动全面质量管理的切实落实。三是应当以前一阶段的实际实施效果为根据，对全面质量管理流程进行改进与完善，确保全面质量管理在医院医疗质量与安全管理中的持续性使用。

持续质量改进(Continuous Quality Improvement) 持续质量改进是在全面质量管理基础上发展起来的、更注重过程管理和环节质量控制的一种新的质量管理理论。它强调以患者的需求为导向，通过质量的不断改进来提高患者满意度，同时也体现了医疗工作不应仅限于达到最低质量指标，而要创造一种氛围，在这种氛围中，所有成员都积极参与，不断提高质量，追求最佳。

质量的形成具有自己的基本规律，持续质量改进的理念要应用于医院管理也必须遵循这个规律。医疗过程在持续质量管理的理念中是质量的控制系统，在这个系统中为了能做到对医疗质量加以实时控制，首先要对医疗过程进行分析，根据目前的医疗质量需求选择关键环节，确定基本要素。其次，与规范标准相结合，在前馈、现场、反馈三种控制技术的基础上将信息技术引入其中，设计能对医疗质量进行实时控制的软件，实现信息化的管理模式。最后，扩展常用的事后评价管理，增强事前和事中的控制与干预。该系统的具体应用模式有如下三点：第一，对医疗要素的管理。医疗质量的基本要素与影响因素都是多种多样的，对这些要素的管理不能一成不变，必须结合当前社会的需求和规范标准进行分析，做到精细化、明晰化，最终确定出针对医疗质量和医院管理的基本控制指标，并以该指标为基础，制定详细、合理的控制标准。第二，对医疗过程的管理。患者在医院就诊是需要遵循一定的流程来进行的，按照这个流程将医疗过程细化分割成数个具体的环节，对每个环节都提出具体的质量要求，令医院的医疗服务能做到合理规范、及时准确。并且，不能对所有患者实施"一刀切"，面对危重患者、新入院患者、手术患者等特殊患者时应注意重点照顾、重点治疗，不能疏忽对医患沟通的管理。第三，对医疗监控的管理。结合最新的科技手段，医疗的监测和控制已经能做到实时进行，通过在网络终端中输入质量信息与标准细则，就能以信息技术对医疗过程的每个环节质量实施干预，对质量控制人员实际的质量控制工作加以指导。这种监控管理的实施方式分为前馈控制、现场控制、反馈控制三种。前馈控制的时间先于实际的医疗实践活动，在这个阶段需要进行足够的研究和分析，设计各种防范措施来预先保证医疗过程的质量水平。现场控制是管理控制的重中之重，需要对医疗过程中的每一个环节进行监测，密切关注医疗过程中产生的质量偏差，对这些偏差及时发现、及时干预、及时修正，可以说现场控制是实际医疗质量的最终保障。反馈控制具有双线反馈与多线反馈两种主要形式，是医院发现问题、解决问题、查缺补漏、水平进步的关键。通过开展反馈控制可以实现医院全体人员的医疗信息共享，最终实现对问题申诉、问题核实、问题解决的完全控制。

系统管理(System Management) 系统管理理论表现为任何机构或组织的管理本身是一个相互关联、相互影响的系统，应全面分析和综合控制系统中的每一个因素，以确保管理职能的有效性。整体医疗、整体护理都是系统管理理论在医院工作中的延伸与实践，应用系统管理理论就是要求将医院门诊作为一个质量管理整体，应将门诊医疗质量及其可能的影响因素都纳入质量管理体系。

精益管理（Lean Management）[①] 精益管理要求企业的各项活动都必须运用“精益思维”（Lean Thinking）。“精益思维”的核心是以最小的资源投入，包括人力、设备、资金、材料、时间和空间，创造出尽可能多的价值，为顾客提供新产品和及时的服务。精益管理的原则是：从顾客的需求出发，由顾客决定企业应该生产怎样的产品，企业要在短时间内快速反应，生产满足顾客需求的特定产品。精益管理能够帮助企业降低库存，减少浪费，缩短生产周期，提高产品质量，使得各种资源（能源、空间、材料、人力等）的使用效率提高，各种浪费减少、生产成本下降，企业利润增加。同时，员工士气、企业文化、领导力、生产技术都在实施中得到提升，最终增强了企业的竞争力。对于服务型企业而言，能够提升企业内部流程效率，做到对顾客需求的快速反应，可以缩短从顾客需求产生到实现整个过程的时间，大大提高顾客满意度。

精益管理思维在资源管理上，强调要充分利用现有资源，减少浪费，提高生产设备等固定资产的利用率。在质量控制上，强调事前控制，预防不合格品的发生。另一方面，信息的准确性，对保证生产的精益化尤为重要，准确的信息传递，准确的需求预测也是完成精益管理的要求。

精益管理的思维对于门诊管理高质量发展有着重要的意义，高质量发展要求公立医院从“量”变转向“质”变，以患者为中心提高患者的满意度，从患者的需求出发，丰富门诊服务的内涵，这与精益管理的目标相契合。目前我国大型公立医院门诊量已趋于饱和，而患者的就诊体验不好。分级诊疗下优质的医疗资源要向下沉，必然分流出一部分人流向基层医疗机构，而公立医院门诊要抓住这样的时机，改革门诊服务流程，提高医疗资源的利用效率，丰富门诊的服务形式，增加患者的就医获得感。

4.1.3 公立医院开展质量管理特性

2021 年 3 月 31 日，国家卫生健康委发布了《关于 2019 年度全国三级公立医院绩效

---

① 精益管理源于精益生产。精益生产是美国麻省理工学院教授詹姆斯·P. 沃麦克等专家通过“国际汽车计划”（IMVP）对全世界 17 个国家 90 多个汽车制造厂的调查和对比分析提出的，他们认为日本丰田汽车公司的生产方式是最适用于现代制造企业的一种生产组织管理方式。

考核国家监测分析有关情况的通报》，这份三级公立医院的国考成绩单也从侧面说明了随着医疗卫生体制改革的不断深入，对于医院的管理质量有了更高的要求，医院的科学管理质量已直接影响到医院的可持续发展能力。近几年来，门诊的管理也通过引进全面质量管理、持续性质量改进、系统管理等国外先进的质量管理理论和方法，进一步提升门诊管理水平，持续改善门诊医疗服务质量和效率，探索构建现代化的门诊质量管理体系。

尽管质量管理的理念长期在企业、工厂等组织中实践，但引入到医院管理实践中的时间并不长，长期以来，我国公立医院的行政管理人员的管理专业性不强，主要都是由临床工作者兼任或者转岗担任的，管理的专业性不高，对管理学科的知识储备不足。此外，公立医院相较于企业的管理场景，具有特殊的管理特性：

持续高负荷的工作状态。由于我国长期的医疗资源相对缺乏和分布不均，人民群众的医疗需求日益突出，大型综合性医院普遍存在医疗服务需求量不断扩大、医务人员持续高负荷工作的现状。因此，在大型公立医院的门诊质量管理中，重中之重是如何持续优化诊疗流程，提高医疗服务效率以确保医疗质量和患者安全。

高度复杂的组织结构工作背景。大型公立医院由其工作性质决定了其管理要求较高，执行管理职能的组织结构高度复杂。与此同时，专业细分的特点突出，临床科室呈现亚专业化发展。因此，在门诊质量管理中，如何强化组织管理、有效提高管理效率、避免过度专业化导致的全科医疗能力缺陷等是医疗质量管理中不可忽视的关键问题。

承担的社会责任较大。我国的公立医院通常在所处区域内具有一定特殊的影响，是公众和社会关注的焦点，承担的社会责任较大。公众和社会对高等级综合性医院普遍存在医疗需求高、期望值也高的态势，这种期望值与实际诊疗效果之间的落差，也是大型公立医院持续提高医疗技术和质量的出发点和源动力。

4.2 构建公立医院门诊质量管理体系

质量体系是指实施质量管理的组织结构、程序、过程和资源。建立门诊质量管理体系实际上就是明确实施门诊管理的组织结构、门诊管理的方法手段，将门诊质量管理目标切实落实的流程以及这当中调动的资源。

公立医院门诊质量管理体系应该吸收企业管理的先进理念，门诊全面医疗质控体系的构建要符合实施全程监控的思路，通过完善质量管理组织，建立健全质量管理制度，建立质量管理四级质控体系，建立质量管理信息系统以及质量监督制度等管理方式，逐步建立起全过程、全方位、全覆盖的规范化、精细化、现代化的门诊管理制度及制度执行保障体系，保证门诊医疗质量和安全，改善门诊服务质量，实现医疗水平先进、患者满意、医患关系和谐的改革蓝图。在医疗卫生体制改革的新形势下，增强医院门诊的核心竞争力，促进医院门诊健康持续发展。

从质量的内涵上看，公立医院门诊的质量管理范围可以分为两大部分：医疗质量和服务质量。在门诊开展的主要是医生的问诊咨询、检验检查以及简单治疗，因此门诊医疗质量的内容主要以保障患者就医的安全性、诊疗的有效性为主，而服务质量模块，则包括人员、环境、就诊流程、信息、患者满意度等。以上海市门诊管理质量控制中心 2017 年发布的质控标准为例，将所有的质控标准分为两大部分：门诊服务质量控制标准(70 分)和门诊医疗质量控制标准(30 分)。

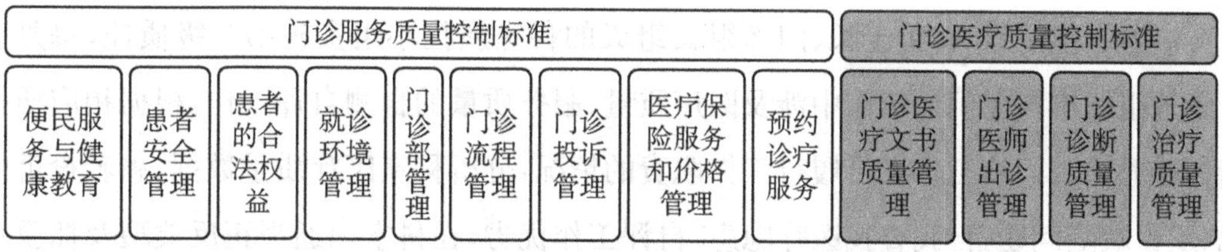

图 4－1 上海市门诊管理质量控制中心市级质控标准(2017 年版)

4.2.1 健全门诊质量管理组织结构

瑞金医院门诊质量管理建立一个由分管医疗副院长领导控制、职能部门主管质控、业务科室内部质控、所有门诊职工个体自控组成的四级门诊质量管理控制网络，制定质控目标，明确各个质控网络的工作职能及责任分工，各级组织定期开展监督检查，有效地进行自控和互控，实施环节和终末医疗服务质量全面监控，促进院领导、职能部门和业务科室之间管理上的互动，形成全员参与、齐抓共管门诊质量管理的良好格局。

一级网络的自控和互控使临床科室每个门诊工作人员切实做到质量从身边做起，

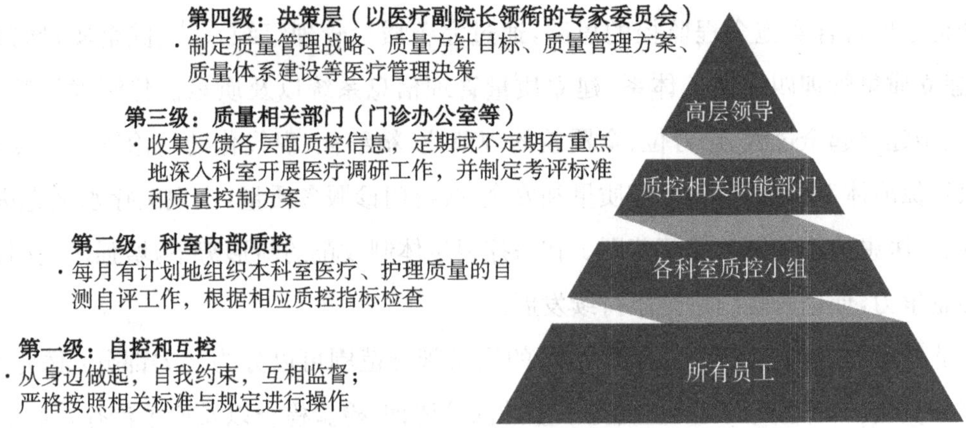

图 4-2　瑞金医院“以门诊办公室为主导，多部门协作”的质量管理组织结构

自我约束，互相监督。各科室质控员严格按照医院的规章制度、质控标准实时监控本科的门诊质量动态，如检查各项规章制度、操作规程的贯彻执行、医疗文书书写质量，提出改进门诊质量的合理化建议。

由各科室主任、科护士长、门诊组长组成的科室质控小组实施第二级质控，每月有计划地组织本科室门诊工作中涉及医疗质量、服务质量的自测自评工作，根据相应质控指标随时检查门诊工作人员履行工作职责的情况，分析科室医疗质量数据、患者投诉情况、质量缺陷问题，自我查找医疗隐患，自评工作优劣，在科室内通报正反典型及抓重点教育讲评，并及时制定质量改进方案、措施和设计新的质量目标。

第三级质控为负责门诊质量管理有关的职能部门，瑞金医院形成了“以门诊办公室为主导，多部门协作”的职能部门管理模式，例如通过计算机中心实时对各科室的业务数据进行统计、追踪，定期汇总各科室的基础质量、终末质量及环节质量指标的数据；协同护理部每季度进行一次门诊护理质量检查；定期同药剂科开展处方点评等涉及医疗安全质量的门诊质控例会；协同医院感染管理科对院内感染进行全面综合的监控和目标监控，随时掌握医院感染动态，并做好院内感染的调查、预防、消毒、隔离等控制工作；门诊办公室督促、协调上述职能部门对各科室的考评工作，收集反馈各层面质控信息，定期或不定期有重点地深入科室开展医疗调研工作，调查核实医疗缺陷情况，将检查结果及时书面反馈至有关科室，并制订考评标准和质量控制方案，不定期抽查各种医疗文书的书写质量及医师在岗情况等。

第四级质控为质量管理委员会，由医院医疗副院长、各职能科室负责人、临床科室主任等组成，作为院级咨询、督查及决策层，定期召开会议研讨、分析、处理质量管理工作中的重要问题，对医疗质量典型案例进行评议，综合评价医疗质量，制定质量管理战略、质量方针目标、质量管理方案、质量体系建设等医疗管理决策。

瑞金医院门诊质控管理依托强大的专家团队，根据门诊工作的需要，设立了门诊医师资质审定专家委员会、门诊空间管理专家委员会、门诊管理质量控制专家委员会、多学科诊疗(MDT)专家委员会等，定期召开工作例会指导门诊质量管理工作，通过例会讨论门诊管理中遇到的问题和解决方案，对门诊重点工作(如多学科诊疗)组织考评工作，制定考评标准等。而门诊日常的质量管理活动是以门诊办公室领导的门诊管理质控小组的形式开展日常质控活动。门诊管理质控小组接收门诊办公室下发的质控标准，并在科室内开展培训。按质控标准对照日常医疗行为，如有违反质控标准的情况立刻制止并报告门诊办公室；根据门诊办公室安排参加质控联合检查；落实本科室质控检查所发现问题的后续整改；配合完成整改后复查。

4.2.2 门诊质量管理的工具

1. 看板管理——建立可视化的门诊质量管理监控系统

看板的应用最初来源于丰田汽车公司，看板管理是丰田管理模式(Toyota Production System, TPS)最大的一个特点，并广泛被世界各地的企业应用。20 世纪 50 年代，为了应对市场需求多样化的新阶段，看板管理作为一种生产、运送指令的传递工具被创造出来。1953 年，日本丰田公司的副总裁大野耐一综合了单件生产和批量生产的特点和优点，创造了一种在多品种小批量混合生产条件下高质量、低消耗的生产方式，即准时生产(Just In Time，简称 JIT)。JIT 生产方式以准时生产为出发点，首先暴露出生产过量和其他方面的浪费，然后对设备、人员等进行淘汰、调整，达到降低成本、简化计划和提高控制的目的。在生产现场控制技术方面，JIT 的基本原则是在正确的时间，生产正确数量的零件或产品，即准时生产。它将传统生产过程中前道工序向后道工序送货，改为后道工序根据“看板”向前道工序取货，看板系统是 JIT 生产现场控制技术的核心，但 JIT 不仅仅是看板系统的展示，更重要的是利用看板系统来指导生产计划，减少浪费。

看板管理亦称“看板方式”“视板管理”。在工业企业的工序管理中，指的是以卡片为凭证，定时定点交货的管理制度。在现代企业中，看板管理是通过看板的运行控制企业生产全过程的一种现代管理技术，是企业实时拉动式准时化生产的一种现代管理手段。它的最终目的是降低库存，提高效率，同时看板使得准时化思想广泛地渗透到生产现场中，延伸至企业的管理工作中，能够迅速、有效地反映问题、解决问题。门诊管理中看板管理的应用主要是品质看板和生产管理看板。品质看板的主要内容有生产现场每日、每周、每月的品质状况分析、品质趋势图、品质事故的件数及说明、员工的技能状况、部门方针等。而生产管理看板的内容包括作业计划、计划的完成率、生产作业进度、设备运行与维护状况、车间的组织结构等内容。

在门诊质量管理中，我们对门诊的运行数据、医疗安全质量等内容按照时间、科室分类、门诊构成等不同的分类逻辑进行串联分析，例如根据时间逻辑，将门诊运行管理指标分为“日报看板”“周报看板”“月报看板”；按类型，日报看板为监督看板，周报看板为CIP看板(品管圈)，月报看板为质量指标看板。运用PDCA理念将三块看板串联，持续改进的问题进入下一环，环环相扣，最终形成闭环。而对于门诊管理的重点项目，要保证项目按照时间节点分布落实，项目相关人员能够充分了解项目进展，使用项目落实看板(甘特图)等工具更新工作进度，督促相关工作的落实(见图4-3和图4-4)。

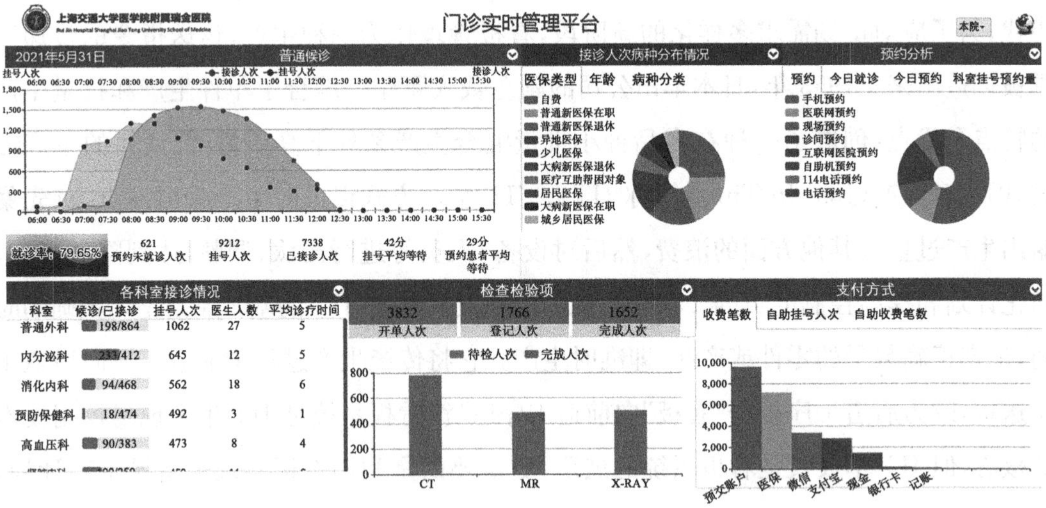

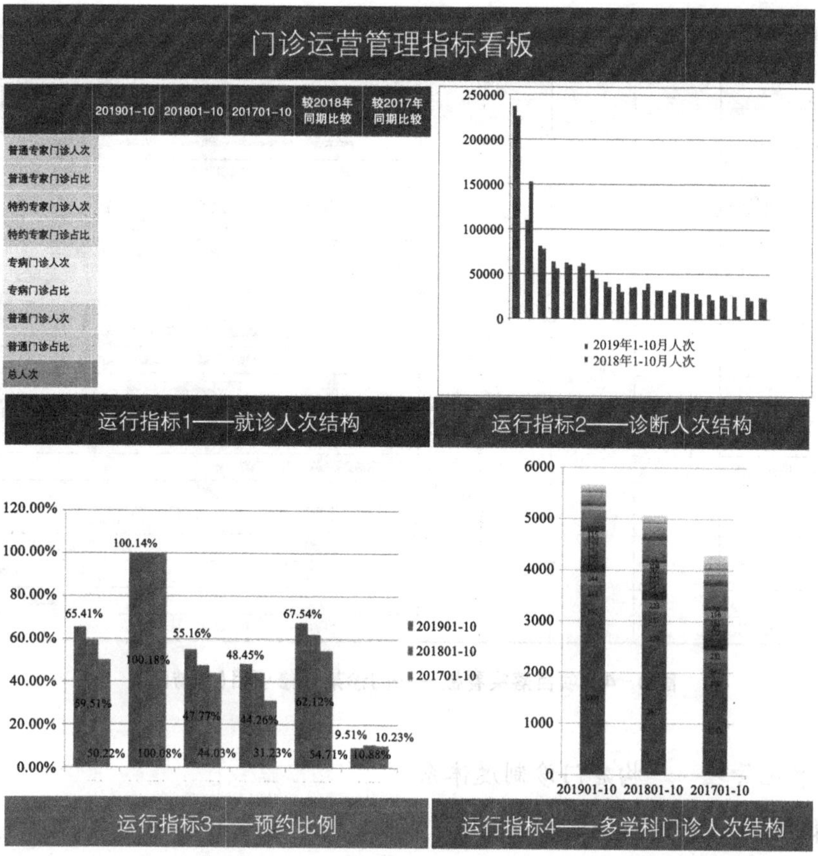

XXXX年XX月各科室绩效考核表

项目	常规工作					医疗数量	医疗质量					服务质量			履行社会责任/解决疑难病例能力
占比	20					20	32					28			10
要求	出席医生组长会议：每月1次以及特殊情况的临时会议	出席医生上岗培训：6个月及以上未出门诊的医师，须经过上岗培训后方可出诊	门诊医师排班：每月按时递交出诊医师排班表（可以电子版或发送邮件），如果较长时间排班不变者，须写明期限，排班表如有变动须及时通知门办	按时到岗到位：准时开诊，不擅自离岗，不早退（包括退休专家）	规范停补诊：通过协同办公平台停补诊；原则上需提前4周停诊；临时停诊需及时补诊；(以上各项包括退休专家)	专家门诊出诊率：按月考核，当月出诊率≥95%（包括退休专家）	医疗差错、事故，包括输错诊断，以及擅自让患者自费购买医保范围内药物和耗材等	出诊医师全部具备行医资质：进修医生、实习生、在读硕博士须在上级医师指导下出诊	病史质量：符合初诊、复诊、配药、代配药病史相关要求	处方质量：合理用药，特殊情况注明原因并由患者在就医记录册上签字（包括退休专家、自费病人）	医师原因造成不合理退药	出诊医师量与门诊人次相匹配，预约病人候诊时间≤2小时（从护士台报到开始计时）	服务类投诉（包括退休专家）	黄牌警告	完成MDT数量
分值	2	2	2	7	7	20	8	7	5	7	5	5	8	15	10
科室1															
科室2															
科室3															
科室4															
科室5															

科室考核指标-绩效考核

图 4-3　门诊运行管理指标看板(实时、月报、年报)

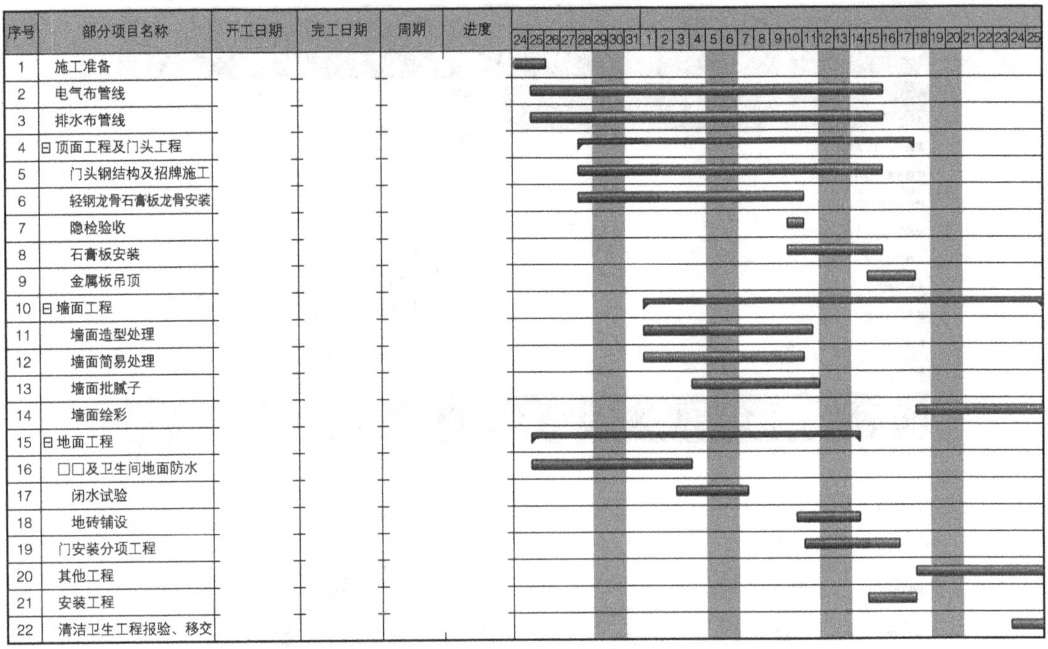

图 4－4 项目落实看板——门诊某装修项目(甘特图)

2. 标准化管理——构建门诊制度体系

标准化(Standardization)——在经济、技术、科学及管理等社会实践中对重复性事物和概念通过制定、发布和实施标准，达到统一，以获得最佳社会秩序和社会效益。标准化的作用：第一，标准化为科学管理奠定了基础。所谓科学管理，就是依据生产技术的发展规律和客观经济规律对企业进行管理，而各种科学管理制度的形式，都以标准化为基础。第二，标准化是组织现代化生产的重要手段和必要条件。随着科学技术的发展，生产的社会化程度越来越高，生产规模越来越大，技术要求越来越复杂，分工越来越细，生产协作越来越广泛，这就必须通过制定和使用标准，来保证各生产部门的活动，在技术上保持高度的统一和协调，以使生产正常进行。所以，我们说标准化为组织现代化生产创造了前提条件。

标准化有四大目的：技术储备、提高效率、防止再发、教育训练。在医疗机构中，标准化具有重要的意义，有利于好的诊疗方案和操作模式固化，为患者提供优质的医疗服务。在工作流程上，标准化的操作能够提高效率，节约成本。对一些特殊情况进行预判，制定标准化的操作流程，指导工作人员能够快速地对突发事件进行预判和操作，降低风险，保证诊疗安全性。工作人员的再教育和培训，是通过学习既定的标准化内容，如医师通过门诊的岗前培训对门诊的规章制度进行学习和熟悉后，才能够在门诊出诊。

标准化管理是一项复杂的系统工程，具有系统性、国际性、动态性、超前性、经济性等特点。标准化管理是一套全新的管理体制，遵循戴明PDCA管理模式，建立文件化的管理体系，坚持预防为主、全过程控制、持续改进的思想，使组织的管理工作在循环往复中螺旋上升，实现组织业绩改进的目的。

实行标准化管理，第一可以提高管理专业化水平：形成标准化的制度体系，可以有效避免由于组织缺乏相对稳定和统一的标准导致管理经验难以推广的缺陷。第二，提升管理绩效：通过标准化管理形成不同的程序化模块，最终实现各阶段、各环节工作的有机衔接，实现过程的有效控制，从而提高过程绩效。第三，降低项目管理成本：实施标准化管理可以将组织的成功经验、管理标准、技术措施成功“复制”到类似的组织中。

标准化管理制度体系构建的目的是规范组织活动全过程中所有参与方的行为。因此在标准化管理制度体系设计中应遵循规范性原则、合理性原则、系统性原则、灵活性原则、简明化原则。标准化管理制度体系不只是简单、抽象的规章条文和表面制度框架的构建，而是形成相互制衡、相互促进、相互保障的三维空间体系。标准化管理制度体系结构可以从管理对象、制度类型、制度范围等维度加以考虑。在设计标准化的管理制度时，主要从三个方面的内容去设计：管理组织、管理流程和管理方法。

管理组织：管理组织不只是组织结构的构建，还包括管理目标、管理任务、管理职责、管理权限等，是对组织管理过程中重复出现的管理活动制定管理的目标、划分各参与方的职责和权限等。管理组织的设计要注意管理幅度与跨度，同时应遵循目标统一、责权利平衡、组织制衡、保持连续性和统一性等基本原则。

管理流程：管理流程是指组织所进行的一系列活动应遵循的程序，它将管理活动在时间进程中的分布和实践上的次序加以确定和固定。管理流程的核心是识别每一项重要的工作和确定这些重要工作之间的组织顺序。

管理方法：管理方法主要是指项目管理的方法，即完成管理过程、行使管理职能所运用的方法。不同的管理阶段、管理过程和管理内容，应根据其不同的特点，选择适当的方法或者将某几种方法结合起来使用，这样才能有效实现管理目标。

在确定设计的制度内容方向后，应该从管理的对象出发(即通过制度希望约束的人、事、物等等)，确定管理对象后，我们就可以引申出相关的制度细则。从管理组织上看，以门诊医师为例，其作为管理对象，在门诊的管理制度中应该明确其岗位职责、准入标准、权限等等。从管理流程上看，门诊应急预案的管理，应该制定门诊不良事件的应急预案操作流程，确定不良事件的影响范围，如何控制事态蔓延。从管理方法上看，门诊质控管理，应该确定考评的标准和考评方法等。

要构建门诊制度体系，必须要建立健全各项规章制度和工作流程。门诊制度体系是一致行动的共识。医院门诊是一个很复杂的业务环境，由多个相对独立、专业的运作单元组成，例如医生、护士、医技、药师、财务等，其业务工作都具有专业性，而完成一个患者的诊疗流程，需要多个单元的密切协作，完整的制度体系在协调各个独立运作的单元中发挥着重要作用。必须通过制度规范明确各个单元的岗位职责、权限，才能保证其各司其职。另一方面，制定在各个环节中各个单元的工作细则，有助于理顺流程，提高效率，保证门诊的工作秩序。

建立健全门诊制度体系具有十分重要的意义。门诊制度体系可以避免系统性错误。所谓系统性错误，是与随机性错误相对的概念，是由可避免原因造成、会重复发生的错误。纠正系统性错误的重要方法就是建立管理体系，并持续利用质量管理 PDCA 循环的方法对其进行修正。现代医院管理的核心制度就是医学发展过程中对诊疗过程常见的系统性错误采取的针对性解决方案。定期对门诊发生的不良事件进行讨论，制定相关的措施避免相关问题的再发生，通过制定制度将措施固化，以达到避免系统性错误再发生的效果。

门诊制度体系应当是最佳实践的固化。制度的建立和修正就是将每个单元、每个员工好的工作经验固化下来。将个体的智慧升华成为组织的智慧，将头脑里的东西，外化成文字、表单、流程图乃至信息系统。由于医学的不断发展，诊疗和管理方式也在进步。制度的建立也需要不断地反思，搜集最佳实践并更新到制度体系当中。门诊制度体系是公众信任的保障。良好的制度体系也是达成公众、政府、医保机构等信赖的基础，很难想象缺乏制度的医疗机构能够保证医疗质量并在每次的诊疗过程当中产生一致性的诊疗结果。

建立良好的门诊环境，配备高素质的人员队伍，装备优良的技术设备，落实严格的门诊管理制度是门诊工作高质量、高水平、高效率运转的重要条件。其中管理是决定要素，制度又是实现有效管理的重要保证，因此必须高度重视门诊管理制度的建立和落实。

门诊制度体系从类型看分为岗位职责、工作流程和管理制度、应急预案、特殊专项制度四大类型。其中岗位职责主要包括岗位设置与人员配备，工作流程和管理制度主要包括各项医疗服务核心制度与流程，应急预案主要包括水、电、火、气、信息系统等突发故障及突发公共卫生事件，特殊专项制度如新型冠状病毒疫情防控专项方案等。在制度体系中最核心也最常会涉及的就是工作流程和管理制度，其主要内容涉及依法执业、门诊服务、质量安全等内容。依法执业是门诊制度的基础，要求医疗机构必须依法依规开展各项门诊诊疗活动，以瑞金医院为例，根据《医疗机构管理条例》《中华人民共和国执业医师法》《处方管理办法》等法律法规，制定了《门诊医师资质管理条例》《门诊各级人员出诊管理制度》《门诊处方开启与管理制度》《门诊病历书写与管理制度》等符合依法执业要求的门诊管理制度，并在此基础上制定《专家门诊申请流程》《专病门诊申请流程》等相关工作规范。

在 2017 年国务院办公厅印发的《关于建立现代医院管理制度的指导意见》中特别指出，完善医院管理制度，要全面开展便民惠民服务。门诊作为医院的窗口，要重视通过制度落实门诊流程优化，以患者为中心，不断优化门诊就医流程，促进就医满意率提高。随着国家对预约诊疗工作、分级诊疗、多学科诊疗等改善医疗服务专项工作的推进，门诊的管理制度也根据相关的工作内容得以丰富。例如，《门诊预约诊疗管理办法》《门诊号源管理实施细则》《门诊遏制“号贩”倒卖号源的相关规定》等制度落实门诊预约工作，逐步提高患者预约就诊比例。制定《门诊信息发布公示相关管理办法》《门诊信息公开工作相关规定》等，保障信息的公开透明，为患者提供有效的门诊信息，并制定相关信息公示流程规范，及时向公众发布门诊信息。制定《门诊医患沟通制度》《门诊部投诉、信访管理条例》等内容落实患者服务，反馈患者意见，提高患者的就医满意度。建立《门诊健康教育工作制度》，落实门诊健康促进工作。对门诊潜在的突发事件制定相关的应急预案，指导门诊人员按照相关工作规范快速处置。

制定《门诊传染病预检分诊制度》《门诊首诊负责制条例》《门诊医疗不良事件报告制度》《门诊医疗意外和突发事件报告制度》保障门诊医疗质量安全，降低不良事件的发生率，制定《门诊患者危急值报告管理》等相关规范，及时处理门诊医疗质量安全事件。以国家卫生法律法规如《中华人民共和国执业医师法》《病历书写基本规范》《处方管理办法》《三级综合医院评审标准》等为依据，结合实际情况，组织各单元制定和完善一系列科学的、合理的、可操作的医疗规章制度及各种工作流程，健全各级人员岗位职责。同时加强制度创新，对频发的医疗缺陷问题出台相应的具体可操作的管理制度，建立预防措施监控和防范医疗质量管理中可能出现的危机，有效控制医疗风险。制定各种检查标准、考核标准，把可考核可量化的质量指标如诊断质量指标、治疗质量指标、工作量和工作效率指标、医学检验技术指标、病历质量指标、质量成本控制指标等，按照三个最小(物化到最小、量化到最小、考核到最小)原则，制定出一套医疗质量标准化评估体系，涵盖三级医疗管理(基础质量、环节质量及终末质量)的定量与定性指标及各项医疗服务流程的质量标准。在质控内容上强调对质量问题是否有整改措施、改进措施是否及时，突出对医疗质量的持续改进，形成质控的良性循环。

3. 信息化管理——打造智能门诊管理系统闭环

信息化是指培养、发展以计算机为主的智能化工具为代表的新生产力，并使之造福于社会的历史过程。信息化管理是以信息化带动工业化，实现企业管理现代化的过程，它是将现代信息技术与先进的管理理念相融合，转变企业生产方式、经营方式、业务流程、传统管理方式和组织方式，重新整合企业内外部资源，提高企业效率和效益，增强企业竞争力的过程。

利用医院信息管理系统对门诊质量进行实时动态监控是近年来的一个新的趋势，通过网络随时准确捕捉和报告相关的医疗服务过程，加强各医疗环节缺陷的防范，使门诊质量管理网络化、信息化、数字化、平台化，提高了质控的效率与水平，通过实时采集、传递、反馈及数字化处理各种质量信息，不断提高对质量问题的预警与应变能力。

管理手段的信息化，有助于管理者掌控关键管理环节，将管理干预手段前移至事前，利用信息技术的精准判断，将管理手段嵌入到信息系统中，把管理阵地前移到医师诊间、医师工作站。如，在资质管理方面，对医生资质准入限控，登录权限对应个人职称和专业资质；在药品使用权限方面，按专病类别和职称实施专科药物分权限使用(如靶向药、抗生素分级管理)；在处方管理方面，医师工作站系统自动提示药物可用天数，限制违规开启；在安全管理方面，系统设单次/单日药物剂量上限，避免不安全用药；在输液管理方面，限定门诊输液科室和药品种类，门诊输液处方率低于千分之一。在门诊的文书管理上，针对病假单、病历进行严格管理，通过电子信息化手段规范了文书的格式，保证了信息的可追溯性。电子疾病证明书必须填写相关诊断打印后审核确认，规范病假单的开具流程，杜绝了病假单的造假和滥开病假。

信息化管理工具，帮助管理者实施精细化管理，在门诊管理中广泛应用电子化文书：电子化处方、电子化验单、电子检查单、电子病假单、电子注射单、电子住院单、电子病历、电子票据，将各种制度、标准细则嵌入系统设置中，安全有效、简化流程、自动审定、无须人工审批。根据国家《处方管理办法》《电子病历应用管理规范(试行)》，相应制定瑞金医院《门诊处方开启与管理制度》《门诊病历书写与管理制度》《门诊疾病证明书管理制度》，充分发挥信息化平台作用，将制度的管理规范、要求、标准、细则嵌入系统设置中。相较于传统的纸质手写文书，电子化文书可以避免系统误差，减少工作错误，杜绝医疗差错造成的医疗安全隐患。

A. 电子化处方：按《处方开启与管理制度》，将所有必须填写的项目制作于 HIS 系统内，通过 CA 认证后无须纸质处方患者就可直接去药房取药。将配伍禁忌、过敏提示、医保适应证提醒、标准用法用量、最大用药量等功能嵌入处方系统，一旦医生开具疑问处方，即跳出提示框提醒医生。系统自动判定上次配药是否用完，将特殊指定维护功能嵌入系统，当出现超量处方时医生可根据患者具体情况说明并自动完成审批，避免了患者奔波。

B. 电子化验单/电子检查单：瑞金医院门诊化验单已实现无纸化。HIS 系统可将现病史和体格检查、辅助检查内容自动导入电子检查申请单，避免医生重复输入。大部分检查可在诊间内直接完成预约，其他检查检验可根据项目自动生成预约地点和检查检验注意事项，打印在申请单上。大大简化了流程。

C. 电子注射单：根据电子处方的药品使用方法自动同步生成注射单，按医院规范门诊静脉输液的工作要求，仅部分备案科室可生成静脉滴注输液单，管理要求直接嵌入系统，避免医生误操作。

D. 电子病历：按《上海地区病历质量考核评价标准实施细则(2010 版)》的标准设计门诊电子病历标准化模板，所有必备项目强制填写不得跳过，避免了医生疏忽导致缺项。外院近期的检查检验可在拉卡后自动跳出供医生查询。本院的检验检查报告均可直接导入电子病历，历史就诊记录(含门诊和入院)可通过 360 系统查询，当天就诊开具的处方、检验、检查项目均直接导入病历，流调内容嵌入电子病历中，只需勾选是/否，大大减轻了医生手工输入量。支持科室根据专科专病维护科室模板，实现结构化病历，方便科室开展专科质控。电子住院单、电子疾病证明书均已嵌入电子病历中成为一个整体，可在书写病历的同时开具并一起打印。

E. 电子疾病证明书：按《门诊疾病证明书管理制度》，限定必须填写疾病具体情况，最长建议休息不得超过4周，避免医师误操作引起的纠纷。打印后的电子疾病证明书有唯一二维码可供查询真伪。

F. 电子凭证/电子票据：门诊全面实行电子票据和医疗付费，患者可通过医保电子凭证就诊，绑定银行卡后可实现信用付费无感支付。所有发票无须打印，可通过微信扫码自行获取。为方便患者，门诊所有自助报告打印机除可打印报告单外，还能打印3天以内电子发票。

通过这些信息化手段，既简化了患者的就医流程，实现了减少排队、减少人员接触、减少在院时间的目标；又简化了医生的操作流程，只要按规定完成一些关键信息的输入，其他重复内容都可通过自动或手工导入，自动审批方式完成，即使有误操作也能被信息系统及时识别及时拦截，保证了医疗安全，避免了差错和纠纷发生。

除了在门诊就诊环节中提高信息化的水平之外，瑞金医院门诊还依托信息化平台建立门诊后台管理监控系统，实时观察挂号量、各科室已接诊患者数、候诊患者数、平均等待时间，根据实时数据进行精细化干预，对人流密集的楼层派出门诊办公室工作人员和保安维持秩序，对候诊患者较多的科室到现场观察指导，及时协调科室派遣支援医师。实时掌握门诊预约、支付、患者构成比等信息，评估各项服务措施的作用。根据后台管理监控数据，可有针对性与科室主任沟通，调整门诊专科安排、诊室安排、医师安排，提高效益，减少患者等待。

4.3 门诊质量管理的活动

4.3.1 "品管圈"活动

1. "品管圈"概念

品管圈(Quality Control Circle，QCC)就是由相同、相近或互补性质的工作场所的人们自发组成数人一圈的小圈团体(又称QC小组，一般6人左右)，全体合作、集思广益，按照一定的活动程序来解决工作现场、管理、文化等方面所发生的问题及课题。它是一种比较活泼的品管形式。目的在于提高产品质量和提高工作效率。品管圈的实质就是成立质量管理小组，通过质量管理小组对门诊的医疗质量、服务质量进行收集、整理、分析、解决、提高。

2. 开展“品管圈”活动的前提

在实施品管圈的过程中应该注意做到以下四个方面的内容：

第一，实施明确的企业精神，培养企业文化。一个企业从创立之初，就应该有自己发展的方针和目标，也就是所谓的“企业精神”，当一个企业确立了这样一种精神，才能够驱使员工对自己的职业发展找到明确的方向，影响员工的思想意识，鼓励员工在职场中充分发挥才能和创造力。严格的管理制度并不能完全决定企业成败，优秀的企业精神也助推了一家成功企业的诞生，因此企业精神构成了企业生存的基础和发展的动力。企业精神的培育与企业领导者的素质和作风紧密相关，其身体力行、言传身教，对企业精神的定型起着关键的作用。企业文化可以理解为企业的观念形态、文化形式和价值体系的总和，是企业员工信念和凝聚力的体现，企业的领导者如果管理有方，措施得力，在企业中建立了具有鲜明个性和独特风格的企业文化，确立了一种能够使企业领导与全体员工上下一心、目标一致的企业精神，那么企业管理一定会成功，经济效益一定会提高。同样，门诊的质量管理者同样需要给员工树立明确的精神和文化，它可以来源于医院本身的医院精神文化建设，可以根据门诊工作的需求作进一步引申，这种精神文化的建设是根据门诊管理的质量目标决定的。

第二，领导（院领导、门诊部主任）要重视 QCC 活动。领导要重视 QCC 活动，并动员、引导全体员工积极参与 QCC 活动。QCC 源于基层，要自下而上形成自觉开展质量管理活动的氛围，质量管理小组是“在生产或工作岗位上从事各种劳动的员工，围绕企业的方针目标或现场存在的问题而组织起来开展活动”的小组，所以必须要动员所有员工积极、热情地投入 QCC 活动中去，而这又要求企业领导或主管人员必须要有足够的重视程度，因为领导重视 QCC 活动，注重质量管理，QCC 活动才会如虎添翼。

第三，加大内部工作人员的培训力度。对在岗的员工提供继续教育的机会以及相关的培训课程，充实 QCC 技术力量。我们常说的“质量兴业”实质就是“人才兴业”，产品的质量就标志着企业员工的素质，因此员工的岗位再教育是现代企业管理必不可少的有机组成部分，也是提高QCC质量的保证。门诊管理者要重视落实岗位再教育的任务，员工通过学习新的技术、知识对个人能力进行提高，进一步在岗位上充分发挥新技术，提升产品价值，促进员工教育和企业发展形成良性循环。在门诊管理中，门诊管理者应该每年制订部门的继续教育学习计划，为门诊员工提供学习的机会，在部门内部可以举办例如礼仪课程、技能竞赛等多样化的活动，提高员工的学习积极性，提供各类学习资料等，营造内部良好的学习氛围。

第四，加大对QCC活动的经济支持。要加大对QCC活动的经济支持，加大对QCC成果的奖励力度。QCC活动的成果如果能给企业带来效益，而企业领导者又能给予参与QCC活动的人员以精神、物质奖励，必定能调动员工的劳动热情和积极性，形成更良性的循环，创造出更高质量的成果。加大对QCC先进设备的添置，改善工作环境，增加技术智力投资，这样就更能使QCC活动起到事半功倍的作用。在门诊要对积极参与门诊质量管理工作的人员进行奖励（如门诊组长、门诊护士长等），对QCC活动产生的有益成果、有普遍意义的做法进行推广，对QCC活动发现的问题及时组织攻关（组织专班解决具体问题、未能立即解决的滚动进入下一轮QCC、宏观层面问题提交上一级管理部门讨论等），始终保持QCC参与者的成就感与荣誉感。

3. 如何开展“品管圈”活动

组圈：将品管圈分为两种类型，第一种是常规型的门诊质量管理小组，人员固定，负责日常的门诊质量管理和质量改进，门诊部成立门诊质量管理小组，人员组成由来自管理、医疗、医技、护理、财务、药剂、院感、信息、后勤、安保等多方面的人员组成。除此之外，品管圈活动不仅仅是召集不同部门之间的人员进行质量管理活动，在门诊基层的班组、团队中也应该将质量管理活动作为日常的工作内容开展，团队所有成员参与其中，定期开展质量管理工作。第二种是专项型的项目质量管理小组，门诊每年开展的相关专项工作，根据项目需要成立项目质量管理小组，人员不固定，根据项目进展情况不定时开展质量管理工作，以保证项目按照既定目标进行落地。每个“品管圈”都应选出相应的“圈长”，由圈长主持日常活动（圈会），一般由部门负责人或项目负责人担任，并确定一名记录员，做好日常活动的记录工作。

活动主题选定制订活动计划：每期活动，必须围绕一个明确的活动主题进行，结合部门工作目标，以门诊质量管理小组为例，每月从门诊的医疗安全、预约服务、便民服务、信访接待、人员管理等方面进行讨论，每位参与的工作人员根据自己本月的工作提出在门诊质量管理中较为突出的 2—3 个问题点，并列出问题点一览表。通过民主讨论的形式，产生活动主题，主题的选定以 3 个月左右能解决问题为原则。制订活动计划及进度表，并决定安排参与人员的分工与职责。

目标设定：对确定的主题设计明确的目标值，目标值尽量要量化。目标值的数量不应太多，1—2 个为宜，对于时间周期长较为复杂的项目可酌情增加目标值。目标值的设定应从实际出发，要充分考虑目标的可行性，也要有挑战性，体现活动价值。

现况调查数据收集：围绕选定的主题，设计适合质量管理现场需要的、易于数据收集、整理的查检表。确定收集数据的周期、收集时间、收集方式、记录方式及责任人。确定好以上内容后，开始收集数据。

数据收集整理：数据的收集过程中不一定能够完全按照预想顺利收集，因此在第一轮收集数据过程中要及时就所发生的困难点，展开全员讨论，并提出解决方法。回溯原有设计的查检表，如需要，加以补充或修改，以便于更加顺利地收集数据。如无前两点困难，则圈长落实责任人及时收集数据，使用 QC 手法(如柏拉图法、直方图)，从各个角度去甄别，作成直观反映，找出影响问题点的关键项目。

原因分析：召开的圈会上确认每一关键项目。针对选定的每一关键项目，运用脑力激荡法展开特性要因分析。找出影响的主要因素，主要因素要求具体、明确且便于制定改善对策。会后落实责任人对主要因素进行验证、确认。对于重要原因，以分工方式决定各圈员负责研究、观察、分析，提出对策构想并于下次圈会时提出报告。

对策制定：根据上次圈会把握重要原因和实际观察、分析、研究的结果，按分工的方式，将所得之对策一一提出讨论，除了责任人的方案构想外，以集思广益的方式，吸收好的意见。在此基础上，由品管圈员分工整理成详细具体的方案。对所制定的具体对策方案进行分析，制订实施计划，并在圈会上讨论，交换意见，定出具体的步骤、目标、日程和负责人，注明提案人。圈长将对策实施计划及合理化建议上报上级后实施，如对策需涉及圈外人员，一般会邀请他们来参加此次圈会，共同商量对策方法和实施进度。

对策实施及检讨：对所实施的对策，由各圈员就本身所负责工作作出报告，顺利者给予奖励，有困难者加以分析并提出改进方案和修改计划。对前几次圈会做整体性的自主查检，尤其对数据收集、实施对策、圈员向心力、热心度等，必须全盘分析并提出改善方案。各圈员对所提出对策的改善进度进行反馈，并收集改善后的数据。

效果确认：效果确认分为总体效果及单独效果。每一个对策实施的单独效果，通过合理化建议管理程序验证，由圈长最后总结编制成合理化建议实施绩效报告书，进行效果确认。对无效的对策需开会研讨决定取消或重新提出新的对策。总体效果将根据已实施改善对策的数据，使用统计数据来判断。尽可能量化改善的价值。

标准化：为使对策效果能长期稳定地得到维持，标准化是品管圈改善历程的重要步骤。把品管圈有效对策纳入部门标准化体系中。

成果资料整理：应该注重成果资料的收集和整理，要对完成的品管圈活动有总结和记录，尽可能地把活动成果资料整理成册。成功的品管圈活动经验有助于未来的人学习借鉴，快速发展和提高。

活动总结及下一步打算：任何改善都不可能是完美的，老问题解决了，新问题又来了，所以问题改善没有终点。按 PDCA 循环，品质需要持续改善，所以每完成一次 PDCA 循环后，就应考虑下一步计划，制定新的目标，开始新的 PDCA 改善循环。

新型冠状病毒肺炎疫情暴发后，瑞金医院门诊快速成立了门诊疫情防控小组，以"品管圈"的模式持续对疫情防控工作进行质量管理工作，下面就根据"品管圈"的流程进行简单拆解，以实例的形式阐述"品管圈"活动。

表 4－1 "品管圈"活动在瑞金医院门诊疫情防控中的应用

步骤		活动
1	组圈	门诊疫情防控体系中的流调筛查工作小组，主要负责门诊患者及陪同者筛查工作，核对流行病学调查信息及结果，控制门诊的人流量情况，防止交叉感染。以门诊办公室主任为圈长，行政、护理、院感、安保等多部门人员参与
2	活动主题选定制订活动计划	"复工复产"阶段，门诊人流量增加，保障门诊流调工作平稳运行，防止人群拥挤、积压、排队
3	目标设定	门诊每个流调入口等候排队≤5 人，高峰期电梯排队等候时间≤10 分钟
4	现况调查数据收集	对门诊流调情况进行现场考察，考察不同患者在流调过程中的速度，收集每个楼层的人流量情况和电梯搭乘情况
5	数据收集整理	通过现场流调工作人员的反馈，把患者在流调上花费的时间长短情况进行分类
6	原因分析	初诊患者/老年患者在流调过程中花费的时间长，复诊患者/年轻患者在流调过程中花费的时间短，主要是复诊人员已经了解就诊流程，可以提前准备流调等信息；电梯排队人员主要是集中在高层的专家门诊楼层人员

续 表

步骤		活动
7	对策制定	针对流调：在所有患者的预约短信中增加流调信息填写内容，方便患者提前填写流调信息，加大对流调要求的宣传和告知，后期开放随申码快速查验，以及增加身份识别器方便老年患者凭证件、医保卡快速通行 针对电梯：专家门诊楼层落实专梯直放，其他楼层电梯根据人流情况重新整合停靠楼层，合理配置
8	对策实施及检讨	第一版的电梯运行方案发现部分停靠楼层重新调整后高层病房受到影响，经过多次的调整后，确定了最终的实施方案
9	效果确认	门诊流调入口快速通行实现，电梯排队情况得到缓解
10	标准化与成果资料整理	将相关的内容形成工作方案放在门诊管理制度中切实运行并落实
11	活动总结及下一步打算	下一步计划通过精准预约、互联网门诊等多种形式分流门诊患者，提高门诊工作效率

4.3.2 案例分享——瑞金医院门诊提高门诊病历质量

目标：确保门诊病历符合上海市病历质控中心《上海地区病历质量考核评价标准实施细则(2010版)》的要求，符合CA认证后门诊电子病历可作为法律文书的形势，同时应适应门诊患者数量大、就诊速度快的特点。方法：构建门诊电子病历信息化平台，设计符合上海市质控要求的全院病历通用模板，鼓励科室根据自身特点建设科室/专病模板，方便医师快速、正确、规范书写病历；在统一办公平台的报表中心形成对门诊电子病历实时记录、统计、调取的信息化平台；通过每月、每季度对数据的分析和病历内涵质量的点评，不断发现问题并进行持续改进；在临床实践中大量使用电子病历，促使科室/医师重视病历书写的规范性和正确性。结果：经过3年持续改进、督查、反馈，病历质量明显提高，优秀率由2018年的82%提高至2020年的92%。

指标体系：根据上述问题，设计提高门诊病历质量的指标体系，上海市病历质控中心的年度督查只接受电子病历，因此主要指标为电子病历覆盖率、必要项目完整率、内涵质量(按实施细则)、甲级率、优秀率，第一项指标由信息系统抓取产生，第二项指标由门诊办公室检查评分，第三项指标由专家组评分，第四项指标为经门诊办公室和专家评分后，分数高于90分(不含90分)的病历比例，第五项指标为评分为100分的病历。因电子病历已可作为法律文书，次要指标为电子病历的可追溯性，该项指标由计算机中心后台记录每次修改、保存痕迹。

具体做法：

第一，针对电子病历覆盖率：从靶向药物开始要求绑定门诊电子病历，2018年2月至4月推广门诊电子病历初期，采用绩效考核手段对开具靶向药物书写电子病历不足90%的科室予以绩效扣罚，在科室普遍实现开具靶向药物100%绑定电子病历后，进一步要求所有需开具检验检查或处方均强制弹出电子病历界面，未完成电子病历无法完成就诊。每月通过信息平台进行分科室门诊电子病历数量统计，计算与当月挂号数的比例，作为电子病历覆盖率指标。

第二，针对必要项目完整率：建立医院统一"初诊""复诊""配药""续写"模板，信息系统中将上海市病历质控中心要求的必要项目设为强制填写，要求医师必须完成后才能继续下一步。

第三，针对内涵质量：坚持定期进行门诊病历质量督查讲评，组建由11名临床各科室专家组成的门诊病历质量督查专家组，坚持每季度每位专家完成100份门诊病历质量督查。病历由门诊办公室在所有"初诊"模板病历中按书写顺序号随机抽取，门诊办公室负责格式审查打分，专家负责病历内涵审查打分，两项分数合并后计最终得分。对有扣分项病历分析发现的问题，及时向各科室主任反馈。优秀病历和常见问题在每月门诊医师组长会上进行点评。发现乙级病历需落实科室绩效扣罚。

第四，针对电子病历可追溯性：所有门诊电子病历实时保存并保留修改痕迹。有专用信息平台用于显示电子病历完成数量，分别显示初诊、复诊、配药、其他模板的病历详细内容。可根据项目进行检索、排序、抽取。

第五，针对标准化病历：坚持电子病历模板化，鼓励帮助耳鼻喉科、中医科、儿内科、神内科、呼吸科等科室自建模板，将病史询问和体检要点直接录入模板，确保同类患者可以采集到同样标准的病历。将流调内容纳入电子病历模板，以提醒医师询问。

第六，电子病历使用案例：坚持以电子病历作为信访处理的客观依据，在信访处理中，除调查当事双方的主观证词外，将电子病历作为重要客观依据，此举使临床医师重视并认真撰写病历。例如2018年12月，在肿瘤科患者的用药疑义处理过程中，通过检查电子病历认定某医师的诊疗过程存在超适应证用药、未进行合格临床评估等问题；在检查2020年上半年疾病证明书开具是否合理时，对多次开具病假证明的患者采取调取门诊电子病历的方式，根据病历记载内容判断医疗行为是否合理；2020 年 9 月在检查门诊静脉输液处方的时候，也采取了调阅对应电子病历，以判断静脉输液是否符合适应证。

成效：目前瑞金医院门诊的电子病历覆盖率已实现临床科室电子病历 100%覆盖，所有电子病历 100%无必要项目缺项。经过 6 轮病历督查，现在门诊病历甲级率达到 100%，优秀率达到 92%以上，较第 1 轮督查时存在乙级病历、优秀率 82%有明显改善。历次上海市病历质控中心对门诊病历的抽查均取得优异成绩。所有门诊电子病历均存放于医院服务器上，均有修改日期、内容；通过 CA 认证后法律效力已等同于纸质病历。中医科室普遍采用科室定制电子病历模板，统一制定包括必须询问的病史要点、舌脉描述、中医辨证、治疗原则等专科内容，病史内涵质量得到保证，中医科室的病历优秀率已达 96%以上；流调内容加入电子病历保证了 100%出诊医师按规范开展流行病学调查，不会遗漏。

反馈机制：通过病历模板确保重要病历项目不遗漏，通过信息系统实时生成并保存原始门诊电子病历，作为就诊过程的客观依据，每月进行电子病历覆盖率的统计分析，根据日期、科室、患者姓名/卡号、医师姓名/工号等条件检索并进行质控检查。通过门诊办公室和专家组每季度的抽查，查找病历缺陷并向科室主任和门诊组长反馈，及时培训整改，对乙级病历落实绩效扣罚。处理信访时将电子病历作为就医过程的关键客观依据，促进科室和医师重视病历书写的规范性和准确性。每季度对病历质量情况进行总结分析。通过书写病历—实时保存—信息系统内抽查—门诊办公室和专家评分—向科室主任和医师组长反馈问题—总结分析的反复循环提高病历质量。

4.3.3 案例分享——瑞金医院门诊不良事件管理

目标：更好地完善门诊医疗服务质量，增强突发事件应急处理能力，避免不良事件重复发生。**方法：**建立不良事件发现、报告、处置流程与信息化平台，确保不良事件及时被发现和处理，将影响降至最低。建立不良事件分析、评级、整改机制，根据已发生的不良事件查找原因，进行流程改造，避免再次发生。**结果：**甲状腺穿刺、楼层标识等不良事件经整改已落实流程改进，未再发生类似问题。

指标体系：根据不良事件定义，分为医疗不良事件、安全不良事件、医患沟通不良事件三大类，统计年度内各类不良事件发生数，根据发生频率、影响后果等进行严重程度 SAC 评分（Severity Assessment Code）。

表 4－2　不良事件严重度评估分级

频次/程度	死亡	极重度伤害	重度伤害	中度伤害	轻度伤害	无伤害
数周	1	1	2	3	3	4
1 年数次	1	1	2	3	4	4
1—2 年 1 次	1	2	2	3	4	4
2—5 年 1 次	1	2	3	4	4	4
5 年以上	2	3	3	4	4	4

做法：

第一，建立门诊不良事件报告体系。建立门诊不良事件报告制度和信息化平台，相关制度已制定三种《瑞金医院门诊部医疗不良事件报告制度》《门诊医患沟通不良事件预警处理实施细则》《瑞金医院门诊部安全不良事件报告制度及流程》，信息化平台已建立。门诊办公室工作人员和各诊区护士长可在系统中说明不良事件的有关情况并上报，门诊办公室工作人员到现场了解情况，跟进不良事件处理，进行后续影响评估，进行 SAC 评级，召集相关科室部门进行整改讨论。

第二，进行流程改造。根据门诊不良事件的原因及后果，召集有关部门进行原因分析和流程改造。例如 2019 年 2 月门诊办公室接到反映，一天内发生两起甲状腺穿刺的基因检测流向有误问题，造成收取费用后未向患者提供检测报告。现场处理后召集超声科、检验科、计算机中心讨论并修改流程，今后在开具甲状腺穿刺时可直接选择是否加做基因检测，使每个环节都可以看到。流程改造后未再发生类似问题。2020 年 9 月，发现楼内体检中心标识错误，立刻现场撤除，同时约谈体检中心，对门诊楼内公示信息规则进行宣教，强调所有标识必须经过流程申请才能制作，以后未再发生类似事件。

成效：第一，不良事件报告。除电话报告、口头报告外，门诊不良事件报告平台已开始工作，接受不良事件报告并跟进后续处理。第二，不良事件处理。根据不良事件报告已对甲状腺穿刺、产科刮宫、物业电梯维保、门诊诊断误输入等流程进行改进，避免类似事件再次发生。

反馈机制：门诊发生不良事件后向科室/部门和门诊办公室报告，门诊办公室立刻到现场组织紧急应急处理。随后在办公自动化(OA)系统上填报不良事件报告,并召集科室/部门讨论查找原因,改进流程。门诊办公室对后续改进结果进行复查,检查改进的效果。每年对不良事件进行总结分析。通过不良事件发生—报告—处置—讨论—流程改进—复查效果—总结分析的循环,避免类似不良事件再次发生。

4.4 门诊规范化护理管理

门诊是医院的窗口,门诊护理工作的优劣、服务态度的好坏、护理技术的高低不仅反映门诊护理管理水平,还会影响整个医院的声誉。门诊护士是患者就诊时首先接触的专业人员之一,与病房比较,门诊患者流动性大、流量大、病种杂、高峰集中、候诊时间长,同时受诊断不确定的影响,患者情绪更易急躁焦虑。这些特点不仅要求门诊护士有丰富的医学基础知识、良好的沟通能力,同时需具备应对突发事件的能力。因此,做好门诊护理管理至关重要。

门诊护理管理是门诊整体管理的重要组成部分,门诊护理管理质量是门诊护理服务质量的前提和重要保障。规范化的门诊护理管理,可以让医院有限的资源更好地为患者提供医疗服务,有利于患者的疾病治疗和身体康复。

4.4.1 影响门诊护理服务质量的主要因素

患者的个体因素:候诊的患者个体差异较大,患者及其家属的受教育程度、生活习惯、个人喜好、宗教信仰、工作和生活经历各异,往往对治疗和护理有着不同的理解和需求,一些个人素质有待提高的患者及家属,因为候诊时间过长或者在与医护人员的交流过程中理解不到位,而采取一些冲动和过激的语言或行为;也有一些患者对门诊的医护人员有着过高的期望和要求,因其心目中的医护服务脱离了医院的实际,而产生对医护服务的不满。

门诊流程因素:因为空间、医护人员等医疗资源有限,患者在门诊就诊时,需要自主地进行挂号、缴费、取药及进行各项门诊检查,门诊的流程较为繁杂,一些患者尤其是初次就诊的患者因为不熟悉造成往返;再加上有些患者因病情复杂,需要在不同的诊疗科室进行多次诊治,需要多次在各个环节往返,这使患者及其家属的急躁情绪进一步激化。

护理人员的综合素质：门诊部包括不同专业的诊治科室，各专业科室的诊治环节对护理工作的要求不同，而且门诊各部门的护理人员众多，分散在不同的科室，人员的整体管理和工作安排容易因协调不畅、配合不够默契、各部门护理管理要求的差异性等因素，给门诊护理管理工作带来难度。此外，门诊护士的工作普遍强度大、时间长，给护理人员造成较大的工作压力，缺少时间和精力进行专业知识的学习和自我素质的提升，使得门诊护理人员的综合素质与临床工作的实际需要可能存在一定距离，有待进一步提高。

4.4.2 门诊护理管理内容

门诊护理管理内容主要涉及以下几方面：第一，严格执行交接班制度及查对制度，防止差错事故发生；第二，严格执行岗位责任制及各项规章制度，保证门诊工作的有序性和高效率、高质量；第三，严格执行消毒隔离制度及无菌技术操作，防止和减少交叉感染；第四，注意患者诊疗中病情变化、严密观察，保持与医生的随时联系及密切配合；第五，做好药品、器械的管理，保证诊疗工作的需要。

4.4.3 门诊护理规范化管理措施

健全和完善门诊护理职责和管理制度，让门诊护理工作有章可循。做好各专业科室和门诊各部门的综合护理管理制度建设，结合各专业科室的实际情况与具体专业要求，制定详尽的护理管理制度，并定期对制度的执行情况进行检查、总结，发现制度的不足及时予以完善。对护理人员的分工，应明确各自的岗位职能和范围、规范操作方法和流程，并建立专职的分类小组组长，进行分部门、分专业的护理管理和对护理人员进行考核评估，对考核评估结果给予相应的奖惩。

加强门诊护理人员的专业培训和应急演练。对门诊护理人员加强专业培训和业务演练，提高护理人员的业务水平和综合素质。注重对门诊护理人员专业知识培训和操作技能的提高，包括但不限于应急处理能力、护患沟通技巧、相关医疗设备及器械的操作维护、健康知识宣教等等，结合护理人员的工作岗位和专业科室，进行相关知识的学习。通过对门诊护理人员定期、持续的培训，全面提高他们的专业能力和综合素质。门诊应急预案及演练包括突发状况、公共事项及专科事项三方面。突发状况主要包括突发呼吸心脏骤停、癫痫发作、急性心肌梗死、低血糖昏迷等情况，其原则为诊区护士发现患者突发病情变化后，就地救治、就近负责；公共事项主要包括停电、停水、火灾、失窃、地震、冲突或恐怖事件、患者跌倒、职业暴露、信息系统故障等；专科事项主要包括过敏性休克、误吸、人流综合征、术后出血倾向、输液反应、空气栓塞、肺水肿、低血糖、中心吸氧故障、中心负压吸引故障、用药错误、治疗错误、标本错误等。

建立门诊护理质量监控体系。(1)设立门诊护理质量监控小组，门诊护理质量监控小组由门诊科护士长、门诊片区护士长、门诊质量专管员共同组成。门诊护理质量监控小组每季度召开会议，讨论与门诊护理质量指标和监控检查相关的问题、制度、标准等议题，共同确定检查方法和评价标准并实施检查。(2)确立各监测指标条目及标准化评分表，包含：门诊护理质量监控小组根据要素质量、环节质量、终末质量等三个方面及针对药物应用、患者安全和感染控制等三个最重要的护理项目设立门诊护理质量监控指标，按照护理指标的高量性、高危险性、高问题倾向性及高成本性的原则，筛选护理质量指标。质控员通过文献检索，借鉴 JCI 认证标准、三级医院评审要求等，参考医院已构建并实施的全院护理质量管理项目，结合门诊实际情况，增减形成门诊护理质量监测指标条目，确定这些条目的基准值、主管部门及检测部门、监测方法、评分标准等。(3)门诊护理质量检查及持续改进：全院护理质量监控指标由医院护理部等相关部门负责定期监测，检查结果书面送达门诊护士长和门诊质控员；门诊部门护理质量监测指标由门诊护理质量监控小组完成检查。每月检查结束由质控员整理汇总包括医院其他各监测部门送达的检查结果及改进建议，以书面形式发送至门诊科护士长和各片区护士长。门诊各区护士长每月就意外事件、不良事件、护理缺陷、科室困难问题、患者投诉及本区域检查结果中存在的问题及改进建议在例会上讨论，客观分析门诊服务中存在的普遍性和个别性问题，提出解决方法并落实到相关部门。所有门诊护士均有责任参与本部门的持续质量改进项目，可联合其他部门人员共同解决。质控员每季度一次对汇总数据总结形成分析报告存档，包括检查时间、检查结果、与基准值对照存在的差异、存在的问题与不足、改进建议、追踪的改进效果、意外事件、持续质量改进项目及结果等，年末总结汇报并提出次年计划。

充分利用信息网络技术提供优质护理服务。随着网络和信息技术的发展和普及，为医院门诊的护理管理质量提高提供了更加广阔多样的途径选择。如可采取网上预约的方式，合理安排患者的就诊时间和治疗过程，这样不仅减少了患者的候诊时间，也让医院门诊的护理服务更加有针对性，能够提前对预约患者所要进行诊治的疾病进行准备，减轻了门诊护士的工作难度和不确定性，有利于门诊护理管理水平的提高。

4.4.4 门诊治疗集中式管理

传统的门诊治疗室分散式管理模式存在的不足：(1)治疗环境布局不合理且不方便患者，治疗室分散在各个科室的门诊诊室，如内科治疗在内科门诊，外科治疗在外科门诊，其他专科性治疗在各专科门诊，虽都有相对独立的治疗空间，但与诊间混在一起，环境较为嘈杂，不利于治疗核对和护患交流。各治疗室门口虽均有标识，但因分散在各楼层，患者可能会往返才能找到。(2)部分治疗项目重叠且流程不清晰，而实际工作中也会碰到门诊医师在开具治疗单时误将治疗执行科室操作到其他治疗室，而且一些特殊医保患者的审批、交费环节多，患者往返各楼层容易产生情绪，还经常误认为治疗护士推诿患者，引发不必要的护患纠纷。(3)护理人力浪费且无法应对紧急情况，治疗室分散在各楼层，由各科门诊护士长或组长负责安排治疗人员，而各专科又普遍存在护理人员紧缺，考虑到护理工作高负荷和节约人力的因素，治疗护士的职责往往还兼顾诊室其他工作，患者在得不到及时治疗时易产生急躁情绪。同时，治疗护士工作内容相对专业性较强，人员相对固定，如需要休假或遇到紧急事件，很难进行人员调配，保质保量完成工作。

门诊治疗集中式管理模式：治疗区域整体规划合理布局，门诊集中治疗区域设在相对独立区域，门诊大厅和治疗室门口均设有显著标识和服务流程。根据医院感染控制要求，将治疗室依次分为注射室、骨髓穿刺室、静脉治疗专科护理门诊、中段尿标本留取与肠道准备等治疗室、造口专科护理门诊、伤口护理室等，治疗室等候区域设有健康教育专栏，加强护患沟通，合理疏导患者候诊。

治疗室护理团队构建：门诊综合治疗室的护理人员来自门诊各护理单元，通过双向选择产生，为具有 5 年以上门诊治疗工作经验的高年资护士的优化组合，护士长和专科护理门诊人员由护理部组织在全院范围内竞聘产生。

规范服务标准流程，设置绩效考核方案：根据集中治疗的工作性质，完善治疗室相关工作制度，如门诊治疗室护理安全工作制度、门诊医嘱核对制度、门诊患者身份识别制度和识别方法、专科护理门诊工作制度等；根据门诊综合治疗室所承担的工作任务，制定各岗位工作职责和工作流程以及专科操作护理流程及质量标准。依据各治疗岗的工作性质、工作强度、护理技术难度以及患者满意度等要素制定并实施护理人员的绩效考核方案，更好地发挥各级人员的主观能动性。

门诊治疗工作的精细化管理：服务流程不仅关注细节，还注重效率管理和资源优化。治疗室配合门诊开诊时间和患者治疗的个性化需求，可以实施弹性制护理排班。为给患者提供安全、专业、优质、高效的门诊治疗服务，根据治疗的类别及护理人员能级的优化组合，可以采取责任制整体护理小组的工作模式，将护理人员分为综合治疗组，负责完成常规注射、中段尿标本留取、肠镜检查前的肠道准备、清洁灌肠、配合完成关节腔及软组织封闭注射、配合完成骨髓穿刺术等工作；伤口护理组，负责完成一般伤口护理、疑难伤口护理和会诊、留置导管护理、配合完成脓肿切开术等工作；专科护理组，负责完成专科护理门诊的工作外，还负责院内外的专科护理培训和会诊。各小组按护理常规和操作流程及质量标准为组内的患者提供及时、正确的治疗，同时解决与治疗相关的问题，为患者提供针对性的健康教育和适时的心理护理。

深化专业内涵创建专科护理品牌：优质护理服务有赖于精湛的护理专业技能和良好的交流沟通能力。结合门诊治疗室工作特点制订可行性培训计划，定期邀请各专科骨干医师进行业务知识和技能培训，如请胃肠外科医师讲解肠造口手术相关知识。专科护士进行职业规划，选定发展方向，对所研究领域有自己的建树。同时发挥骨干护士优势，在工作中对其他护理人员进行培训和指导，达到患者满意、护士满意、医师满意，致力于创建优质专科护理品牌。

4.5 门诊药事管理制度

4.5.1 门诊处方开启与管理制度

门诊处方权的相关规定：各级各类医师上岗前须先获得处方权，并在相关部门签名留样或盖章备案后，方可开具处方。各级各类医师必须取得麻醉药品和第一类精神药品处方权后，方可开具麻醉药品和第一类精神药品处方，但不得为自己开具该类药品处方。实习生、研究生无处方权。

门诊处方书写要求：门诊处方书写基本要求以下各项目齐全，姓名、性别、年龄、科室、日期、费别、联系电话、临床诊断、皮试结果、药名（通用名）、剂型、规格、数量、用法、销空、医师盖章。打印或手工处方字迹清楚，不得涂改；如需修改，应当用双线划在错字上，不得采用刮、粘、涂等方法掩盖或去除原来的字迹，并应在修改处签名并注明修改日期。处方中药品必须使用通用名、新活性化合物的专利药品名称和复方制剂药品名称，剂量、规格、用法、用量准确规范，不得使用“遵医嘱”“自用”等含糊不清的字句。患者年龄应当填写实足年龄，新生儿、婴幼儿写日、月龄，必要时要注明体重。西药和中成药可以开具一张处方，也可以分别开具处方，但每张处方不得超过五种药品。中药饮片应当独立开具处方。中药饮片处方的书写，一般应当按照“君、臣、佐、使”的顺序排列；调剂、煎煮的特殊要求注明在药品右上方，并加括号，如布包、先煎、后下等；对饮片的产地、炮制有特殊要求的，应当在药品名称之前写明。药品用法用量应当按照药品说明书规定的常规用法用量使用，特殊情况需要超剂量使用时，应当注明原因并再次签名或盖章。

门诊处方的开具：处方开具当日有效，特殊情况下需延长有效期的，由开具处方的医师注明有效期限，但有效期最长不得超过 3 天。门诊处方一般不得超过 7 日用量；某些慢性病、老年病或特殊情况，处方量可适当延长至 2—4 周，但医师应当在处方上注明理由。医师应按照国家相关的法律法规规定，开具麻醉药品和精神药品处方。麻醉药品和精神药品处方开具规定详见门诊麻醉药品、精神药品处方管理规定。抗菌药物应用是否合理应基于有无抗菌药物应用指征，选用的品种及给药方案是否适宜。抗菌药物品种的选用原则上应根据病原菌种类及病原菌对抗菌药物敏感或耐药，即细菌药物敏感试验的结果而定。根据抗菌药物分级管理原则，门诊主治及以上医师方可开启限制使用抗菌药物。主治以下医师遇需要使用限制性抗菌药物患者，必须请示主治及以上医师同意并在处方上签名盖章后方可开启。医师应按照中医药管理局和国家卫健委制定的《中成药临床应用指导原则》开具中成药。根据国家卫健委发布的《抗肿瘤药物临床应用管理办法（试行）》，抗肿瘤药物临床应用实行分级管理，根据安全性、可及性、经济性等因素，将抗肿瘤药物分为限制使用级和普通使用级，医疗机构应当加强对本机构医师处方权的授予、考核等管理，明确可以开具限制使用级和普通使用级抗肿瘤药物处方的医师应当满足的条件，包括医师的专业、职称、培训及考核情况、技术水平和医疗质量等。医师按照被授予的处方权开具相应级别的抗肿瘤药物。电子处方录入完成后打印纸质处方，要求打印字迹清楚，纸质处方上医师需签名或加盖处方章后有效。

注意事项：根据卫生部《医疗机构药事管理决定》(卫医政发〔2011〕11 号)第二十八条规定：为保障患者用药安全，除药品质量原因外，药品一经发出不得退换。

考核和管理：门诊部每月督促药剂科落实处方点评，点评结果作为科室处方质量考核依据，考核结果与科室绩效及科室主任季度考核挂钩。连续出现 3 次以上违规处方的医师将被黄牌警告，半年内 2 次黄牌警告的医师将取消门诊处方权六个月。出现以下情形之一的，处方权也将予以取消：(1)被责令暂停执业；(2)考核不合格离岗培训期间；(3)被注销、吊销执业证书；(4)不按照规定开具处方，造成严重后果的；(5)不按照规定使用药品，造成严重后果的；(6)因开具处方牟取私利被查实的。

4.5.2 门诊麻醉药品、精神药品处方管理规定

麻醉药品、精神药品处方开具：执业医师取得麻醉药品和第一类精神药品处方权后，方能在门诊开具麻醉药品和第一类精神药品处方，但不得为自己开具该类药品处方。医师根据患者病情需要开麻醉药品和第一类精神药品处方时，先到护士台领取相关处方与登记册，按规定范围开具处方。门诊癌症疼痛患者和中、重度慢性疼痛患者需长期使用麻醉药品和第一类精神药品的，首诊医师应当亲自诊查患者，建立相应的病历，要求其签署《知情同意书》。病历中应当留存下列材料复印件：(1)二级以上医院开具的诊断证明；(2)患者户籍簿、身份证或者其他相关有效身份证明文件；(3)为患者代办人员的身份证明文件。长期使用麻醉药品和第一类精神药品的门诊患者和中、重度慢性疼痛患者，每 3 个月复诊或者随诊一次。

麻醉药品、精神药品处方用量：为门诊患者开具的麻醉药品和第一类精神药品注射剂，每张处方为一次常用量；控缓释制剂，每张处方不得超过 7 日常用量；其他剂型，每张处方不得超过 3 日常用量。哌甲酯片用于治疗儿童多动症时，每张处方不得超过 15 日常用量。第二类精神药品一般每张处方不得超过 7 日常用量；对于慢性病或某些特殊情况的患者，处方用量可以适当延长，医师应当在病历与处方上注明理由。为门诊癌症疼痛患者和中、重度慢性疼痛患者开具的麻醉药品、第一类精神药品注射剂，每张处方不得超过 3 日常用量；控缓释制剂，每张处方不得超过 15 日常用量；其他剂型，每

张处方不得超过 7 日常用量。盐酸二氢埃托啡处方为一次常用量；盐酸哌替啶处方为一次常用量，仅限于医疗机构内使用。

麻醉药品、精神药品专用病历及领药窗口：建立麻醉药品和第一类精神药品的门诊患者专用病历，专用病历与专用处方内容一致。专用病历医院妥善保管。建立麻醉药品和第一类精神药品的门诊患者专用领药窗口，药师收方发药同时审核专用病历与专用处方内容一致，发药后收回专用病历。

4.5.3 门诊药品不良反应报告制度

门诊药品不良反应报告内容：药物不良反应（ADR）指药物在正常剂量和用法下，所发生的与治疗目的无关的有害的反应。主要涉及临床试验阶段的新药和上市 5 年以内的药品，报告由其引起的所有可疑的不良反应；上市 5 年以上的药品，报告由其引起的严重、罕见和新的不良反应。鼓励报告其他所有可疑的药品不良反应。

门诊药品不良反应报告程序：门诊患者出现药品不良反应→医师根据实际情况填写"药品不良反应报告表"（门诊药房或内网下载）→门诊药房咨询窗口→药师询问病情、查阅病历→反馈科药品不良反应监测分析小组→"药品不良反应报告表"进行收集整理、分析鉴别→向临床医师提供药品不良反应处理意见→汇总本院药品不良反应资料→向上海市药品不良反应监测中心报告。

注意事项：药物不良反应须及时填写，包括药物已知的不良反应和新的不良反应，遇严重不良反应必须 48 小时内上报。表格填写不得有空，遇无法获知的信息可填写为"不详"。"原患疾病""用药原因"等尽量书写规范，须用中文名，不得用英文缩写。"不良反应的临床表现和处理情况"内容填写要全面，尽量用实验室数据作为佐证，证明不良反应的发生以及处理后的结果。药品的厂家和批号由药剂科完成填写，"日剂量"的填写格式与医嘱同，如"一片，tid"。"关联性评价"不必填，由药物不良反应（ADR）工作小组进行评价。注意不良反应发生的时间与用药时间上的相关性，以免错报。

4.5.4 门诊代配药有关操作规定

因特殊情况如年纪较大、行动不便等确实不能就诊而需要临时门诊委托代配药的，仅限于诊断明确且无严重并发症、病情稳定又需要长期连续服用同一类药物的慢性病患者。

委托代配药原则上不得连续超过 3 次，3 次后应到相关门诊复查。委托代配药时，接诊医师原则上根据上次门诊病历记载的治疗方案内的药物配药，并在门诊病历卡或《就医记录册》上注明“代配药”，记录疾病诊断、代配药药名、药品规格、用药量及用药方法。在第三次代配药时，接待医师须口头提醒代配药者“下次就医须带患者前来复诊，不得再代配药”。

门诊医师根据患者病情有权利提出必须带患者前来就诊，不可代配药。

4.6 门诊检验检查流程管理

4.6.1 门诊检验组织管理结构优化

把原隶属护理部管辖的门诊静脉采血人员纳入检验科管理，同时在门诊检验窗口附近设置门诊检验综合服务台，配备专职人员。将门诊患者检验申请医嘱的确认、条码打印、静脉采血、排队序号发放、标本容器条码粘贴发放、门诊检验报告查询人工打印、临床检验问题咨询统一到门诊检验综合服务台完成。将原隶属于一些小实验室的实验项目全部划归临床实验诊断中心统一管理，提高了临床检验服务质量和效率，降低了全院临床检验检测和管理成本。

4.6.2 门诊检验流程改革

改革后的门诊检验流程：医师开具检验医嘱→患者交费→取号、电子叫号→采样、采样回执单上显示报告时间→报告结果查询。

相关配套：门诊检验综合服务台配备联网 HIS/LIS 多用途查询工作站，可进行临床实验诊断中心各专业全部检验报告的查询和打印、门诊检验医嘱申请条码打印，以满足各项工作要求。建立静脉采血排队、电子叫号系统，采样同时确认该患者静脉血采集时间和采样者，满足实验室认可需要的同时，建立了良好的静脉采血等候秩序。门诊患者采集的特殊样本，如 24 小时尿蛋白定量等检验项目，由门诊检验综合服务台专门人员发放相应“特殊标本采集告知单”，向患者告知如何留取、采集、保存及运送该特殊检验标本，避免患者标本留取不合格。新冠疫情期间，为满足公民出国需要，门诊检验综合服务台还承担了提供英文版核酸检测报告的服务。

设置专门区域配备门诊临床检验报告自助打印工作站，患者可在手机微信端查询到报告结果或到自助打印工作站打印其检验报告。

4.6.3 门诊检查集中预约管理

1. 门诊检查特点

检查部门分散：由于多数检查项目分布在"不同科室、不同楼层、不同区域"，因此，许多患者拿到检查单时会感到茫然，特别是初次来院患者不知道相关检查在哪里做。此时，如果"导医"跟不上，"标识标牌"不明确，就会出现大量患者盲目、无效的移动，既浪费患者的时间，又增加患者的怨气，埋下医患冲突的隐患。同时，流动量的增加，也造成门诊大厅、走廊、电梯拥挤，影响门诊的医疗秩序。

检查环节烦琐：由于许多检查需要预约、等待，有的检查则要求检查前空腹或积尿等特殊准备，因此，常常会出现好不容易轮到了，却因"预约已满"或"有特殊准备要求"或"项目排序不合理"等原因无法完成全部检查，需要重复来院，给患者带来极大的不便。

2. 门诊检查集中预约的优点

集中预约可节省时间、减少走动。患者所有检查项目可以在门诊预约服务中心一次性完成，无须到不同检查科室询问、预约、排队和等候，减少了无效走动和在院滞留时间。

集中预约能科学安排检查顺序。有时患者要做多项检查，有些检查会相互影响，甚至会影响检查结果的准确性，采用集中预约后，门诊预约服务中心人员就能根据检查项目情况给出科学的检查顺序。在预约过程中，患者可集中咨询和了解有关专业知识及信息，门诊预约服务中心人员也可进行有针对性的健康宣教和指导。

3. 门诊检查集中预约模式

门诊检查集中预约是将门诊所有检查项目集中到门诊预约服务中心进行集中预约管理，变分散预约为集中预约，变随机检查为择时检查的流程优化模式。门诊预约服务中心根据各项检查用时、每天最大检查负荷确定当日可预约数，然后根据预约情况、实时候检情况及检查进程，结合患者项目要求和个体需求，进行分时段安排检查时间和检查顺序。预约时，在相应检查单上标注预约号、检查时间段和排序号，并告知检查的具体位置和线路。

门诊实施检查集中预约前须制定集中预约细则和管理制度，邀请与检查相关的部门专业人员对门诊预约服务中心人员进行专业知识和检查流程的培训。

4. 门诊检查集中预约应用效果

门诊检查集中预约是门诊检查管理中流程优化的一种有效模式，在简化预约流程、提高检查质量、改善医疗秩序、构建和谐医患关系、充分合理利用医疗资源、优化人力资源配置等方面发挥了积极作用，应用效果较为明显。

第一，医疗秩序明显改观。由于患者所有检查项目集中在门诊预约服务中心进行预约登记，因此流程得到简化，减少了患者盲目流动。同时，由于门诊预约服务中心人员根据患者病情轻重缓急、检查项目特殊要求以及实时在检情况等进行统筹分时段预约安排，患者只要根据预约单上预约时间、序号，按时到达检查诊室等候检查即可。这样既减轻了患者检查的盲目性，也充分合理利用了医疗资源，同时也减少了患者候检时间和滞留时间，门诊医疗秩序得到明显改观。

第二，检查顺序更加科学。过去，患者在面对多个检查项目时，往往会选择哪个方便先做哪个，哪个快先做哪个，却忽略了一些检查的目的、要求等，造成检查结果偏差，或者因检查不符合要求而被告知下次再检。门诊检查集中预约实施后，门诊预约服务中心人员对患者的检查项目进行了科学的排序，不仅提高了结果准确性，而且有效地避免了无谓的来回奔波。对外地首次来医院的患者，也能尽量将检查安排在当天完成，最大限度地满足了患者需求。

第三，医患关系日趋和谐。门诊检查集中预约除一次性解决来院患者检查问题外，还提供患者咨询和给予相关知识的指导，内容详尽、细致、科学。同时，门诊预约服务中心还接受院外电话咨询，这可以减少患者来院就诊检查的随机性和盲目性，提升了门诊服务品质，充分体现了“一切以患者为中心”的服务理念，医患关系更为融洽。

第四，人力资源配置得以优化。实施门诊检查集中预约可以对原来每个检查科室单独配备进行预约登记的人员进行重新调整和配置，将具有医学及相关背景且具有良好人际交流沟通能力的人员纳入门诊预约服务中心管理，其余人员根据门诊各部门工作量进行统一调度。尽管实际用于预约的人员减少了，但由于流程进行了优化，工作质量和效率却得到了明显提高。

4.7 门诊医院感染管理

医院感染管理是各级卫生行政部门、医疗机构及医务人员针对诊疗活动中存在的医院感染、医源性感染及相关的危险因素进行的预防、诊断和控制活动。医院感染已成为影响患者安全、医疗质量和增加医疗费用的重要原因，也是影响医疗高新技术顺利开展的因素之一。医院感染管理是当前医院管理的一个重要组成部分，是医疗、护理质量的体现。医院越大，就诊患者越多，重危病员越集中，医院感染的发生率可能越高。

门诊是医院的第一线阵地，由临床科室、医技科室和辅助科室构成的各有其特定功能的完整综合体，其特点有科室多、专业多、流动人员多、患者病情复杂多样、患者接触的公共物品多等，加强门诊管理是预防院内感染的重要措施。如何在为患者排忧解难的同时，尽量避免患者之间、患者与工作人员之间的交叉感染，提高治疗效果是我们工作的目标。

4.7.1 如何做好医院感染管理

1. 建立健全医院感染管理组织机构

高度重视是做好医院感染管理工作的前提，要更新观念、提高认识，把医院感染管理作为最基本的常规建设之一，建立健全组织机构。成立医院感染管理委员会和医院感染管理办公室，负责全院感染预防与控制方面的管理和业务工作，制定相应的管理措施并监督检查各项医院感染工作在门诊的落实情况。以门诊护士长为责任人，督促门诊各科室人员落实无菌操作技术规范和消毒隔离制度；监督指导门诊抗感染药物的使用情况，有针对性地进行目标检测，对感染发生状况进行调查、统计、分析，及时向院感染管理委员会报告并采取有效措施。制订培训计划，定期组织门诊工作人员进行培训学习，掌握与本职工作相关的医院感染预防与控制方面的知识，落实医院感染管理各项规章制度、工作规范和要求，全面提高门诊的感染管理水平。

2. 严格执行各治疗室的消毒隔离措施

各治疗室工作人员应熟练掌握无菌操作技术规范，严格执行医院感染管理规章制度。各治疗室建立健全日常清洁、消毒制度，室内布局应合理，严格执行无菌操作及消毒隔离制度，严格落实人员、物流、医疗废弃物管理。各治疗室要定时开窗通风，保持空气对流，控制无关人员进出。室内使用一次性用品，如注射器、输液器、治疗巾等，以减少交叉感染。定人、定时做好各项消毒卫生工作，每日清查并更换过期物品。抽血窗口坚持“一人一针一管一带一巾”并做好相关物品消毒处置工作。

3. 做好公共卫生区域的清洁卫生

定人、定时做好门诊走廊、楼梯及卫生间的卫生打扫和清洁消毒工作，清洁工具固定专用，互不混用。

4. 工作人员的自我防护

严格执行隔离技术规范，制定医务人员职业卫生防护工作的具体措施，提供必要的防护物品，保障医务人员的职业健康。门诊医务人员在接触呼吸道疾病患者或进行各种诊疗操作时均应戴口罩。手卫生是预防和控制医院感染、保障患者和医务人员安全最重要、最简单、最有效、最精简的措施。在各种诊疗操作前后要严格执行洗手制度，在接触患者的血液、体液、排泄物、分泌物及处理患者用过的敷料、引流管时应戴手套。严格遵守操作规程，定期更换工作服、工作帽，保持衣帽清洁卫生，杜绝交叉感染。新冠疫情期间，根据不同科室不同岗位人员工作操作实际情况和感染风险实施合适的个人防护措施，既要避免防护不足造成院内感染，又要避免防护过度造成防疫战略资源浪费。门诊办公室应与医院感染管理科密切配合，及时修订新型冠状病毒肺炎防控期间医疗机构工作人员个人防护要求，并开展全员全方位培训和反复督查。

表 4－3 瑞金医院新冠病毒防控期间医疗机构工作人员个人防护要求（第六版，2021 年 4 月 28 日）

区域场景	防护人员与时机	头面部防护	躯干防护	四肢防护
门诊出入口	维持秩序及红外线体温检测工作人员	医用外科口罩	无须	无须
	人工检测体温	医用外科口罩	无须	可戴手套
	询问流行病学及信息登记工作人员	一次性帽子、医用外科口罩	可穿隔离衣	可戴手套

续 表

区域场景	防护人员与时机	头面部防护	躯干防护	四肢防护
门诊区域	预检分诊人员	一次性帽子、医用外科口罩	可穿隔离衣	可戴手套
	呼吸科门诊	一次性帽子、医用外科口罩、可戴护目镜/防护面屏	无须	无须
	陪同患者到发热门诊的工作人员	医用外科口罩、可戴一次性帽子	可穿隔离衣	可戴手套
	其他门诊医务人员	医用外科口罩、可戴护目镜/防护面屏	无须	无须
重点科室	从事口腔诊疗、眼耳鼻喉诊疗、消化内镜诊疗、插胃管、气管内插管、支气管检查、开放式吸痰、采集呼吸道标本等可能发生气溶胶或喷溅操作时	一次性帽子、N95 口罩、可戴护目镜/防护面屏	穿隔离衣	戴手套
门诊其他区域	普通检验科、微生物科、病理科等一般情况下	医用外科口罩、可戴护目镜/面罩(屏)	无须	戴手套
	行政、总务、后勤等不近距离接触患者的工作人员	医用口罩	无须	无须

说明：1. 务必规范实施手卫生。戴手套的工作人员切勿到工作区以外区域随便触摸，切勿触摸清洁物品。脱手套后立即洗手或者使用快速手消毒液。
2. 接触血液、体液、分泌物或排泄物时加戴乳胶手套。
3. 穿隔离衣的工作人员仅限在相应工作区域走动，不得到处乱走。

5. 加强医疗废物管理

加强对医疗废物的管理，建立健全医疗废物管理制度。医疗废物实行分类收集处理，分别使用防渗漏、防锐器穿透的包装物或容器收集，与生活垃圾分开，且必须符合规定颜色，有明显警示标识和中文警示说明，密闭运送。医疗废物集中暂存场所远离医疗区和人员活动区，与生活垃圾存放地分开，设置明显警示标识，专人管理。门诊设专人负责资料收集和登记统计工作。

6. 定期进行医院感染知识培训

把医院感染知识培训列入继续教育的内容。对新上岗人员、进修人员和实习人员进行医院感染知识岗前培训，考核合格后方可上岗。

4.7.2 新型冠状病毒疫情防控中门诊的制度管理

2020 年新型冠状病毒疫情暴发，医院感染管理得到了管理者的充分重视。为做好新型冠状病毒疫情的常态化防控，保障患者安全，确保门诊诊疗服务有序开展，瑞金医院也针对疫情防控制定了相关的工作流程及方案，以下以新冠疫情防控工作方案为例，介绍门诊管理工作者在院感管理中需要重视的相关内容。

第一步，确定制定工作方案的制度来源：国家及上海市相关部门对疫情防控的指导文件，例如《关于印发新型冠状病毒肺炎诊疗方案的通知》《关于疫情常态化防控下规范医疗机构诊疗流程的通知》（联防联控机制医疗发〔2020〕272 号）、《关于进一步做好医疗机构常态化疫情防控工作的通知》（沪卫医〔2020〕55 号）、《关于进一步加强医疗机构内部管理和院感防控工作的通知》（沪卫医〔2020〕32 号）以及上海市门诊管理质量控制中心下达的《新型冠状病毒肺炎防控期间上海市门诊管理质控工作指导性意见》，部分文件根据疫情防控工作的进展进行了多次更新，本次疫情由一个新发病毒引起，相关的工作方案及制度也跟随我们对新冠病毒的认知、了解进行实时更新，科学的指导意见帮助我们更好地采取措施防控疫情。

第二步，确定工作目标和组织体系，要有针对性地制定门诊院感管理的工作目标，目标可以是以结果为导向，也可以是以过程为导向，根据问题的对象选择合适的工作目标，例如“医院医务人员零感染”和“严格执行病例筛查，应检尽检”，正是两个不同导向性的工作目标。对于新冠疫情防控工作而言，这是一个全新的工作内容，应该在制定工作方案时，明确组织体系，如领导小组、专家组、流调筛查组、预检筛查组、感染防控组、物资保障组、数据统计组、便民引导组等，做好相关工作的人力资源保障。

第三步，明确流程，确定工作原则和具体措施。以新冠疫情防控为例，主要包括以下几方面内容：

优化门诊诊疗流程。要求高度重视门诊的第一道防线，做好全员培训，严格实行相关流行病学预检筛查。合理规范就诊流程，引导患者有序就诊，减少交叉感染的机会。通过门诊预约合理调整门诊诊疗时间，合理安排诊疗区域空间布局，防止人群聚集。切实落实门诊医务人员院感防护，合理安排出诊，保护医务人员健康安全。通过多种形式开展防控宣教。

在落实具体措施上，**修订预检筛查流程。**在门诊规范设置预检分诊场所，实行预检分诊制度，严格要求进入门诊区域的人员均要佩戴口罩、进行体温检测和流行病学筛查；流行病学及症状评估，在门诊入口核验每位就诊者及陪同者本人当日随申码状态，或通过流行病学调查书进行申报，有异常情况的需引导至发热预检处进行汞柱口温表测温，再次核实并确认相关信息，登记患者身份信息、发放医用外科口罩，并由专人送发热门诊就诊；就诊者进入诊间后，由接诊医师再次询问流行病学史和相关症状，并记录于门诊电子病历，如有流行病学史异常和/或可疑临床症状，启动应急转运流程；发热及流调异常患者的转送，各诊区经流行病学及症状评估后发现可疑患者，应立即关闭诊间、限制诊室内的人员流动，并通知物业做好终末消毒，在护士做好登记后由专人陪同至门诊大厅发热预检，做好交接并由导医陪同至发热门诊就诊。

严格门诊出入口管理。根据人流“单向流动”原则，设置合理的门诊出入路径。设置单独的发热预检区域，所有人员必须完成预检筛查后，方可进入门诊。

加强重点区域管控。重点科室应加强流行病学筛查，不断完善呼吸科、输液室、老年科、儿科、产科、内镜中心、耳鼻喉科、口腔科、眼科、血透室、针灸科、推拿科等重点科室的就诊流程，诊区相对独立，在重点科室区域放置空气消毒设备。

做好就诊者管理。引导患者错峰就诊，通过多种途径对门诊患者进行宣传，实行预约就诊。做好各区域人流监测预警及分流，避免人流密集。利用各种方式增强患者对疫情防控知识的了解、提升意识，努力争取获得患者的主动配合。严格执行一人一诊一室，要求候诊者戴好口罩，避免院内交叉感染风险。应检尽检：设立核酸检测专病门诊及专门看诊区域。为相关行业从业人员以及有检测需求的人员提供便利。定期复诊和长期治疗患者的诊疗管理：做好血液透析、肿瘤放化疗、孕妇产检等需要定期复诊和长期治疗患者的诊疗管理。对于来自低风险地区的上述患者，首次核酸检测阴性后，再次到医疗机构复诊和治疗的，经过预检分诊和医师问诊排除新冠肺炎可能的，不需反复进行核酸检测和CT检查。

合理开展诊疗活动。落实预约号源管理。在疫情暴发的初期，保障公众的就医权利，通过多种途径引导并协助患者进行预约就诊(具体包括：网上预约、现场预约、诊间预约、自助预约、电话预约、手机APP预约、微信服务号预约及社区转诊)。满足就医群众日常就医需求，动态调整诊疗科目和项目。合理开展门诊多学科诊疗服务。据实际情况，积极开展互联网门诊服务，解决患者基本医疗服务需求。

门诊院内感染管控。协同医院感染防控管理科规范门诊就诊流程，由后勤物业、各诊区护士长、窗口负责人具体执行，做好感控自查及相关工作。

医务人员防控与处置。严格执行医院外出申请制度，对外地回沪或近距离接触过疫情高发地的旅行史、居住史的员工进行密切监测。各科室对员工健康状况实施监测，严格禁止带病坚持工作。门诊工作人员若出现发热、干咳、乏力等症状，应立即报告所在科室，进行初步排查后决定居家隔离或到发热门诊就诊，并将处置情况报告门诊办公室。

实行防控工作督查制度。门诊办公室牵头，开展多部门联合督查；门诊各窗口组长、各临床科室门诊负责人、护士长作为所在区域属地负责人，对各诊疗区域防控工作进行日常督查。督查内容包括疫情防控工作落实情况、知晓率等。督查目的为确保员工熟悉掌握防控知识、措施，降低门诊感染发生风险，确保疫情期间门诊诊疗工作有序开展。督查过程中一经发现有违反规定及防控措施的行为，应即刻督促整改并记录，严禁类似问题再次发生。对督查结果进行及时记录并定期汇总反馈。督查结果可作为各岗位绩效考核依据。

4.8 门诊收入管理

医院开展医疗服务活动依法取得的收入，是医院收入的主要来源。收入是医院经济活动的前提，收入管理是医院财务管理的重要部分。医疗收入包括门诊收入和住院收入。

4.8.1 门诊收入的确认与计量

医院确认各项业务收入，应当以权责发生制为基础，在医院为患者提供医疗服务(包括发出药品)并收讫价款或取得收款权利时，按照国家规定的医疗服务项目收费标准计算确定的金额确认入账。医院给予患者或其他付费方的折扣不计入医疗收入。

门诊收入是医院为门诊患者提供医疗服务所取得的收入。包括：挂号收入、诊察收入、检查收入、化验收入、治疗收入、手术收入、卫生材料收入、药品收入、其他门诊收入、结算差额等。其中，药品收入包括西药、中成药、中草药等。

结算差额是医院同医疗保险机构结算时，因医院按照医疗服务项目收费标准计算确认的应收医疗款金额与医疗保险机构实际支付金额不同，而产生的需要调整医院医疗收入的差额(不包括医院因违规治疗等管理不善原因被医疗保险机构拒付所产生的差额)。

医院在组织收入的过程中，要特别强调监督收入的合规性、合理性、真实性和完整性。合规性是指医院要依法办事，严格执行国家物价政策，建立健全各项收费管理制度，不得自立项目乱收费或多收费。合理性是指医院在开展医疗业务活动过程中，必须将社会效益放在首位，通过适宜的诊疗技术来获得合理的收入，不能单纯追求经济效益而忽视社会效益。真实性是指医院在医疗业务活动时应该严格按照所执行的医疗项目获得收入，要求收费清单的项目、数量、医嘱记录能相符。完整性是要求医院在组织收入时，必须将所有收入均纳入财务部门统一管理，并且保证收入及时足额收取，及时记录入账，不得隐匿收入从而导致收入流失。

医院财务部门要设置合理的收入会计核算账簿体系，根据门诊收费员每日上缴的收入日报表和后台 HIS 汇总报表系统进行会计核算。

医院应当定期组织对收入进行分析，主要分析收入结构变化情况和收入增减变动情况，还要分析各责任科室预算收入的执行情况，找出影响收入变动的原因，进行因素分析。通过分析提出应对措施和建议，并且对预算执行情况及收入监督结果根据医院相关考核制度落实奖惩措施。

4.8.2 建立健全各类门诊收入管理制度体系

为了加强医院门诊收入的日常管理，健全收入内部控制制度，规范收入结算行为，确保收入的安全性及完整性，保证收入账实相符，根据《医疗机构财务会计内部控制规定(试行)》《医院财务制度》《医院会计制度》等规章制度，结合医院的实际情况，制定医院门诊收入管理制度体系。包括：收入、价格、医疗预收款、票据、退费管理制度及岗位责任制。明确相关岗位的职责、权限，确保提供服务与收取费用、价格管理与价格执行、收入票据保管与使用、办理退费与退费审批、收入稽核与收入经办等不相容职务相互分离，合理设置岗位，加强制约和监督。

制定收入管理业务流程。明确收入、价格、票据、退费管理等环节的控制要求，重点控制门诊收入。加强流程控制,防范收入流失,确保收入的全过程得到有效控制。

各项收入的取得应符合国家有关法律法规和政策规定。取得的各项收入必须开具统一规定的医疗门诊收费电子票据。严格按照医疗机构财务会计制度规定确认、核算收入。

各项收入由财务部门统一核算,统一管理。其他任何部门、科室和个人不得收取款项。严禁设立账外账和“小金库”。

医疗门诊收费电子票据由财务部门统一管理。财务部门要明确电子票据的保管、领用、核销、清查、归档等环节的职责权限,并派专人管理库存的补充和发放。

加强结算起止时间控制。统一规定门诊收入的每日、每月结算起止时间,及时准确核算收入。

建立退费管理制度。各项退费必须提供交费凭据及相关证明,核对原始凭证和原始记录,严格审批权限,完备审批手续,做好相关凭证的保存和归档工作。

建立各项收入与电子票据存根的审查核对制度,确保收入真实完整。

4.8.3 门诊收入的管理与控制

医院医疗收入管理是对所有收入的全过程控制,控制要点包括对价格、预算、发生、退出、核算、报告、票据、检查、分析与考核等基本环节。

医院应按照规定的收费标准收费,严格执行国家物价政策。非营利性医疗机构提供的基本医疗服务实行政府指导价,按照合理补偿社会平均成本,兼顾群众承受能力、基本医疗保障水平、经济社会发展水平、医疗风险、医疗需求等因素,在扣除政府补助和取消药品、特殊医用材料、医疗器械加成收入的基础上合理制定,逐步体现公益性和医疗技术劳务价值。而在现行补偿体制下,医疗收入不能完全补偿医院的资源耗费。医院应当积极合理组织收入,做到应收尽收,控制不合规不合法收入的发生。要做好医院门诊收入管理与控制,应当注意以下几点:

严格执行医疗服务价格政策。医疗收费标准政策性强,医院必须严格执行,做到合理检查,合理治疗,合理用药,合理收费,严禁分解项目重复收费、自立项目收费、随意套用项目收费、擅自提高收费标准和超范围收费。医院要在服务场所显著位置,采用电脑触摸屏、电子显示屏、公示栏、公示牌等方式公示常用医疗服务项目、药品、医用耗材的价格。价格发生变动时，要及时调整公示内容。要公布本院区及物价主管部门价格举报电话。

严格执行药品及医院耗材的价格政策。医院必须认真执行国家关于药品及医用耗材全流程管理的有关规定，严格按照国家规定的价格执行，合理使用医用耗材，规范医用耗材收费行为，切实维护患者的合法权益。医院不得违反国家规定自行确定药品及卫生材料的价格。

建立门诊收入电子票据的管理。门诊使用的医疗收费电子票据，须由财务处派专人在线申请，并经过财政审批发放后进行入库，再进行后续的电子票开具。对发生退费、冲红、重开电子票据等情况，核销人员应逐张逐项审查、核对，确保收付款的正确性。缴费结算后，开票信息通过电子票据管理系统上传至财政端进行监制，完成电子票据开具后，医院财务部门进行电子票据的归档入账。

门诊收入必须及时入账。医院的医疗收入的形成是动态的，必须及时入账，每日业务终了，门诊挂号、收费员应将当日收入在核对无误的基础上，按照医院规定，利用 HIS 系统，自动生成解款单、收入日报表或结算单，交于财务部门结算，同时将现金解缴开户银行。必须将所有门诊收入纳入财务部门统一管理，并保证收入及时足额收取，及时记录入账，不得隐匿收入或收入流失。不准任何人在门诊收费处借用、挪用、垫支公款。

加强门诊患者欠费管理，努力做好催收工作。门诊患者发生的欠费，应根据实际情况配置专、兼职人员做好催收工作，尽量避免长期拖欠，以减少资金占用，避免坏账损失。对已经发生的坏账应按规定及时处理。

门诊收入的退费管理。退费是医院医疗收入过程中不可避免的，单退费如果操作不当，很容易造成收入流失，甚至发生重大经济案件。退费控制的关键点是退费流程控制、授权审批控制、审查核对控制和退费凭证归档控制等：(1)相关科室出具的“同意退费”的凭证(医疗收费电子票据打印件加盖“退款专用章”)，退药需提供药房出具的退药单，作为退费凭证附件。(2)收费人员在退费前先审核医疗收费电子票据打印件、相关科室出具的同意退费凭证(加盖“退款专用章”)。(3)若出现部分退费的情况，原医疗收费电子票据作全额退费处理，通过系统采取红字冲销的方式，开具等额的红票据冲抵原票据进行账务处理，再按实收金额，重新开具电子票据。

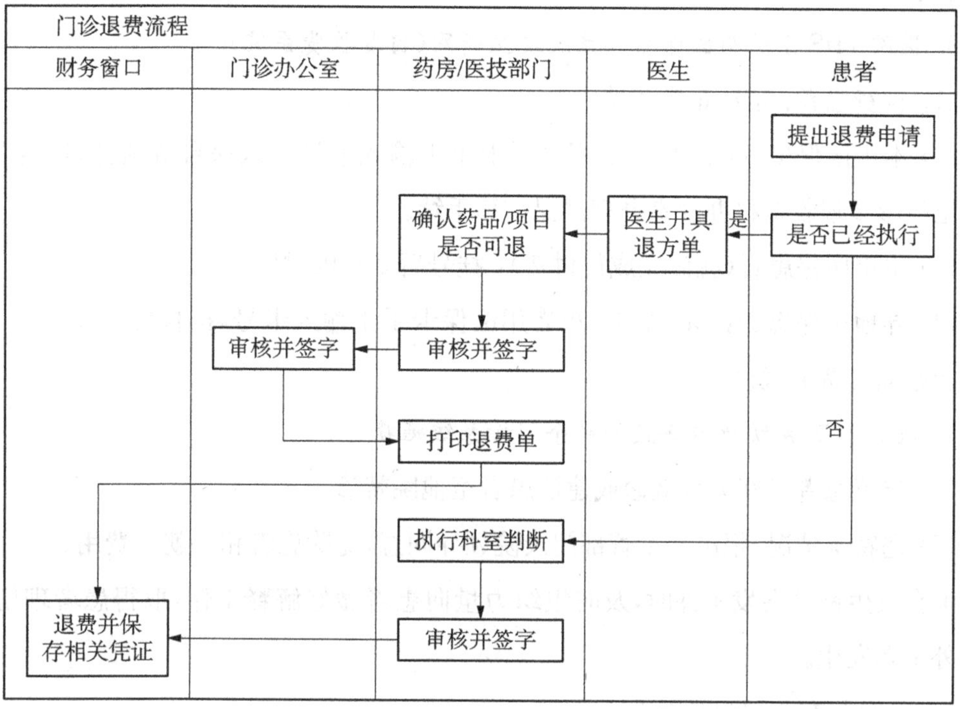

图 4－5 门诊退费流程图

4.8.4 门诊突发事件的应急预案

为确保医院资金及时回笼以及财务工作的正常有序进行，培养门诊收费人员在碰到突发事件时临危不惧、沉着冷静的应变能力，需要结合医院实际制定应急预案。

1. 本市医保结算系统故障（医院 HIS 系统正常）

(1) 已挂号患者用医保卡手工输入卡号，按医保自费结算。

(2) 未挂号患者办理自费卡就诊。

患者离院后凭电子收据票据、社保/医保卡、就医记录册、身份证，自行至医保事务中心报销。

2. 异地医保结算系统故障（医院 HIS 系统正常）

(1) 已挂号患者用医保卡手工输入卡号，按自费结算。

(2) 未挂号患者办理自费卡就诊。

患者离院后凭电子收据票据、社保/医保卡、就医记录册、身份证，与当地医保事务中心联系。

3. 医院 HIS 系统与医保结算系统发生断网（自费收费系统正常）

(1) 自费患者：依次正常收费。

(2) 本市医保患者（未挂号）：用医保卡手工输入卡号按医保自费结算，15 个工作日内至门诊 2 楼收费科办公室办理医保结算手续。

(3) 本市医保患者（就诊完成待付费）：挂号后 3 日内付费。

(4) 异地医保患者：(a)已挂号患者用医保卡手工输入卡号，按自费结算；(b)未挂号患者办理自费卡就诊。

4. 医院 HIS 系统故障导致的整个门诊系统瘫痪

(1) 建议患者择期另行就诊或建议患者至他院就诊。

(2) 遇特殊情况，报医院主管部门及院领导同意，免除患者相关就诊费用。

* 在发生网络突发事件时，及时组织力量向患者做好解释工作，取得患者理解，防止意外事态发生。

** 及时与有关部门联系。

4.9 门诊建筑空间布局设计

门诊建筑是医院的门户，患者进院看病最先接触的建筑空间，其位置应位于医院主入口明显易找处；门诊建筑主要包括公共空间、门诊各科诊室、诊断/治疗/检查科室用房等三部分。

门诊建筑的面积确定，根据国家制定的综合医院（专科医院）的建设标准，以医院规模（床位数）的总建筑面积中门诊部所占总建筑面积的比例来确定。

4.9.1 门诊建筑空间的总体布局

门诊建筑空间各部分的组合布局，一般按医疗工艺流程，以公共空间作为交通枢纽，其间布置办理各诊病手续的管理用房空间，患者通过各科的等候空间至各科诊室及诊断/治疗/检查用房诊疗，或根据医师处方，付费、取药，离开医院；整套患者就医流程要求尽可能缩短患者的就诊路线，方便患者到达各部，避免患者往返上下折腾，同时便于消毒和减少各科患者的相互交叉感染。

国外医院的门诊部建筑为了缩短患者就医流程，便于开展医护内部医疗工艺流程，各用房采取成片集中布置，内部“暗房间”较多，并采用定风量全新风空气系统，使成片的内部“暗房间”均能具备人工自然通风的舒适条件。采用定风量全新风空气系统，需增加设备所占面积与投资，使用时会大大增加能源的损耗。

我国目前主要采用的是风机盘管空调系统，只有在少量医疗重点部位的特殊部门部分采用全新风空气系统或加大新风量的措施。且考虑到门诊建筑空间的患者流动性较大，门诊建筑仅为白天使用，故我国在门诊建筑的空间布局中往往采用内庭院相间布局的形式，使大多数诊室能有对外直接采光通风条件，在春秋气候适宜的季节，可以不开空调，使门诊诊室空气流通并节约能耗。这也是结合中国的实际情况，在节能减排大背景下的绿色设计举措。

4.9.2 门诊公共空间的建筑布局设计

1. 门诊入口大厅

门诊建筑的公共空间以门诊大厅拉开序幕，接待前来就诊的患者，办理挂号、分诊、取药、缴费等手续。门诊大厅建筑空间的大小与医院的性质、门诊的规模，即日门诊人次以及医院管理系统的诊疗流程与方式有密切关系。

在过去的十年间，我国的医院建筑数量远远跟不上人民群众的就医需求，统计数据显示，2019 年政府办医院房屋建筑面积为 393 669 280 平方米(2010 年为 214 981 424 平方米，增长 83.12%)，2019 年医院诊疗人次为 384 240.5 万人次(2010 年为 203 963.3 万人次，增长 88.39%)。大多数患者习惯清晨直接至医院挂号看病，门诊患者人流较为集中，需要门诊入口大厅的建筑空间体量较大以容纳集中前来就诊的患者流。近年来随着医疗事业的迅猛发展，利用互联网推出网上门诊预约挂号等举措，减少了一部分城市大医院的门诊患者集中到院排队挂号的人流量。

国外的医院门诊采取分级诊疗，即患者需经社区医疗机构诊病，再转至相关的大、专科医院，同时所有的门诊患者均需按照预约看病的日期与时间前往医院，患者人流较为分散，因而入口门诊大厅的建筑空间一般均较小。但是我国，由于人口众多，分级诊疗还在进一步完善中，大城市中的三甲医院门诊入口大厅仍需较大空间来接纳患者，因此入口大厅空间还需一定体量。门诊入口大厅应能迅速分流需要办理各种手续的患者人流，其建筑空间的大小，经研究比较与实践，在布局设计前，应对医院的规模、性质，门诊量的规模及就医流程做一个全面的调查、分析后得出。

2. 门诊公共等候区

门诊挂号、分诊、取药、缴费等用房前均有足够的公共等候空间，一般位于邻近门诊入口大厅周围。初次到医院就诊的患者往往不清楚应该挂哪个科别的门诊，挂号前可先行预检分诊，便于患者在门诊就诊前(后)办理挂号、诊疗、检查、付费、取药等手续，减少往返迂回。

3. 门诊各科诊室前的等候空间

患者至所需门诊各科诊室看病前的等候空间，至关重要，一般在诊室入口处设有护士站，提供叫号、咨询等服务，电子显示屏能清晰地指示诊中与待诊的患者姓名，候诊区域通常还兼有宣教的图片，以及便民服务的一次性饮水设施等。

4.9.3 门诊各科诊室建筑空间布局设计

门诊诊室的建筑布局在过去的十年间发生了很大的变化，而且今后将继续发生变化。诊室的布局与诊疗机构所处的地理位置、医院对患者的服务理念、门诊量、不同的专科等因素有关。

1. 门诊各科诊室建筑空间布局的几种形式

我国门诊科室看病的方式是“医师等患者”，即医师在相关科室固定一间诊室按顺序叫号为患者看病；国外有些门诊科室看病的方式是“患者等医师”，即预约挂号的患者到院后，稍等片刻即由护士带领至诊室，先做相关的辅助准备工作，如称体重、量血压，或需更衣等等，然后医师进入诊室看病；在同一科室中，医师不固定诊室。这两种不同的门诊医疗流程，与门诊的管理体系及门诊患者的数量有密切关系。目前我国门诊科室建筑空间布局有以下几种形式：

模块式布局(或称组团式)：相同门诊科室组成一个个模块，门诊患者到达需看病的科室(模块)候诊，按次序在显示屏的指示下进入诊室看病；医疗流程清晰，医师坐在诊室一个连一个看病，节约了中间环节的时间；医师与患者同一出入口，医师进出方便，但容易发生有的患者或家属围上来提问的情况，以致耽误医师看病的时间，甚至造成医患误会、矛盾、纠纷。

医患分流的“航空港式”候诊形式：患者通过“医疗街”的指示牌，方便地找到所需的科室入口候诊处，由显示屏提示依次进入诊室看病，大多数诊室均有直接对外(庭院)的采光通风条件。医护则由连接诊室另一端的通道进出医护专用的医护办公、更衣卫生间、茶歇间等用房，同一科室的医师不固定诊室，诊室只作诊疗之用，医师上下班的更衣、上洗手间，查阅相关资料均在另一侧的医护区用房进行。同科不固定诊室可以按照医师的门诊时间、患者数量等调剂，以提高诊室的利用率。医患分流的医疗流程亦可减少患者或家属在医师诊病时间的不必要干扰，避免医患纠纷，提高医疗效率。同时，采用庭院式的绿色设计，保证诊室内有良好的自然采光通风条件，以节约能耗。这种建筑布局形式是瑞金医院参照国外的门诊诊室布局理念，结合中国的实际情况，在门诊医技综合楼的布局中，首创设计并获得了很好的效果，如今，在全国各地不少新建的医院门诊部的设计中亦参照了此种布局形式。

2. 门诊诊室的大小

过去我国医院门诊诊室有两位医师一间或多位医师一间的诊室，近年来在诊室的布局上有了很大变化，为保护患者隐私，提高医师诊疗效率，通常为一位医师一间的标准诊室，诊室通常小巧，设置一张诊疗桌、一张诊疗床、最基本的座椅等；诊室的开间净尺寸不应小于 2.50 米，使用净面积不应小于 8.00 平方米。我国传统中医诊室往往有著名老中医传帮带徒弟的看病模式，教学医院有带研究生的任务，这些诊室通常应大于一般一位医师一间的标准诊室。

对于一些有特殊要求的专科诊室，根据不同专科要求，设置不同布局大小的诊室，例如眼科诊室，需要在诊疗过程中进行眼科的视力、眼压、屈光暗室检查、治疗等的用房；耳鼻喉科的测听、前庭功能等检查用房；以及口腔科的镶复、矫形、消毒洗涤等用房，同时在诊室口腔治疗椅的布置与给排水的设计中均应全盘配合，合理布局设计。

4.9.4 门诊治疗检查科室及其他用房设置

1. 门诊治疗室与换药室

过去一般医院的内科诊室带有治疗室，处理日常诊疗需要进行的诸如穿刺、灌肠等治疗；外科诊室都带有换药室。近年来，我们将门诊科室的这部分内容在门诊建筑空间布局中单独设置，因为常规门诊的儿科、妇产科、五官科，以及皮肤科和中医科等科室在诊疗过程中也有患者需要去治疗室或换药室的，单独设置可以使日常需要治疗、换药的患者直接去治疗室、换药室，而无须经过门诊诊室。

儿科门诊诊室应自成一区，可设单独出入口并增设预检及儿童专用卫生间、隔离诊查和隔离卫生间等用房。隔离区宜有单独对外出口，诊区室内设置儿童尺度的座椅及游戏场地，转移儿童患者诊疗时的紧张情绪。妇产科和计划生育科应增设休息室及专用卫生间。等等。

2. 门诊手术室设置

过去的门诊大多数仅解决一小部分术后即可回家的外科小手术，诸如体表肿块切除、骨髓穿刺等。当今新医疗、高科技的发展层出不穷，门诊手术除了一些小手术外，往往将内镜检查/治疗性操作、计划生育人流手术等也置于门诊区域，共享消毒、麻醉、评估等辅助医疗设施，以及净化空气的集中布置，满足净化用房的需求，节约日常能源的损耗。近几年，在城市大型三甲医院的门诊建筑空间布局设计中，也有设置日间手术与日间病房，专门为一些无须住院检查做手术的患者，通过门诊诊疗检查，经手术后进入日间病房稍作休息、治疗、恢复，日内即可出院，减轻了大医院住院难的压力。

4.9.5 门诊建筑空间布局中的人性化设计

近年来不论是在新建或改扩建的设计中，门诊建筑空间在可能情况下，都十分重视人性化的设计。

入口门诊大厅门前存有无障碍轮椅或助步机，门诊的公共等候空间给整个患者的就医体验定了基调。当患者进入等候区的一刹那，立刻能够感受到周围的视觉、声音氛围，如设计使用的灯光、视野、座位、家具、艺术品，室内的可分散患者紧张情绪的陈设，无障碍设计等等；同时智能化的显示屏叫号系统，大大帮助了患者，可在座椅上等候叫号办理付费、取药手续。公共等候厅不论其体量大小，都能够给予神疲行缓的患者以温馨的感受。大厅一角传来舒缓的钢琴演奏声，患者可在其间座椅上暂作息歇、欣赏，顿时缓解了病痛带来的不适。大厅内标志指示清晰，适量的绿化布置给人以生机勃勃的提示。

门诊患者在门诊建筑空间中停留时间最长的是门诊候诊空间与诊室，作为将进入诊室就诊的患者的候诊空间，应有明确的就诊信息显示，舒适的等候座椅，配有饮水、手机等充电插座设施。

医患分流的门诊诊室内空间小而温馨，高智能信息化为医师在电脑中及时查阅患者检查结果提供了高效的工作条件，同时亦避免患者来回折腾。

医患分流的医护用房空间为医护提供诊前诊后的工作生活用房，应为辛苦诊疗的临床医师布置温馨并能暂作片刻休息的地方，诸如茶歇室、洗手间等。

4.9.6 门诊建筑空间布局设计的展望

随着经济的快速发展，互联网技术的高速更新迭代，医院中的门诊建筑空间设计亦会有更多的变化。

互联网信息技术优势的发挥，引导门诊患者网上预约挂号的全面实现，患者均按预约的时间点，错峰前往医院就诊，将会大大减少患者人流聚集。另一方面，分级诊疗体系的逐步完善，初诊、临床、疑难重症的患者分别于基层、二、三级医院看病，大大分流了大城市三甲医院患者人流过于集中的现象，预计门诊入口门厅的空间体量会随之减小。门诊挂号用房以护士咨询站取代，患者到院后在清晰的智能化标识指示下直接前往相关科室候诊区，稍等片刻，便可进入诊室就诊，大大节约了患者排队、等候就诊的时间。

大数据提供诊疗信息，患者及家属可在手机、电脑查询检查检验结果。过去门诊看病后在医院付费取药的传统方式，将被大数据诊疗信息为患者提供距离自己最近供药电商的快捷服务取代，因而门诊部的中、西药房的发药窗口、候药厅以及药库等的建筑面积会逐渐缩小。

门诊诊疗流程与先进的管理体系的进一步提升，将会逐步改变传统的医师固定专用诊室“医师驻点坐诊”等候患者的门诊诊室布局模式。采用医患分流同一科室医师不固定诊室的门诊诊室布局，预约前来门诊的患者在护士的引导下进入诊室，并由护士先行做好诊前准备工作，在大型三甲医院带研究生的博导医师，还可由助手(实习研究生)帮助导师上机写病历、处方等等，医师可腾出时间在两间诊室中轮流看病，以提高诊疗效率。成功的诊室把患者的就医体验放在首位，可以帮助患者缓解“白大褂焦虑症”，优化整个就医流程，并且给患者和医生提供更多坐下来面对面讨论病情及治疗方案的机会。

随着经济实力的不断增强，医疗建筑基础设施的投资标准不断提升，加之我国用地面积十分紧张的情况下，医疗建筑将采取定风量全新风空气系统，在门诊建筑空间的总体布局中采取门诊建筑空间成片布局，以缩短医患流程的同时，能更有效地节约建筑占地面积，提高医院内土地利用率。

在如今科学技术高速发展的时代，医院门诊建筑空间的设计将有更多发掘和探索的机会，未来的门诊建筑空间布局将更具灵活性、高效性、给予患者最佳的体验。

第 5 章

“云医疗”——着力打造门诊全流程智能信息系统

门诊是医院为患者提供优质与安全医疗服务的第一站，也是体现现代医院管理水平的重要一环。特别是大型三甲医院，每天接待上万名，甚至几万名门诊患者，整个门诊的流程设计优劣直接影响医院的形象，反映医院的整体管理水平。借助信息技术提升门诊管理水平，优化门诊就医流程一直是医院信息化应用的重点。门诊信息化也已经从早期基本的管理应用进入患者服务管理、医疗质量管理、医院经营管理等全方位发展。特别是互联网技术、移动计算技术、人工智能技术的兴起，信息化已达到支撑门诊管理创新的新阶段。本章将围绕门诊的主要关联对象——患者和医生——一起解读智能信息系统的支撑作用。

5.1 智能服务让患者就医更便捷

随着医疗改革的推进，更加注重患者服务，利用信息化提升患者就医体验成为医改的重点工作内容之一。其表现为注重优化就诊流程，减少环节、提高效率，减少患者排队等候时间和次数；积极改善就医环境，依靠信息化手段服务患者就医过程，改进患者就医体验；开展形式多样的便民服务，缓解“看病难”；加强与患者的沟通反馈，提高患者满意度。

近几年，门诊各类信息系统持续扩充，信息系统已从点上的应用转化为“由点成线”，全流程闭环已成为门诊信息化的趋势，由管理主导的主动式流程优化和由技术推动的被动式流程优化共同发力，带来了工作效率提高和服务流程优化的显著效果，流程优化成为这一阶段信息化应用扩展的显著特点。“互联网＋医疗”的兴起，也让患者服务从院内扩展到院前院后，打造覆盖诊前、诊中、诊后的线上线下一体化医疗服务模式，为患者提供全程的智能化就医服务。

在门诊，患者就诊卡及电子标识的采用，门诊电子处方、电子病历的实施及各环节信息系统的改造，把门诊从挂号到就诊、划价收费、检查、治疗、取药等各环节联为一体化的信息化流程。特别是基于智能手机的移动应用，基于医患诊疗、收费信息的快速共享，使各环节的工作效率显著提高，患者排队次数及排队时间明显缩短。信息化对于大医院门诊量逐年增长背景下患者就医体验的改善功不可没。

5.1.1 智能患者服务的主要节点和途径

为解决“看病难”的问题，在卫生管理部门的引导和媒体的宣传下，各医院都积极推出了多种形式的智能患者服务。较早开展的包括挂号预约、自助挂号、检验检查报告查阅、候诊提醒等。如预约挂号平台，据《CHIMA2012—2013 年度中国医院信息化状况调查报告》，开展或正在建立预约挂号信息服务系统的医院达到 43.67%。同时，各地也陆续推出了由政府或第三方机构建立的区域性或全国性的统一预约平台。近年来，门诊智能患者服务的功能也不断延伸，已较广泛开展的包括：实名认证、自助缴费、处方查阅等。随着国家医保局推出电子医保就医凭证，在线医保支付也在多地实现。此外，像院区室内导航、检查预约、云胶片、电子医疗票据获取等应用在部分医院也投入应用，为患者提供了更便捷的服务。随着 AI 技术兴起，智能分诊、智能预问诊等应用，通过后台医学知识库，为患者提供导诊服务、预问诊服务，一方面帮助患者找到适宜的临床专科就诊，另一方面帮助医生预先更准确获得患者临床症状等信息。

开展智能患者服务，一般需要依托有关智能设备。从 2010 年起，一些医疗机构就积极应用自助设备。自助设备通常可以提供：自助医疗卡识别系统（支持对磁条卡、IC 芯片社保卡读取）、自助身份证读取系统、自助发卡系统、自助现金存取系统、自助银行卡识别系统、自助票据打印系统、自助胶片打印系统等。近年来，在自助设备上还出现了二维码扫码系统、人脸识别系统等新组件，支持对电子就医卡、人脸的识别。

基于自助设备提供的基础组件，不同医院都在自助设备中不断开发新的应用。常见的应用包括：自助患者身份识别（常见的是通过社保卡、医院办理的医疗卡、身份证等完成识别，也有部分医院开展了通过人脸识别进行身份认证的尝试）、自助挂号、自助缴费(从趋势看,原来较为普遍的现金、银行卡支付,已逐渐被手机二维码支付取代)、自助发票或小票打印、自助挂号预约、自主检查预约、自助打印检查报告、自助打印病历、自助打印放射胶片等。自助设备拓展了服务窗口,分流了患者排队挂号交费的队伍,为患者就医带来了巨大便利。有些医院甚至将自助设备推到医院外的公共场所,24 小时提供服务。自助设备的引入,在一定程度上缓解了医疗机构服务窗口不足及窗口排队太长的问题,方便了患者就医。据报道,武汉同济医院通过 360 台自助挂号终端,基本解决了挂号收费排队的难题。解放军总医院与四大银行合作,推出了“银医一卡通”便民就诊模式。

随着智能手机的普及,医院已将智能患者服务的重心从自助设备转向了智能手机。同时,可以看到智能手机中的应用,也紧跟智能手机自身发展,从通过手机 APP 系统为主,向微信服务号、微信小程序、支付宝生活号等轻应用为主转化。时至今日,微信、支付宝这类移动互联网医疗应用平台已经被绝大部分国人熟知和应用。《医院信息互联互通标准化成熟度测评》和《医院智慧服务分级评估》等诸多医院考核标准也都将手机端患者服务应用纳入其中,作为重要的考核项目。通过智能手机,方便患者 24 小时随时随地获取医疗服务,并进一步分流患者人群,可以想见,未来在医院各服务窗口的排队队伍将进一步缩短。智能手机中已广泛开展的服务包括:在线患者身份识别、在线挂号预约、在线挂号、候诊提醒、在线缴费、在线电子处方查阅、在线检查预约、在线报告查阅等。也有部分医院上线了在线检查预约、在线云胶片查阅、实时室内导航等服务。相关省市开放互联网医院准入后,互联网门诊服务也成为智能手机患者服务的发展重点。

5.1.2 实名认证保障医疗资源有效利用

开展智能患者服务首先要对获取服务的患者实现实名认证,一方面保障向患者本人或其授权者提供智能服务。另一方面在就医过程中,患者以真实身份就诊,患者的信息包括年龄、性别、地区、病种、检查、检验、用药及费用等数据都将长期保存在医疗机构。医院推行患者身份实名认证服务,可以提升患者信息安全水平,保障智能服务中提供患者诊疗信息被患者本人读取。同时,在挂号预约等服务中,为保障专家号源等优质医疗服务资源不被“线上黄牛”通过技术手段非法占用,实名认证是必要的保障手段。

验证患者是否实名就医在线上线下可以采取多种手段。在线下，患者到院首次就医通过携带有效的身份证件到窗口或自助服务机具进行个人信息的登记，通过身份证件读取设备可以获取姓名、身份证件号、联系地址等信息，并按此信息生成患者在医院的注册信息登记表。在窗口一般还通过身份证件照片人为识别患者身份完成实名认证。部分医院也尝试在自助机具上通过实时摄像头获取就诊人脸部信息与身份证件照片进行人脸识别完成强认证。

在线上，医院为方便患者，一般都提供在线的患者信息注册登记服务。这就需要将实名认证前移到院前阶段。目前，一般的在线实名认证方式为患者在互联网端登记个人信息，并与院内存留的线下登记信息，如姓名、身份证件号、手机号等进行验证。这种方式一方面必须依赖患者线下登记时进行的实名认证，另一方面对线上初诊患者无法实施。

因此，目前部分医院已尝试开展在线实时实名认证。现有常见的在线实名认证途径包括：通过上传身份证件照片比对填写的身份证件号与姓名进行认证，通过公安部门实有人口库进行身份证件号与姓名的比对认证，通过电信运营商手机登记信息库进行手机号与姓名的比对认证，通过大型银行开户信息库进行银行账号与姓名的比对认证，通过支付宝等账号注册信息库进行支付宝号与姓名、身份证件号的比对认证等等。部分机构也推出了整合以上几种认证途径的统一实名认证服务。

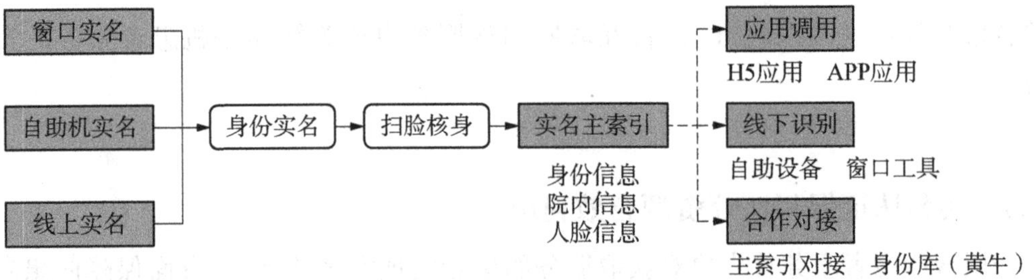

图 5-1　身份实名验证流程

具体实施中，患者在线登记个人信息时，通过调用实名认证接口来验证填报的身份证号、姓名、手机号信息真实性。以上传身份证件照片比对填写的身份证件号与姓名进行认证为例：通过扫描证件或上传证件照片，实现证件信息的识别和校验，判断证件信息是否有效，并通过质量和防伪检测算法，确保证件真实、清晰、完整。同时，利用光学字符识别（OCR）技术自动识别证件上的信息，将患者姓名、证件号、性别、地址等信息自动生成。

在患者信息实名认证基础上，部分医院在线上还推出人脸识别技术的应用。在患者在线注册时，调用第三方人脸识别库与当前操作人进行人脸生物特征的比对，核实当前患者与虚拟网络中的患者信息标识是同一个人后，方才完成患者注册信息真实性的登记校验，患者的就医身份在完成真实性核验后可以在线申领自费就诊卡或绑定电子医保卡。此外，患者在线支付、预约特殊专家号源、就医现场签到取号等场景下，也应用人脸识别技术识别当前患者身份，彻底锁死借用他人身份就医的漏洞。

5.1.3 电子医疗卡让就医只需一部手机

医疗卡是患者在门诊就医的身份识别凭证，在门诊就医各个环节都需要借助医疗卡完成。在实体卡通行的过往时期里，患者就诊时一定需要在出门前再三检查是否带齐了个人的身份证、医保卡、医院就诊卡，缺少一样就很有可能无法完成就诊流程，由此引发的患者折返跑现象几乎每天都在上演。智能服务的数字化转型首先就需要一个连接各环节的电子医疗卡，通过智能手机为介质，成为联动各环节的有效手段。

通过一部手机来代替各种类型就诊身份的医疗卡，这将更加便利患者的就医通行，能够使通行效率和身份识别准确度都得到大幅提升，最终可以带来患者满意度的改善和就医体验的提升。

用手机来代替各类就诊身份的实体卡具，当然不会是医院生产一批高端手机销往患者，那样只会闹出一个大笑话。用我们信息化的措辞来说，就是在手机里的移动应用上，模拟出一个与现实患者信息对等的虚拟患者，虚拟患者的肌体全部由数据组合而成，通过数据的传输核验来代替现实患者的奔波验证，其效率和精准度得到了几何量级的提升。现如今再去一线临床和窗口视察工作时，见到最多的情景就是每个患者都打开着手机端的移动应用工具，对着窗口的扫码枪、医生工作站的扫码枪、自助机上的扫码枪扫一扫，整个就医流程中的身份验证和费用缴纳全都瞬间完成，患者就诊的效率切切实实地得到了提升。

5.1.4 智能分诊帮助患者精准就医

让患者找到合适的专科和医生就诊是门诊服务的核心问题。医院门诊大厅往往都部署了 LED 大屏，滚动播放医生的出诊停诊信息，同时会摆放医院各科室、各专家的宣传资料，目的就是让患者了解适合自身疾病情况的科室和医生。现实中，很多患者，特别是初诊患者，到院的第一件事都是直奔咨询台询问该看什么科，哪位专家更适合。因此，通过智能分诊系统帮助患者更精准就医是信息化要解决的重要问题。

智能分诊系统一般结合现有院内微信公众号、手机 APP 或支付宝生活号，通过语音或触屏交互，描述当前存在的不适症状，基于导医知识库的指导，系统根据患者存在的症状，进一步问询伴随症状，通过患者多轮选择的症状结果，给出患者初步的病情分析结果；通过查询医院分诊体系中疾病关联科室的对应关系，为患者进行合理的分诊。同时，在后台对每位患者分诊的结果做记录，再将患者多轮症状分诊的科室结果与科室医生核对合理性，进一步提升内置导医知识库分诊的准确性。

具体实施中，在医院原有的挂号环节中，增加智能挂号分诊功能。智能分诊时，患者可以采用语音或打字的方式，输入病情进行咨询，系统会根据患者的提问，判断无法一次就推荐适宜科室的话，会提示患者再选择关联的症状，最终给出推荐的若干科室或专家。患者可以从中选择一个科室或专家直接进行挂号。患者在使用智能分诊前，需要完善个人性别和年龄信息，用于系统根据个人信息进行推荐。

智能分诊系统后台一般都配备有症状库、疾病库、科室库、专家特长库、排班管理库和医学术语库。

5.1.5 在线预约帮助患者有效管理时间

“排队一小时，看病 5 分钟”这类戏谑段子是对每一位医院门诊管理者的考验。既要兼顾医患有充分病情交流降低医疗误差，又要用同理心去理解每一位患者在候诊时的等候焦虑，这就促使医院在可能的情况下最大化地提升医患配比，同时缩减患者在就诊流程中各个环节的排队等候时长，进行科学的资源配置和合理的流程再造。

首先，将预约挂号前移到院前，依靠智能服务平台，患者可以在家就完成相关操作。据测算，这一步就将患者在院的平均耗时节省了 15 分钟。患者通过移动手机端即可完成门诊预约资源的查询，通过选择绑定的就诊卡完成在线就诊预约。开放预约科室的资源列表可提供患者按院区维度、科室维度、日期维度等切换查询。部分医院支持多种维度的组合查询，进一步提升了患者选择合适预约号源的便利性。目前，多数医院已支持分时预约，较为常见的是分半天预约和按小时预约，部分医院甚至支持 15 分钟左右的预约。部分医院还将预约挂号与智能分诊、院内导航等服务联动，进一步提升了患者的使用体验。预约成功后，通过智能服务平台、短信等方式向患者反馈预约结果详情。反馈的预约结果除了预约的科室、医生、时段，往往还会包括诊室所在楼层，交通路线，甚至直接的导航链接，为患者提供方便。部分医院还会在就诊前一天再次提醒患者。

其次，基于患者的预约和挂号信息，智能服务平台通常会为患者在预约就诊当天推送候诊排队提醒。患者也可以主动查询到排队序号，部分医院还为患者提供了候诊估算时间，这都有利于帮助患者合理安排自身时间。

再次，开放检验检查的预约服务，医生开单后有相对明确的到检时间约定，患者也可以省下去检验窗口采样及检查窗口登记的盲目等候时间，此项服务对患者候检排队时间给予了最大化的节省。

当然，提供在线预约服务也必然存在爽约的问题。通常，对于屡次爽约的患者医院智能服务平台都配套了相应的失信管理措施。通过限制在一定周期内不得享受在线预约服务等措施，督促患者遵守预约规则。对于确有特殊情况的患者，医院在智能服务平台也会提供失信解除功能，进一步保障患者的利益。

在线预约服务，尽管不能完全消除患者在院看诊的候诊等待时间，但是让患者等候时间大幅度下降，并通过信息透明，有效缓解了患者的焦虑心理，是医院推行智能化患者便捷就医服务中取得的成效之一。

5.1.6 在线支付让付费窗口不再排长队

门诊的付费缴款队伍一直是门诊管理者想要消除的“顽疾”。十五年前，医院通过接入银行 POS 机，患者通过银联刷卡省下了收费员找零清点的时间。十年前，很多医院全面推广自助机服务，通过自助机上的“挂缴查”服务分流窗口的排队量，初有效果。部分医院投入上百台自助机，取代人工窗口，初步实现了缴费队伍的“清零”。自助机缴费模式成功的背后，却也带来医院运行成本高、维护工作量大、患者仍存在物理空间汇聚等问题。

在互联网支付手段逐渐全面替代现金交易的大环境下，为每一位就诊患者开辟一个线上支付窗口，成了疏散排队缴费的有效措施。

目前，基于智能患者服务平台，各医院都陆续建设了在线支付功能。典型的支付场景包括：在线预约挂号后，平台主动提示患者，通过支付宝、微信等主流支付渠道完成挂号费用的缴纳。诊室就诊后，平台主动推送处方、检验检查需支付金额，患者在线完成医疗费用的支付。

医院在线支付不同于普通商户的现金类支付，通常需要同各省市医保平台进行在线结算，患者只需支付个人承担部分的费用。一段时间以来，由于医保平台不能支持互联网在线结算，各医院不得不采取多种手段解决这一问题。以瑞金医院为例，患者在线支付挂号费时，医院预先全额暂扣全部费用，患者在诊室完成就诊后，医生录入处方和检查申请，在保存提交时通过直接读取患者医疗保障卡，先退回暂扣挂号费，再与医保平台先后完成挂号结算和医疗费用结算，患者和医生都几乎“无感”完成了支付。新冠疫情期间，部分省市医保平台推出了互联网在线结算服务，使基于智能患者服务平台的就医支付更加顺畅。目前，还有部分省市推出了基于患者信用的“信用付”模式，即患者通过与开展此类业务的银行签订医疗信用支付协议，实现在线的直接信用支付，而无须预存现金。

基于智能患者服务平台的在线支付，将窗口和自助机端的缴费排队人流分散到患者手中的智能终端，患者省时省力，门诊挂号付费窗口服务的效能也得到大幅提升，医院也减少了自助机等投入。智能化患者便捷就医服务带来的患者就医体验提升和服务满意度的增长取得了全面的成效。

5.1.7 就诊提示让患者在医院中找到方向

在门诊服务过的医护人员肯定会体验到被患者问路的情景。在门诊，很多患者都会前往咨询台两次，第一次是根据身体不适表现询问该看什么科，第二次则是相关就诊、检查科室怎么走。尽管医院通常都设置了较为醒目的指引标识，但受制于物理布局和就诊流程的复杂性，患者往往仍对医院的就医动线图一脸茫然。因此，部分医院将已成熟的地图导航软件应用到医院中，为患者提供门诊的室内导航服务。

门诊室内导航，借助智能手机、物联网及无线网络技术，通过在门诊设置不同类型兴趣点(POI),使这些兴趣点能够被搜索、定位、连接,构建一个移动化、自助化、智能化的院内导航移动导诊服务体系。一方面,该服务为患者提供基于移动端精准的院内导航服务,动态连续指引,实现跨楼层和跨楼栋实时导航,通过电梯模式和楼梯模式(手扶梯模式)等多元最合适路径规划,并配上院内实景地图和全程语音播报,方便患者找到要去的服务点。

另一方面,智能室内导航往往可对接动态就诊信息,根据患者实际就诊需要,向其推送相关精准导航服务。如在患者预约挂号完成时就将到院的导航服务进行推送,这属于院前就诊导航的信息引导;在患者到院取号支付后,根据其就诊科室推送该诊室室内导航路径;当医生为患者开具检验检查、药品处方后,根据医嘱类型推送检验检查科室、药房的物理位置导航。目前,已有一些医院将导航服务与医院信息系统排队数据融合,为患者提供最优就医动线规划,综合考察最短路径和最少时间,为患者提供服务,有效提升患者就诊效率,改善患者实际就诊体验。

5.2 智能决策让医生诊疗更有效

医生是门诊医疗服务的直接提供者,不断提升的门诊医疗需求,促使医院持续通过医疗信息化来提高医生的门诊服务效率。同时,医院以患者为核心的理念不断加强,利用信息系统提升门诊医疗安全与质量的认识也不断提升。

在门诊场景中,单个患者沟通时间很有限。国内的医患资源长期处于配比失衡状态,医护资源稀缺和看病难的问题长期存在,致使医生工作压力一直过大。尤其在三甲医院,在门诊场景中,普遍存在着患者等候时间过长的情况,尤其到了流感高发季,儿科医院的候诊时间更是可能达到甚至超过 6 个小时。而与之相对应的,门诊医生能够用于跟每位患者交流的时间也自然少得可怜,所谓“排队一小时,看病 5 分钟”的情况在大医院较为常见。因此综合应用各种信息技术来帮助医生和患者尤为重要。

5.2.1 信息化为门诊医生提供的医疗支持

在门诊为医生提供医疗信息化支持的一般被称为门诊临床信息系统。门诊临床信息系统一般包括:门诊电子处方处理、门诊电子病历书写处理(EMR)、放射检查(RIS)

与医学图像处理(PACS)、超声检查处理、检验(LIS)处理、临床药学处理等与门诊治疗相关的信息系统。应用这些临床信息系统主要目的是，协助医生提高工作效率、保障医疗安全、提高医疗质量。这些临床信息系统也被统称为电子病历系统。

近年来，从国家卫健委到各医院都对电子病历系统的建设质量颇为关注。在2018年，国家卫健委就发布了《关于进一步推进以电子病历为核心的医疗机构信息化建设工作的通知》，并修订了《电子病历系统应用水平分级评价标准(试行)》。在2018版《电子病历系统应用水平分级评价标准(试行)》中，明确了电子病历应用水平的九个等级要求(参见表5-1)。随着信息系统的基础建设的不断加强，电子病历源头数据更加符合规范，这些都为区域医疗信息整合、健康医疗信息整合提供了基础。电子病历分级评价3级、4级均要求电子病历院内不同程度的共享，4级以上水平开始要求具有决策支持功能。7级要求电子病历区域共享，信息整合，最终要求电子病历全面整合医疗、公共卫生、健康监测等信息，完成整合型医疗服务。

表5-1　电子病历应用水平分级评价标准各等级要求

等级	内容
0级	未形成电子病历系统
1级	独立医疗信息系统建立
2级	医疗信息部门内部交换
3级	部门间数据交换
4级	全院信息共享，初级医疗决策支持
5级	统一数据管理，中级医疗决策支持
6级	全流程医疗数据闭环管理，高级医疗决策支持
7级	医疗安全质量管控，区域医疗信息共享
8级	健康信息整合，医疗安全质量持续提升

通过电子病历系统的应用，门诊医生对临床信息的处理已经从早期单纯输入电子处方、电子检验检查申请，转向书写电子病历、完成检验检查预约，并在检查、检验和处方等信息的产生过程中获取和处理信息，使信息的处理深度、及时性方面有了整体提升。在此期间，医疗信息智能化自动处理(或称临床决策支持系统)的应用也逐步增多，如合理用药审查、检验结果的自动审核处理、病历书写中的提示等。这些系统的应用对医疗安全、医疗质量的提高起了支撑作用。

电子化医疗记录的真实性是影响电子病历应用的关键因素之一。根据我国《电子签名法》和《卫生系统电子认证服务管理办法(试行)》,医院需要确保电子病历的真实性,解决电子病历的防伪造、不可否认性等问题。因此,需要在应用中解决电子病历系统使用者的身份认证、电子病历记录的可靠电子签名等问题。目前,部分医院已在门诊电子病历中应用了 CA 电子签名。一般通过引入基于 PKI/CA 的 U-key 或手机二维码等强安全认证手段,来鉴别授权登入用户的真实有效性。通过加密、时间戳的技术手段防止关键信息,在存储或传输过程中不被蓄意删除、修改、伪造。从而,在保证电子签署医疗文书的安全可靠、防抵赖保护的基础上,解决医师、患者相关文书的无纸化签署,建立门诊医疗业务的无纸化流程。

5.2.2 门诊应用场景中的智能临床决策支持

传统的诊疗决策依赖于医生的临床经验,不同知识层次的医生决策结果有所差异。随着医学知识与社会环境的发展,个人知识储存模式受到极大挑战,患者对个体化治疗的需求也不断增加。因此,依托医疗决策支持帮助医生在门诊开展医疗行为成为门诊信息化的发展方向。

医学知识库是医疗决策支持系统的基础,随着应用医疗决策支持系统促进医疗安全与质量意识的增强,对医疗知识库的需求日益迫切,以医疗 IT 企业为主力,联合医学院校、医疗机构在医疗知识库建设中取得了一定的进展。除传统的合理用药知识库不断成熟外,市场中还涌现了不同类型的商品化医疗知识库。

第一类知识库以医学出版物、医学文献数据库作为依据,由医生进行主动查询,可以为其提供知识搜索服务。此类知识库通常通过外链接等方式实现与门诊临床信息系统的集成,典型的知识库如 UpToDate、人民卫生出版社临床知识库等。第二类知识库在第一类知识库基础上,进行知识解构,形成知识图谱,实现知识的结构化表达,构建知识的推理引擎。此类知识库通常通过知识推理服务以挂接辅助决策工具条的方式同临床信息实现集成,典型的知识库如 BMJ 临床实践知识库、惠每临床医学知识库等。第二类知识库往往具备医疗机构本地化医学知识维护、临床规则维护等能力,对医疗知识库进行持续更新和扩展。部分知识库还在探索基于医疗机构的既有电子病历数据,通过人工智能算法,建立本地化的临床知识库。而结合人工智能技术与知识图谱的临床决策支持系统(CDSS)，使门诊智能决策变得可行。

临床决策支持系统与医院电子病历系统高度集成，在医生诊疗过程中的决策点，利用自然语言处理技术与机器学习算法将海量的患者病历数据模块化，基于知识图谱迅速演算出决策建议(图 5-2)，通过人机交互界面进行实时的反馈，使临床决策更加客观化、个性化，提高医生的诊断精准度与诊疗规范性，减少医疗差错的发生，提高医疗服务质量与效率，从而间接控制医疗费用的支出，降低医疗成本。

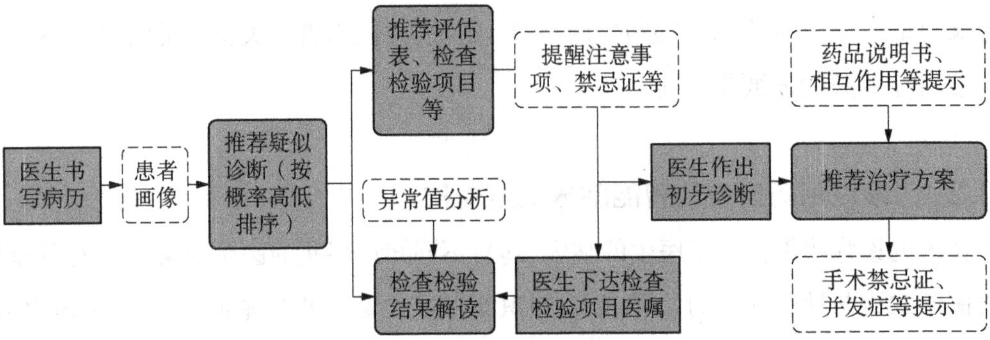

图 5-2　CDSS 辅助诊疗流程

1. 辅助诊断

诊断作为临床的基本医疗思维活动，直接决定患者后续的治疗方案。在临床环境中，患者病情往往是复杂、个体化的，需要综合多学科多领域疾病知识，才能做出科学、准确的临床判断。

引导临床准确问诊：问诊是获得患者关键、完整病情信息，辅助临床推理的重要方式，不准确的问诊流程易漏掉诊断疾病的重要因素，导致错诊、误诊。CDSS 可以通过分析患者基本信息及当前症状表现，智能判断潜在病症，引导医生进入详细的问诊流程，每一步都提供对应的疑似疾病及处理方法，并对问诊过程和结果进行记录，帮助医生全面掌握患者病情，明确诊断，快速处置。

智能辅助诊断：储存着海量医学知识的 CDSS 与临床环境融合，在门诊医生接诊患者的整个过程中，自动识别、追踪医生输入的患者病历信息，实时在医生工作站界面给出疑似疾病列表及概率，同时提供相应的疾病详情、文献、检验检查建议等知识服务帮助医生进行鉴别诊断，提高临床诊断精准度。CDSS 根据患者年龄、主诉、症状等信息，可以提示医生忽略或没想到的诊断。以儿童川崎病为例，川崎病临床表现多不典型，初期误诊率达到 60%—70%，门诊医生接诊一名 8 岁患儿，在病历主诉一栏输入“发热 5 天，伴唇红”后，CDSS 实时提示“川崎病”疑似诊断，并提供疾病的临床表现及诊断依据，帮助医生准确鉴别疾病，减少误诊、漏诊。

2. *治疗方案推荐*

根据医生当前诊断及患者自身病情，CDSS 基于指南文献与专家经验，可以自动推荐适宜的药物治疗、手术治疗等治疗方案。同时，通过电子病历系统与 CDSS 系统的整合，还能支持诊疗建议在电子病历系统中的回写，医师按实际情况选择合适的药品等，相关信息智能回写到患者电子病历中。

CDSS 根据患者疾病特征、病理表现等信息的补充，自动对初步的推荐结果进行修正。例如，在门急诊环节，医生对患者做出“急性 ST 段抬高型心肌梗死”诊断后，系统实时推荐溶栓治疗、PCI 手术等治疗方案，并提示医生进行 Grace 评分，如果患者有出血高危，将实时提示其不适合溶栓。

CDSS 知识图谱汇聚临床各专科常见疾病的指南文献，支持医生在线阅读与下载，可为医生学习成长提供全面的知识服务。

3. *医疗安全提示*

医生处于繁忙的临床环境中，对每个患者平均要下达约 20 条医嘱，医嘱中存在的不合理问题，会带来用药安全等风险隐患。因此，对医嘱合理性进行审核是诊疗工作中重要一环。CDSS 在医生下达医嘱时，能够结合患者自身情况进行医嘱合理性审核。

用药合理性审核：医生下达用药医嘱时，系统提供药物说明并对药品的副作用及禁忌证给出警报，核对药物之间的相互作用、剂量错误、过敏反应等，规范临床的用药方案。例如，一位心梗患者病历中记录着“近期消化道出血”，系统实时提示该患者存在阿司匹林药品说明书列举的禁忌证，提醒医师询问相关病史。

检验检查合理性审核：医生下达检查检验医嘱时，系统推荐合理的检查、检验项目并对其合理性进行判断，医生阅读结果报告时进行危急值与异常指标提醒标注。

手术合理性审核：医生下达门诊手术申请时，系统对手术的适应证、禁忌证以及患者可能出现的并发症进行提醒。

通过医嘱合理性的全面审核并向医生提出建议，可以减少医疗差错，保障患者安全。

4. 智能辅助撰写门诊电子病历

门诊电子病历普及未久，如今的门诊医生（尤其年纪稍大的医生）对于撰写门诊电子病历还未形成高效应用的习惯。对此，较常见的解决方案是由各个科室自行维护一系列常用病历模版，在撰写门诊电子病历时只需填写其中有限的内容，从而达到快速撰写的目标。但这种方案带来的问题是，门诊电子病历出现了较强的"病历为诊断服务"，因为医生多半是"先诊断，再选择病历模板，最后填写具体内容"。这一点影响了病史的客观性。

因此，部分医院应用自然语言技术及临床词汇关联算法技术，研发出符合医生习惯的智能病历辅助书写功能，帮助医生快速书写完整的高质量病历。并具备医生个人临床习惯的持续性记录和学习功能，为医生自动关联符合其诊疗习惯的问诊面板，让医生能快速书写出高质量、符合专科特色的门急诊病历。

部分医院也将智能预问诊和智能辅助电子病历生成结合起来，在获取预问诊信息后，参考诊疗规范建立病历生成规则，自动为医生生成一份患者电子病历，不仅医生撰写病历的工作得到显著减压，门诊病历的客观性和合规化也得到了保障。

5. 医疗质控

医疗质量管理：医疗质量控制是对医疗活动全过程的质量进行监督、改进，其涉及范围广、事项繁杂，依靠人工进行质控不仅效率低下，也难以实现连续性、全流程的质量管理。运用临床决策支持工具按疾病管理流程对临床医疗行为进行实时干预，能使质量控制更加科学化、实时化，促进医疗质量的改进。

以医院静脉血栓栓塞症（VTE）防治为例，根据 VTE 防治指南，肿瘤患者、妊娠患者等疾病患者在门诊/住院环节均需完成 VTE 风险筛查，但院内防治管理存在评估率低下、监管困难等问题，利用临床决策支持系统可建立风险全流程闭环管理体系。

临床决策支持系统根据规范的防治流程，在医生书写病历时，自动解析、挖掘患者病历内容中的 VTE 危险因素，实时为医生推送患者风险等级，针对中高危患者推荐恰当的预防措施。在医生下达预防医嘱时，结合患者病历数据进行医嘱质控，主动规避用药禁忌、出血风险禁忌等，提高临床预防指标落实率。CDSS 通过动态的诊疗过程监控，实时为医院管理部门反馈防治过程数据与终末指标，帮助医院管理者客观评价防治效果，以制定相应策略推动院内防治质量持续改进。

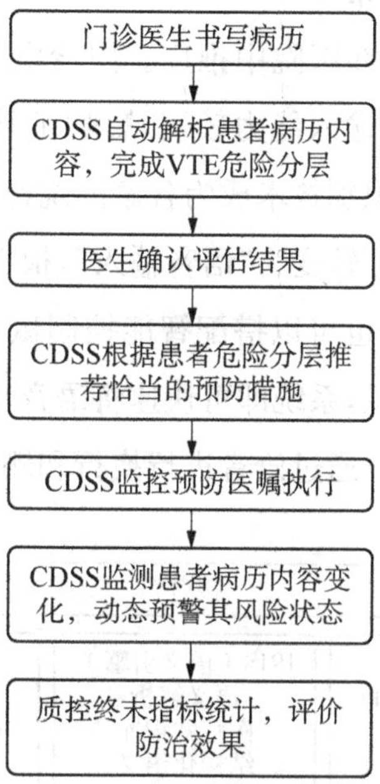

图 5-3 VTE 门诊医疗质量管控流程

病历书写质控：医生对患者门诊诊疗过程的记录，包括病史、体格检查、诊断及处理意见等，反映医生医疗水平与医院管理水平，需要确保记录信息的客观、及时、真实与完整。CDSS 在医生书写病历过程中，根据国家病历书写规范要求，结合文本结构化、语义理解等自然语言处理技术，以及后台病历质控规则，对病历全文进行自动校验，实时提醒病历描述前后不一致、症状体征描述不规范、诊断缺失和辅检不合理、书写不及时等质量缺陷问题，提高门诊病历书写规范性。此外，门诊病案质控员可根据系统提供的全院病历缺陷问题进行在线审核，将修改意见反馈给医生(图 5-4)，提高质控效率。

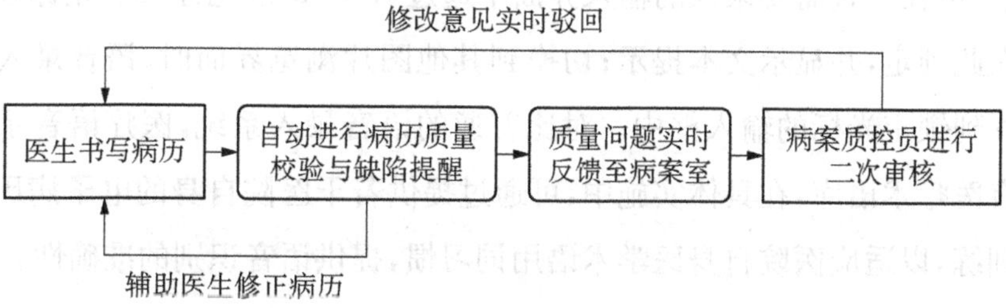

图 5-4 门诊病历质控流程

5.2.3 智能语音成为医生的帮手

目前，门诊电子病历已逐渐在医院中推广。门诊电子病历应用推广的一个难点就是，部分医生特别是老专家汉字输入能力较弱，影响了其对电子病历的接受。因此，在门诊电子病历录入中引入语音识别技术成为各家医院都在尝试的方法。

病历文书录入由“指尖录入”转变为“语音输入”，根据门诊医生实际业务场景，一般可配备领夹式或者台式麦克风，也可以搭配智能控制鼠标，实现自由的语音输入，医生只需要通过口述患者的临床信息，系统即可快速将语音转化为文字，自动填充至相应的位置，标点符号自动生成，也可以通过语音进行换行和删除操作。

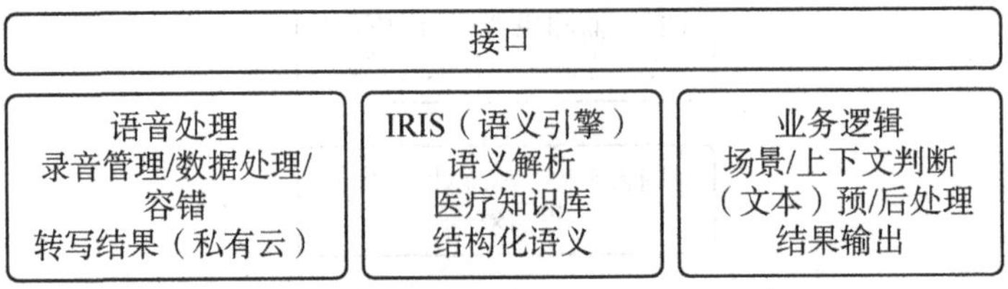

图 5－5　智能语音录入引擎架构

1. 自然文本病历的语音录入

对于应用非结构化自然文本电子病历的医生，医疗语音录入系统可以让门诊医生在需要录入电子病历主诉、现病史等文本的地方，直接用语音输入替代原有的键盘输入。经过长期观察，在妇科、呼吸内科、内分泌科、皮肤科等人流量大的科室，发挥作用更大。

医疗语音录入系统一般都具备自动添加标点符号功能。另外自动标点的时候也可以进行口述标点，系统会自动对多余的标点进行过滤。在多屏或来回切换界面书写报告的场景下，可在一直需要录入的输入界面中通过口述“锁定光标”或“光标锁定”，输入界面就会在此锁定，并显示文本提示；切换到其他图片浏览界面时，语音录入的识别结果还会上屏到锁定光标的输入框中。对比普通的语音录入系统，医疗语音录入系统一般都内置有医疗术语库，在具体实施中，可通过提供若干医院自身的电子病历文书帮助系统进行训练，以适应医院自身医学术语用词习惯，提供语音识别的准确性。

2. 结构化电子病历的语音录入

对于应用非结构化自然文本电子病历的医生，医疗语音录入系统支持调用专科电子病历模块，医生可以通过语音的方式调出对应专科模板(如口腔科专科模板等)，并能够进行填槽、替换等操作，自动在结构化电子病历中实现准确的结构化项录入。一般在打开医疗语音录入系统后，系统自动开始进入录音状态，该种方式录入，系统会进行医疗语义判断，排除与这份结构化病历无关内容，并应用关键词相关设置将病历相关内容插入相应的关键词下。例如医生可根据影像检查报告，直接口述模板中需要填报的内容，比如“左侧甲状腺见弥漫性病变，结节大小 5 * 8”“肺动脉流速”等相应扩展说法，系统会相应将关键内容填充到空格里。

这种语音录入模式，简化了语音录入内容，也可以屏蔽医患交互中无须记录病历的内容，可以帮助医生提供病历录入的速度和准确性。

5.2.4 智能预问诊让患者参与诊疗

在门诊中，患者表达能力各不相同，影响着门诊病情收集的效率。在典型的医患沟通场景中，患者的自主描述和医生的准确引导、提问都很重要。而其中，患者的自主描述能力总是各不相同——有的人天生健谈，可以把患病背景、患病感受娓娓道来，而有的人则不善言辞，需要医生一步一步引导——而不管是哪种情况，准确的沟通病情都是不容易的。更何况医患两者间存在着巨大的知识鸿沟，乃至于思维方式和沟通方式都必然存在着巨大的偏离。

在医患沟通的另一头，医生这里也同样存在着问题。医生的问诊能力通常能够反映一个医生的同理心和临床经验——业务经验丰富的医生总是能巧妙地理解患者的意思，甚至揣度患者的思考方式，从而因人而异循序渐进。而年轻的医生则要面对巨大的压力：一面是眼前患者的病情必须了解得清清楚楚、确保自己给出最准确的诊疗决策，而另一面则是门外候诊室里几十个不耐烦的患者焦急地等待。针对不同的疾病、不同的患者，如何快速、精准地获取有价值的信息，成了每个职业医生必修的技能。

因此，部分医院在建设移动互联网端的相关服务应用中，除在线预约挂号、在线支付、在线查报告、院内导航等各类创新应用外，针对如何利用诊前时间，让患者参与进来收集病历的需求，利用互联网技术开展了在线预问诊服务。

在线预问诊服务一般会提供通用和专科的预问诊问卷，通过在医院患者服务号、患者服务 APP 提供入口链接，或在挂号后主动推送等方式，利用患者候诊时间引导患者自助填写大部分的病情。到了诊间，医生仅需浏览一下结果，就能对患者的信息快速建立整体认知，进而精准地向患者求证或者深入追问。

1. 问卷式在线预问诊

部分医院，借助“问卷星”一类的开放式问卷平台，医生可以自行编辑一套本科室的问卷模板，通过二维码的形式就可以让患者便捷地进入系统。

在此类问卷编辑平台，医生可以自由编辑题型、题目、选项，乃至跳转逻辑、评分逻辑等，可以说基本满足了患者侧的信息收集需求。

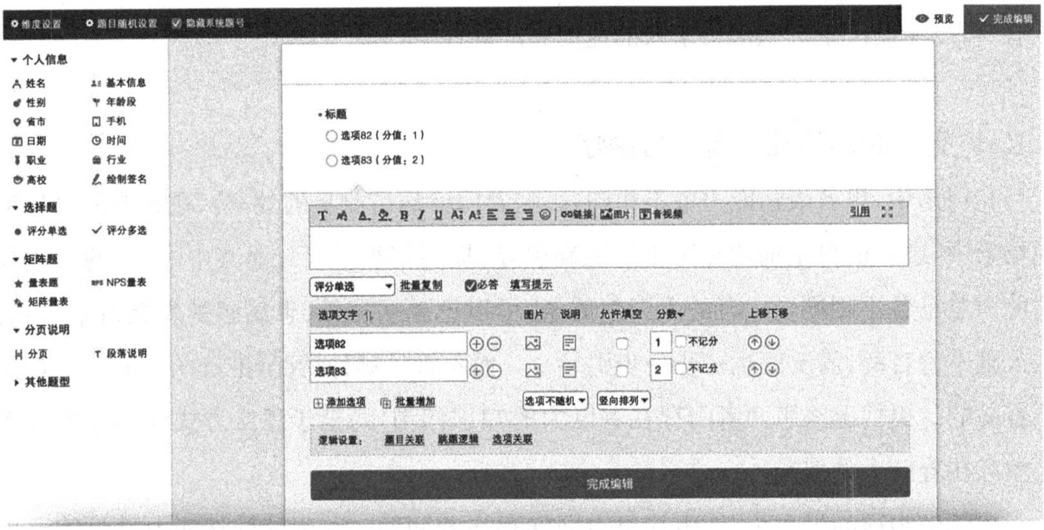

图 5-6　问卷式在线问诊

这一“在线预问诊”解决方案也存在着诸多问题：(1)医生无法便捷查看结果。此类问卷平台存在于公网，与医生工作系统所在的医院局域网存在隔离，医生无法便捷访问浏览问诊结果。(2)结果信息未经处理，医生无法直接使用。问卷平台中，问卷结果通常只能进行有限的维度编辑，各个维度也只能进行评分计算和简单的逻辑判断，而对于医生来说，真正获取问卷结果中的临床信息还是需要查看问卷原文，更别说把问卷结果直接应用于病历撰写等日常流程中了。(3)调查问卷逻辑单一。虽然，电子化的调查问卷较之于纸质的问卷已经先进了许多，但是，临床问诊逻辑千变万化，尤其在普内科、普外科这类科室中，简单的“线性树状”跳转逻辑经常无法满足患者种类繁多的需求。

2. 与医院电子病历系统对接

针对在线预问诊所面临的问题，医患流程上也已经实现了在线问诊的对接。

首先，患者需要完成挂号或预约，再通过公众号按钮，或扫描二维码，即可进入预问诊系统。在这一环节，部署在公网的预问诊系统将从入口平台（如医院微信公众号）获取患者的就诊身份，凭借这一身份认证，系统后台就能通过部署在医院的前置机（部署于医院能同时连接内、外网的跳转服务器）访问医院信息系统，获取患者相关身份信息和本次就诊的科室信息。具体的实现方式有很多，如添加微信公众号菜单栏按钮，通过公众号的消息推送，或者采用线下张贴二维码的形式引导患者，部分医院也曾尝试将系统主体直接嵌入诊间自助机。

在信息填报环节，出现了众多交互形式，除了较为传统的表单式问卷以外，“对话式聊天机器人”交互方式也很常见。患者完成问答，问卷结果便已保存入系统数据库。同样，这是外网系统通过前置机与院内系统接通后的将外网信息导入医院系统的又一典型用途。

在医生诊室电子病历对接环节，较早出现的是将问卷题目与结果简单罗列，这样的实现成本最低，对于内容较少的问卷，医生也能快速了解患者信息。为了能够直接帮助医生的临床工作，更常见的解决方案是将问卷结果自动加工成门诊电子病历。这需要开发团队具有足够的临床医学认知。或者，在开发过程中与医生保持亲密的沟通合作。当然，更好的解决方案，一定是允许医生用户自由编辑病历生成规则，如此才能更长远地满足这一需求。

针对已经实现了“结构化”电子病历的医院，将患者的回答与系统预留字段一一对应后即可自动填入。这类对接方案一来对医院电子病历系统有较高的要求，二来也限制了医生在编写问卷时的自由度——必须紧扣病历预设结构进行问卷设计。目前已有诸多电子病历厂家在研发乃至实践更为灵活、智能的结构化电子病历，在探索与在线预问诊系统的更好融合。

问卷结果经过系统处理后，还需要进入电子病历系统。门诊医生的大部分工作都在电子病历系统中完成，因此预问诊系统所获得的患者病情信息，最终都以医生自由复制粘贴，或者通过接口自动导入电子病历系统中，形成闭环。

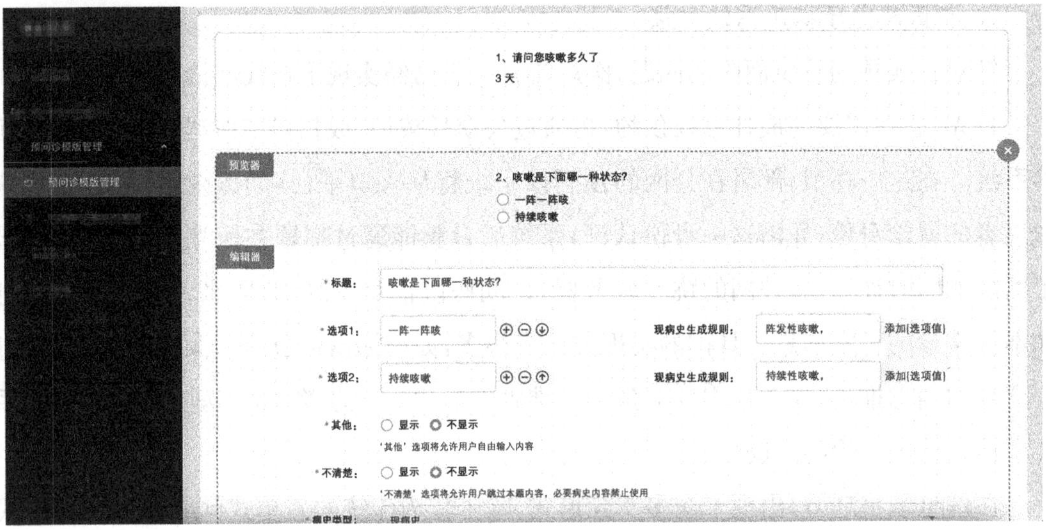

图5-7 形成可引用的电子病历

3. 智能预问诊

目前，人工智能的前沿方向是深度神经网络，又称深度学习技术，其中一大分支为自然语言处理技术。相较于图像和语音，这一技术的研发旨在对人类的自然语言文本进行结构化，是对高维数据进行降维处理的典型代表。

在医疗领域，自然语言处理技术的常见应用是电子病历数据的结构化。利用这一技术，我们得以将体量巨大，格式、文风各异的病历文档，快速处理成可用的格式化、结构化数据。

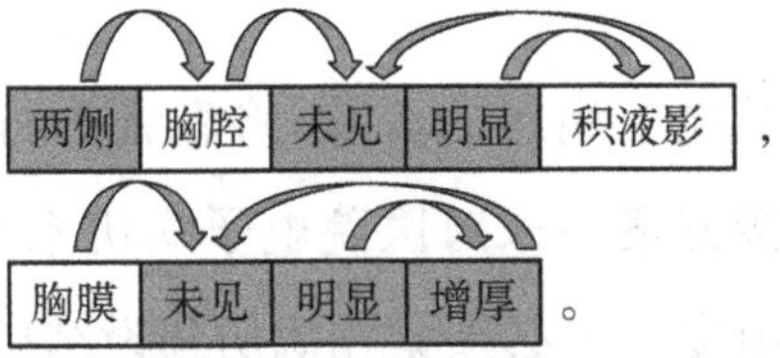

图5-8 自然语言分词

利用自然语言处理技术，我们能够将以自然语言描述的病历文档转变为更可用的结构化数据，而这一结构化数据的用途之一，便在于智能预问诊系统。

通常，利用历史病历数据构建智能预问诊系统的成熟方案如下：

第一步，我们需要对历史病历数据进行结构化，便于进行后续分析统计。

第二步，在得到结构化数据以后，就要建立“科室/疾病-症状-症状属性/伴随症状”

这几者之间的关联网络。以下是这一关联网络中的一部分内容在二维表格中的呈现(见表5-2)。

第三步,据此统计结果,系统也就“学会”了各个症状或症状属性之后该如何追问。

到此,经过一定的产品开发和技术处理(包括问题去重、多因素排序等),就已经能够建立一套智能预问诊的基本架构了。可以看出,这样的问诊逻辑已经不再是“线性树状”跳转那般简单,“网状关联”更符合其内在的逻辑。为了进一步让智能预问诊能够变得更加贴近“医生思维”,除了在上文提到的“关联网络”中增加“诊断结论”这一字段内容,还必须让机器学会在各个诊断结论之间“鉴别诊断”。这无疑要求更多的医学诊断知识图谱技术(或是诊断算法技术)积累和临床意见的干涉。

表5-2 症状—伴随症状对应表

主诉症状	频次	现病史症状
腹痛	117	呕吐#97 食欲正常#48 发热#45 大小便正常#33 恶心#29 大小便正常#24 脐周疼痛#21 大便正常#20 咖啡渣样呕吐#19 药物过敏#17 食欲不振#16 大便稀烂#16 大便干#16 咳嗽#13 嗳气#11 G6PD缺乏症#11 蚕豆病#11 疼痛#11 病情好转#10
排便困难	97	食欲正常#59 大便干#17 呕吐#45 小便正常#41 发热#39

续　表

主诉症状	频次	现病史症状
		大便硬结＃32 咳嗽＃28 蚕豆病＃22 腹痛＃21 过敏＃18 食欲不振＃16 皮疹＃14 出生＃12 血便＃11 哭闹＃9 腹胀＃9 药物过敏＃9 胎粪排出的发现＃7 流涕＃6 母乳喂养＃6

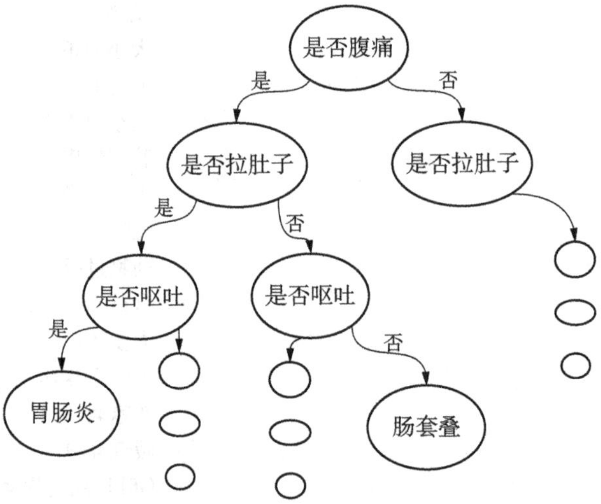

图 5-9　医学知识图谱

智能预问诊通常能够代替医生 50%—90%的问诊内容，这显著降低了医生的在线问诊工作负担——原本接诊单名患者的时间大大降低，每天的接诊量也就大大提升了。此外，智能预问诊系统与医院智能患者服务平台实现入口的链接，能很好实现对患者的推广。

5.3 智能随访让全程健康理念更普及

随着“全民健康”“全生命周期健康管理”概念的提出，作为医疗服务闭环中的重要环节，医疗健康随访服务逐渐受到医疗服务机构重视。门诊又是开展随访服务的核心环节。通过随访服务可以有效提高医院诊前及诊后服务水平，方便医生对患者进行跟踪观察，掌握第一手资料以进行统计分析、积累经验，同时也有利于患者全程健康数据的延续记录，推动全程化健康理念的快速普及。

目前，医疗领域的随访服务发展历程大致可以分为三个阶段：一是以电话、信函方式为主的传统随访模式。该模式给医生造成较大的工作负荷，随访数据也难以有效保存分析，患者也需要承担因随访带来的经济压力。二是以社区医生为主的慢病上门随访模式，一方面医生和患者能进行一对一面对面诊疗，可高效获取和患者病情发展相关的数据信息，方便定制下一步治疗方案，但也存在随访工作量大，随访周期长制约诊疗效果的局限性。三是以智能随访模式为主的新型随访服务，该模式结合 AI、大数据、物联网、互联网、语音交互等主流技术，提供以全程健康管理理念为核心的服务能力，缩减了医方和患方的工作量，并利用信息化手段保存患者随访数据。此外，还能通过创新技术的支撑，提供智能提醒、异常警示等功能，加强患者的自我管理，使治疗效果得到进一步推进。随着新一代信息技术的不断发展，智能随访模式将成为发展必然趋势。

智能随访服务的应用推广能有效带动医患服务效能提升，一方面减轻医护人员负担，在患者院后药物的治疗效果、存活率、手术恢复情况等方面提供及时准确数据，为科研分析与统计提供连贯、全面的数据支撑，辅助医院改善医患关系，提高医院管理水平和医疗服务质量；另一方面，能指导患者进行居家护理及康复，定时定点提醒，有效提升其医嘱依从性、疾病知晓度及自我健康管理意识，进而提升患者健康水平。智能随访是门诊、住院服务的有效拓展，能加强居民健康服务与管理能力，加快全程健康服务理念的普及与实践。

5.3.1 智能随访让慢病治疗有序有效

随访作为门诊医疗服务过程的闭环管理部分，“互联网＋医患互动”、智能辅助诊断、智能辅助处理引擎，结合深度学习、大数据处理等创新技术的出现给服务模式的创新提供了新的路径。患者能够通过电话、互联网、智能随访健康物联设备等途径辅助医护人员利用智能化手段完成关怀性随访、专病随访、满意度调查、复诊提醒、慢病管理等工作，促进全人群、全区域、全链条的延伸医疗服务数据网络建成，提升各类调查数据和统计数据的一致性、准确性和延续性，提升从数据获取到数据分析、知识挖掘的时间周期，辅助临床医护人员专注解决临床医疗问题，加强对慢病治疗有序有效的支撑，充分贯彻"以患者为中心"的服务理念和全面质量改进的管理理念，让随访服务更智能更有温度，促进医院综合服务质量的全面提升。

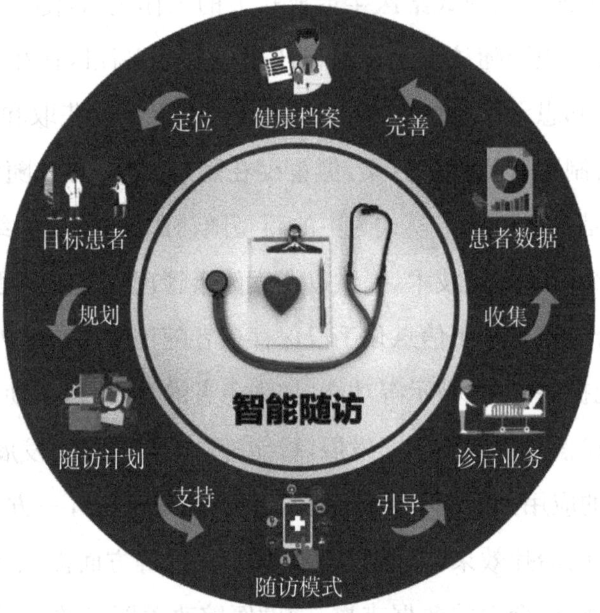

图 5－10　智能随访业务流程

综合分析全程健康档案信息精准定位目标患者。在实现患者健康档案数据互联互通互认的基础上，综合分析全程健康档案信息，基于大数据等技术打造随访业务数据根基，根据不同患者的基本健康信息、疾病类型、治疗阶段、用药情况等特征，精准定位差异化目标患者人群，并为每个患者定制个性随访问卷。

结合目标患者特征定制个性化随访计划。所有智能随访将利用患者数据画像等技术，分析目标患者人群特征、个体特征，实现患者精准识别，动态匹配建立智能随访计划。

充分利用智能化手段实现多样化随访模式。智能随访模式将最大化地避免现场随访工作，以移动无线网络为依托，以人工智能（AI）机器人、人工电话、短信、微信等多种技术和互联网工具为主，利用互联网服务最大化将随访工作智能化、人性化、便捷化，形成高效、快捷、多元化的随访模式。

全程跟踪随访计划执行高效引导诊后业务。通过智能随访模式，帮助医生实时掌握相关患者的健康状态，并以此支撑后续业务，为患者进行用药、问诊、复查以及后续的诊后治疗干预提供支撑，引导诊后业务进行。

全数据链路打通全息患者健康随访数据互通。通过开展智能随访，患者数据将持续化更新，并基于患者个人健康档案，形成以患者个人为中心、以随访服务为节点的时间轴，建立患者全程健康档案，清晰呈现出患者的个人体征指标趋势。

数据模型引导构建患者全程慢病随访档案。所有的患者数据最终将回归患者的电子健康档案，建立持续化电子健康档案数据更新机制，逐步形成全程健康档案，并以此开展更精细、更科学的诊疗服务、健康管理服务，实现数据价值反哺。

通过智能随访服务，将有效提升我国慢病（专病）健康管理服务水平。以糖尿病管理为例，据国际糖尿病联盟（IDF）2017 年统计数据显示，全球糖尿病患者数达 4.51 亿人，其中我国糖尿病患者数达 1.144 亿人，居全球首位，预计到 2045 年将上升至 1.198 亿人。为了控制病情，糖尿病患者应严格按照医生制定的医疗康复方案治疗，医生也需要对每一个患者进行随访，使患者能够定期或于病情变化时及时与随访医生沟通、联系，进行必要项目的复查，并调整治疗方案，减少患者的再入院概率。而当前我国慢病患者的管理模式依然以患者主动就医为主，较多糖尿病患者不能定期进行复诊，甚至许多患者服用完医生开具的药品后自行停止药物治疗，或重新回到不良的生活方式，导致病情很快复发。如何更好地管理这些慢病患者，减少其住院次数，降低医疗费用，提高生活质量，是目前我国乃至全球慢病管理医学领域面临的一个重要问题。

智能随访将创新技术引入慢病等患者的随访管理过程中，通过移动随访、医患在线沟通、患者治疗时间轴等方式，突破我国现有的慢病管理方式，形成一套标准化、易于复制的慢病随访新型管理模式。

1. 移动随访模式

移动随访针对传统随访模式面临的主要困境，基于4G/5G移动网络、物联网医疗、大数据等技术，提供多场景下智能移动随访能力，并利用人工智能的算法技术，借助各类智能化工具，减少随访工作的人力投入，打造自动化和智能化的随访模式。移动随访还可充分利用大数据技术，拓展、捕获患者信息，持续完善个人健康档案。

移动随访模式将传统的随访工作场景进行灵活的划分和重构，全面整合日常随访问卷调研等工作，通过互联网等渠道灵活、便捷的定向分发、随访；对于一些因卫生管理要求必须进行线下随访的场景，利用移动网络、医疗物联设备等实现随访指标的精准捕获并持续上传，最大化地减少卫生相关人员的人力投入，通过线上线下相结合形成智能化的移动随访模式。

线上随访　线上随访以智能化的随访问卷调查为基础，利用人工智能算法模型，基于患者个人画像为其生成对应的个性化随访问卷，并结合智能随访AI机器人等服务，定向获取患者随访指标，对各项指标进行智能记录和自动评估，支持基于随访信息的病情评估报告生成。线上随访可借助微信、短信、智能外呼等多种手段开展。

在慢病患者预后日常指标的监控评估过程中，医生可通过线上随访实现常态化的跟踪、管理，例如根据不同患者的情况以日、周为周期做定期的随访，指导患者完成随访表单的填写，由患者提交自身疾病相关症状、检测指标、治疗行为等信息，形成对患者的身体健康状态的持续化跟踪。对于日常性的随访工作来说，其主要任务是定期对不同慢病的患者进行诊后的智能评估，针对每个患者的实际情况制定个性化的随访表单，并进行精准的自动化随访管理，快速了解患者的预后治疗情况，节省医生精力，提升患者诊疗体验。

智能移动随访还能够基于大量患者的全程健康档案，结合大数据相关分析手段，精准地进行疾病特征分析，筛选出特定慢病的高风险人群，利用智能机器人、智能语音等AI技术，与随访对象进行语音、文字交互，实现智能随访，及时了解到患者的最新的健康状态，综合评估其疾病风险。同时，根据患者反馈的医疗需求，通知医疗机构协调相关医疗资源，通过为患者提供健康咨询、预约挂号、预约检查、预约住院等便捷服务，实现高效、便捷的随访和医疗服务。

线下随访　传统的线下随访往往依托普通的门诊完成，也有部分医疗机构由专门的随访人员完成。线下随访时，通常将现场检查的数据先记录到纸质文件中，然后对照数据录入随访系统中，这些易错而烦琐的工作会直接导致随访工作效率低的问题。

线下智能随访以移动网络为基础，运用相应的移动通信设备提供患者自助式随访问卷输入，同时患者随访检测所获的患者指标可通过移动端的随访服务进行数据同步，并可更新上传至个人健康档案。相对于原有线下人员现场的随访方式来说，智能随访模式全面替代手动式的数据录入模式，降低了对工作人员医学知识、专业技能的要求，从而有效提高了随访服务输出，提升了工作效率。

通过智能移动随访模式，部分医疗机构还利用无线移动网络对接各类终端设备和移动应用，如电子血压计、血糖仪、血脂仪、人体成分仪(体脂秤)、血氧仪、心电图机等，辅助检测血压、血糖、胆固醇等多种生命指数，相关数据可与各类专病、健康管理进行同步，例如将糖尿病患者随访指标与相关健康管理 APP 进行同步对接，完成空腹血糖(FBG)、餐后 2h 血糖(2hPG)、糖化血红蛋白(HbA1c)等糖尿病的相关指标的收集。该模式降低了现场随访人员的专业技术门槛，可借助培训后的随访工作人员开展沟通交流、指标采集传输等工作，可大幅拓展随访服务能力，提升随访效率。

2. 医患在线沟通

在随访中，为随访患者提供必要的在线咨询服务，是帮助形成医患互动的重要模式。在线沟通作为医生和患者的新型交流途径，由医院专家医生在线为患者提供咨询、交流服务，并根据实际的需要提供图文交流、电话交流、视频沟通交流等多种类型的沟通问诊模式，有效提高问诊效率，形成医院医疗能力的延伸，满足患者足不出户就能得到医生会诊的需求。在线沟通运用智能化手段将部分权威医学专家的经验与医学知识转化为适宜于患者理解的信息，结合线下就诊前为患者提供的远程问诊、导诊建议、疾病复查规划等服务，并可以根据患者的真实情况提供多类沟通模式，例如一对一远程连线、实时交流，一对多在线沟通等，从而加快全程健康理念与服务的推广。

医患沟通主要包含几个场景：诊前通过咨询了解医疗常识、线下就诊前的导诊问诊咨询、线上直接解决问题的轻问诊、诊后的就诊结果二次确认、以服务包形式长期绑定的在线家庭医生模式。因此，基于医患沟通的主要场景，并结合治疗阶段，可将医患在线沟通划分为诊前和诊后不同的阶段。

在诊前阶段，患者往往从咨询角度出发，希望能够在正式就诊前获得一些权威医学健康知识，或者咨询医生给出就诊建议，仅当患者出现明显健康问题的时候，才会进一步采取线下问诊措施。充分有效的诊前沟通咨询，能够帮助患者正确理解疾病，做到不乱投医、不急投医、理性就医；而线上的诊前沟通，也能够正确引导分级诊疗，分流专科医院就诊压力；在线沟通还支持智能化的导诊模式，通过交互式的引导询问，帮助医生预先获得患者的健康信息（如家族史、过敏史、药物史、手术史等信息），给出准确高效的判断，结合临床专家的人工诊疗作为补充，有效应对大量的咨询和问诊场景，提供快速的咨询响应。

在诊后阶段，患者可通过医患在线沟通与医生进一步交流，进行诊后的持续性随访沟通。患者可以根据自己实际的需要，与随访医生通过简单的图文沟通、电话和视频沟通等完成。对于慢病用户、术后康复患者，有固定的随访医生或者与医生团队保持长期的沟通具有重要意义，因为医生在疾病治疗过程中对患者用药、检查等治疗方式做出的调整，往往会呈现不定时、不定期、分散的特性，需要保持长期持续的医患沟通。因此，指定专门的医生为固定的患者群体做长期的治疗指导沟通，对患者的实际情况更了解，沟通效率也会更高。每位随访医生实行一对多的服务模式，充分利用优势医生资源。

3. *患者治疗时间轴*

患者治疗时间轴最早用于急诊科室，尤其是急诊中的某些重大急病的各个环节，严格地记录患者每一诊疗流程的准确时间，为提高抢救成功率、优化抢救流程提供宝贵数据。在门诊中，患者治疗时间轴在实际业务实践中也体现出了良好的管理成效，不仅有利于提高治疗的时效性和连续性，而且能够帮助医护人员在较为忙碌的工作环境中有条不紊地为患者开展各项诊疗内容，突出各时段的治疗与护理重点，还能够帮助低年资医护人员较快地融入工作环境，熟练掌握各项工作内容，提高应急管理能力。

鉴于患者治疗时间轴管理的科学性，该模式已在临床诊疗中逐步得到推广应用，医生通过智能随访等服务能力可定时定期提醒用户，帮助患者形成正确的用药、检测习惯，并进行阶段性的智能评估，提醒用户做复诊检查。移动随访能够基于数据画像技术，基于患者的个人全程健康档案组织标注形成全息患者的患者画像体系，并充分利用患者治疗时间轴分析患者的疾病风险趋势，筛选出高风险患者人群，通过利用人工智能推荐引擎，为目标患者提供个性化的诊疗方案。患者治疗时间轴还将利用定时提醒对患者形成教育作用，从而明显提高患者的用药、检测的依从性，并利用智能化的检测和预警能力；在患者体征指标发生偏离出现健康风险时，能及时进行预计并通知相关家庭成员和医生，及时进行治疗干预。

患者治疗时间轴可应用于慢病等疾病的用药提醒、日常检测、定期复诊等多个领域，将患者的治疗事件按时间排序，直观地呈现治疗过程，辅助医生快速了解患者诊疗情况，助力患者健康全程管理。

用药提醒场景。医生可基于患者治疗时间轴开展医药服务，帮助患者正确地理解用药原因以及药物治疗作用，梳理患者药物品种和服用时间，制定个体化用药时间轴教育单，从而显著提高患者用药依从性，降低用药偏差。患者按照医嘱时间轴顺序服用药物，可减少非预约再入院率和相关药物不良反应发生例数。以糖尿病、高血压等慢病管理为例，通过设计用药时间轴提醒，将患者所用药品以时间轴进行展示，时间轴以一天时间为横坐标，坐标轴主要分布 5 个坐标点，即：晨起(6:00)、早餐前后(8:00)、中餐前后(12:00)、晚餐前后(18:00)、睡前(21:00)，临床药师将患者使用药品按时间进行排序并在时间轴对应位置列出药品名称与剂量，在整个时间轴下方以表格形式添加备注，备注按药品功效进行分类，简洁注明患者所用药品注意事项，如他汀类药品不与西柚汁同服等。通过用药时间轴教育单对患者慢病管理的有效干涉和提醒，帮助提高慢性疾病患者的用药依从性、减少用药偏差，提高慢病治疗的效率。

居家监测场景。患者治疗时间轴管理模式还可应用于居家监测场景，能够将所有的患者检测数据基于时间呈现，对每项检查指标做整合，形成基于时间线的体征指标趋势，便于医生对患者的治疗恢复情况形成直观动态的了解，以判断患者的病情发展趋势。在一些慢病的治疗过程中，需要对患者身体体征做日常的测量，例如，糖尿病的日常检查包括血糖，分空腹血糖、随机血糖、糖耐量测试等检查，并需要进行体重指数检查，以及心跳、血压检测等多项检查，这些测量需要借助可穿戴设备或者专门的医疗检测设备进行。由于慢病治疗的时间周期较长，部分患者可能在病情好转或者不适感不明显以后，形成思想上的松懈，对于体征检测的执行也出现了空缺甚至中断的情况。患者治疗时间轴通过设置检测周期节点，进行检测提醒设置，能够在患者出现检测空缺、中断时，通知患者家属以及患者对应的家庭医生进行及时干预，形成多方督促的机制，确保患者的治疗持续性。另外，在监测指标发生较大的偏离时，还能够及时预警便于及时治疗干预，并支持患者通过快捷方式与医生进行在线沟通。

定期复诊场景。为帮助患者做定期的复诊管理，患者治疗时间轴模式能够将复诊计划以治疗事件的形式形成全程记录，进行定时定点提醒，所有复诊数据能够以复诊指标维度做整合，形成基于时间线的复诊指标趋势，用以评估患者慢病的长期治疗情况。经住院、居家治疗后，慢病患者往往需要定期进行复诊，而多数慢病初发患者在住院症状消失后，对于复诊的重视性不足，把定期复诊作为一个可有可无的事情，认为日常测试的指标正常就无须复诊，只有在身体感觉不适的时候才想到去复诊，这就为慢病的复发带来了隐患。如糖尿病患者，在血糖控制良好、全身无不适症及糖尿病症状后，仅仅通过简单的指标检测并不能体现所有的身体健康状态，还需要在出院后每月复查一次空腹血糖，每三个月查一次糖化血红蛋白，并且定时定期去医院做尿常规、肝肾功能、眼底筛查等，用以检测糖尿病的主要指标以及并发症的检测。患者治疗时间轴模式支持在复诊时间接近的时候，提供快捷的复诊预约功能，提醒用户预约复诊计划。当超过用户的复诊时间，则进入强提醒模式，直至患者完成复诊并将复诊指标同步完成。

5.3.2 建立全程电子健康档案

电子健康档案是建立在人们从事与医疗健康相关的活动过程中，涵盖保存备查价值的电子化历史记录，是卫生医疗工作者进行诊疗决策的依据。电子健康档案研究开始于20世纪90年代中后期，我国于2009年开始启动全民健康档案计划，正式将居民电子健康档案纳入国家基本公共卫生服务规范。但目前绝大多数院内患者电子健康档案还存在医学术语规范难统一、数据关联转换困难、跨机构数据难以整合，跨院、跨级就医数据不连续等问题，致使当前的电子健康档案还无法覆盖患者全周期诊疗信息，导致对其研究应用还无法有效指导临床诊疗。

构建全程电子健康档案，基于统一标准体系与互联互通互认机制，整合院内、院外数据，形成连贯、真实、全面的患者医疗健康信息，可加强患者信息互认，加快患者电子健康档案管理与应用，从而惠及建档患者、接诊医生、医疗管理者及医学科研人员。

降低患者医疗负担，提高患者健康管理水平。对患者而言，全程电子健康档案的建立有助于减少不必要的重复检查，节约医疗资源，减轻患者平均诊疗费用。患者通过已建立的电子档案信息，进行有效的管理、自我保健和风险评估，对自身健康可能面对的风险进行提前预防，延缓或减少患病概率。

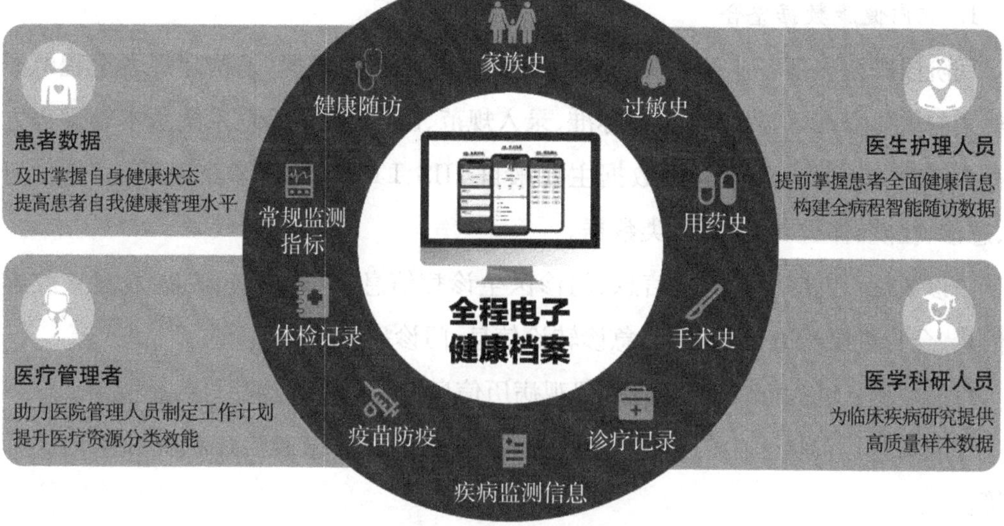

图 5－11 全程电子健康档案

打通医务人员获取信息的通道，提升诊疗效率。快速调取患者电子健康档案，在结果互认的基础上，避免患者进行重复的就诊检查，减少患者就诊等待时间。同时，能够全方位了解患者的个人健康史、家族史、生活习惯、过敏史等基本信息，为制定更精确、个性化的诊疗方案提供坚实的参考依据。

助力医院管理人员制订工作计划，转变管理职能。医院管理人员可以借助电子健康档案信息，制订出针对医务工作者的工作计划。在“健康中国”行动开展过程中，逐步转变医院管理职能，由治病转为防病，引导群众对电子健康档案的应用由被动治疗到主动关注和定期管理自身健康。

促进医学科研人员开展疾病研究，完善医疗政策。医学科研人员可通过全程电子健康档案进行大数据分析，运用人工智能等信息化手段，挖掘、研究疾病本身和其并发症之间的关系；并了解当地或区域内卫生医疗政策的不同倾向性需求，针对当地的实际情况，进行健康监测，修订和完善更有利于区域医疗发展的卫生政策。

鉴于全程电子健康档案的应用价值，结合我国目前在电子健康档案应用方面的问题和实际应用情况，提高我国电子健康档案的应用，需从院内、院外数据汇聚、健康数据互联互通互认体系建设等方面入手。

5.3.3 医疗卫生系统的健康数据整合

1. 院内健康数据整合

现阶段医院内部各业务系统积累了海量的诊疗、管理数据，是构建患者全程电子健康档案的重要资源，但目前在数据标准、录入规范、医学术语、信息系统版本管理等方面还存在着部分不足。院内健康数据主要来自 HIS、LIS、PACS 等业务系统，包含门急诊、急诊、住院、体检、随访等几类数据。

门诊数据：包括门诊挂号信息、门诊医生诊疗信息、急诊患者信息、观察室收容患者信息、全身健康检查信息、门诊急诊转诊信息、门诊病历等。

急诊数据：包括急救病历信息、留观病历信息、门诊病历、药品处方信息等。

住院数据：包括医生的具体信息、患者的住院信息、患者治疗状况和主治医师信息等。

体检数据：包括血压、血脂、血糖、血常规、尿常规、肝功能、心电图等指标信息。

随访数据：包括患者基本信息、用药信息、体征信息、随访报告、挂号信息、分诊信息、医生信息等。

面向医院内部多类型、多领域的数据，可建立规范化数据汇聚路径，实现数据整合、梳理，主要包含以下阶段：

一是数据标准、规范统一化。遵循国家、地方省市标准，基于医院业务特征，建立院内统一的数据标准、术语标准等标准体系。

二是构建安全可控的数据汇聚路径。在统一的数据标准、规范下，构建安全可控的数据汇聚路径，从院内各个平台和系统整合健康医疗相关数据。

三是搭建全院级的临床数据中心（CDR）。基于统一标准，搭建全院级临床数据中心，对接院内各业务系统，将封闭在多套孤立信息系统中的数据汇集在一起，形成专病数据库、数据湖等。

四是建成持续化数据定期更新机制。建立健康医疗大数据识别、抽取、验证、更新机制，持续同步、定期更新全院级临床数据中心数据。

目前，一家三甲综合医院产生的年临床数据约在 60TB。这使得医院的临床数据呈现出数据量大、数据形式多元、数据变化快、数据价值高的“大数据”特征。在门诊医疗中，医生需要将各个医疗环节产生的医疗记录按照患者为主线的方式整合在一起，基于临床数据中心形成时间线，这样医生在门诊工作中就可以全面了解患者的情况(就像翻看病历本一样查看集成的患者诊疗记录)。同时，医生也需要在门诊中开展临床研究，按照研究的需要将医疗记录整合成符合研究要求的临床研究表单(CRF, Clinical Report Form)。

基于临床数据中心，多数医院为门诊医生提供了统一的患者医疗记录展现工具，一般被称为患者全息视图或患者 360 度视图。通过患者 360 度视图可全面展示患者相关的临床数据，包括患者的基本信息、诊断、检验、检查与图像、医嘱、病史、病理和费用等数据。并向医生或科研人员提供添加患者的检验指标以及用药情况进行对比的功能，通过折线图的形式展现。同时，该系统一般被接入到门诊电子病历系统等，可以方便医生在开展诊疗或科研活动时随时调阅患者统一浏览视图。建设患者统一浏览视图，可以解决医生全面获取患者数据难和烦的问题，提高医生临床诊疗、开展科研活动的效率。

2. 院外健康数据汇聚

全程电子健康档案的建立完善需涵盖患者全周期、全流程的诊疗、健康管理信息，除院内健康数据外，还需进一步汇聚院外信息，例如跨医院诊疗数据、CDC 数据等。目前阶段跨机构数据整合还存在着技术、机制等方面的瓶颈：

不同医院疾病编码未统一。在整合疾病诊断编码时，部分医院临床医师对主要诊断的正确选择和书写不够重视，没有充分的认识；病案管理人员对编码原则掌握不全面，导致主要诊断的选择与编码存在不少问题。

跨机构互联互通互认机制还未健全。互联互通互认是开展院外跨医院和 CDC 数据汇聚的重要前提。目前跨机构、跨领域、跨部门、跨平台、跨系统的数据还未打通，缺乏可靠技术保障数据互联融合、开放共享，以及保证数据安全及患者个人隐私安全。

跨机构数据传输通道匮乏。由于医疗数据的高度隐私性，数据传输交互需通过专网、专线进行，但目前各机构间还缺乏安全的数据传输通道。此外，跨机构数据整合还存在如接口开发程序版本不兼容，导致数据无法进行传输；数据传输程序不稳定，导致上传失败需要重复上传等问题。

为解决上述问题，院外跨医院和 CDC 数据汇聚主要模式与路径如下：

统一行业标准与规范。使院外健康数据以及相关医疗业务流程实现规范化、标准化。例如，统一患者基本信息、就诊、处方、诊断、手术、检验等条目标准格式和疾病编码。

促进跨医院互联互通互认标准化建设。针对目前医院各个不同信息系统之间业务协同、数据交换、安全防护等一系列问题，制定覆盖院外健康数据互联互通互认标准规范，形成统一且标准的数据交换和协同共享机制，提升医院健康信息的互联互通互认成效。

建立院外健康数据共享交互通道。统一院外医疗机构健康数据传输接口规范，建立安全可信的数据共享交换机制与路径，采用多维、智能的采集方式，完成院外诊疗数据信息、业务信息等数据的大规模、安全采集。

3. 健康数据互联互通互认

医疗信息互联互通互认是整合、交换、共享患者在不同医疗机构的就诊、体检、检查、检验、用药、住院等医疗信息的重要保障，基于统一数据交换模式，在标准互认的前提下，可实现患者全程电子健康档案的落地，从而完善健康档案，推动后续以患者为核心的电子健康档案的本地数据交换。2020 年 8 月，国家卫生健康委统计信息中心印发了《区域全民健康信息互联互通标准化成熟度测评方案（2020 年版）》和《医院信息互联互通标准化成熟度测评方案（2020 年版）》，指导各地区域卫生和医院信息标准化建设，推进医疗健康信息互联互通和共享协同。另外，在 2019 年 8 月，上海市就印发了《关于全面推进本市医疗机构间医学影像检查资料和医学检验结果互联互通互认工作的实施意见》，促使全市所有公立医疗机构对规定的 35 项医学检验和 9 项医学影像检查项目全面实现互联互通互认，提高卫生资源利用效率，简化患者就医环节，降低医疗费用。

互联互通互认体系的建立紧紧围绕医疗工作，以医疗、预防、保健、康复服务为核心，以人群健康和患者的医疗活动需求为基础，通过进行统一注册标准，以居民的身份信息为关联匹配字段，实现居民健康档案身份的数据关联；并在此基础上，实现对健康档案中的门诊、住院、检验检查等医疗事件对接整合，以时间轴或事件的形式对信息进行展示。一方面为区域内各级医疗卫生机构的医疗、教学与科研等工作提供支持，另一方面为社会各阶层提供信息增值服务。

制定健康数据标准与规范。各级区域卫生信息平台采用了不同的信息整合方式和信息整合技术，这为健康数据集成带来较大的难度，在互联互通互认体系建立过程中，首先应制定健康数据标准与规范，使得数据的交互有标准可以遵循。

建立隐私保护与信息安全防护机制。建立个人医疗健康数据隐私保护防范机制，明确医疗健康数据在交互、存储、管理及使用等环节的责任归属，提高发现隐患的能力和应急处置能力，实现医疗数据共享与隐私保护共同发展，保证分级诊疗业务协同互联互通、追溯监管。

统一医疗服务实体标识。医疗服务实体唯一标识，也称为主索引，主要用于较为复杂的医疗信息系统中，通过唯一的医疗服务实体标识对多个医疗信息系统实现互联互通，同时保证分布在各个系统中的同一个医疗服务实体的患者健康的完整性和准确性。

以上海卫生健康委牵头建设的上海健康信息网为例，从 2010 年起开始运行，建立电子健康档案和电子病历基础数据库，构建市、区两级数据共享交换平台，基本实现三级医院、区级医院、社区卫生服务中心的互联互通、数据共享、业务协同。上海健康信息网联动包括全市 39 家市级医院的上海医联平台、16 个区县的区域卫生信息平台，覆盖全市 600 多家公立医疗机构，积累 3 000 余万份居民电子健康档案数据、100 亿条临床诊疗记录，每天日增加 1 000 万条诊疗记录。

通过上海健康信息网，在上海的各联网医疗机构实现了一院做检验、检查，联网医院共享互认。就诊时，患者在联网医院内的门急诊、住院的诊疗信息(如检验报告、检查报告、诊断摘要、医嘱处方、出院小结等)，可以被快速查询和调阅。特别是基于医联工程，在上海市级医院就诊的患者，无须携带放射胶片，即可在医院的电子病历中调阅到数字影像。医生掌握患者信息更加方便及时，医疗质量进一步提高。

通过信息化建设，在上海的市级医院门诊已根据《关于全面推进本市医疗机构间医学影像检查资料和医学检验结果互联互通互认工作的实施意见》，实现 44 项常用检验检查项目跨院互认。到 2020 年 6 月，市级医院之间共完成互认 301.3 万人次，项目达 751.3 万次。

5.4 互联网让医疗服务更可及

随着互联网技术不断发展，医疗服务已不再限于线下的实体医院内的诊疗服务。“互联网＋医疗”已成为医疗服务的下一个发展热点。门诊作为医疗服务的主要形式，是“互联网＋医疗”的突破口。

5.4.1 互联网医院的不同模式

智能患者服务平台依托互联网为患者提供服务已成为医院提升服务的有效支撑。随着“互联网＋医疗”模式的成熟，医患双方互动业务范围逐步拓展，服务模式也在不断深入，特别是为患者提供在线诊疗服务等核心医疗业务，是“互联网＋医疗”发展的目标。

根据《“健康中国 2030”规划纲要》和《国务院关于积极推进“互联网＋”行动的指导意见》(国发〔2015〕40 号)，国务院报告厅于 2018 年 4 月发布了《关于促进“互联网＋医疗健康”发展的意见》(国办发〔2018〕26 号)，使发展“互联网＋”医疗服务驶上了快车道。2018 年 7 月 17 日国家卫生健康委员会和中医药管理局印发了《互联网医院管理办法(试行)》(国卫医发〔2018〕25 号)，各省市都积极筹备互联网医院政策的落地实施。特别是 2020 年初，受新冠肺炎疫情推动，各省市的互联网医院审批和落地明显加快。以上海为例，上海市卫生健康委员会于 2019 年 8 月 29 日下发了《上海市互联网医院管理办法》(沪卫规〔2019〕004 号)，对互联网医院准入、执业管理、监督管理等做出了规范。2020 年 2 月 26 日，上海市徐汇区中心医院贯众互联网医院成为上海首家获得互联网医院牌照的公立医院。

目前，各家医院开展互联网医院平台建设一般采用以下几种模式。

平台入驻型：目前，国内已有多家知名的平台型互联网医院提供商，在这些平台型互联网医院上同时可入驻不同医院。患者可在这些平台型互联网医院搜索到各医院的专科和专家，并通过平台获取在线诊疗、电子处方、药品配送等服务。医院通过与这类平台厂商签订合作协议，将院内医生多点执业注册到平台厂商运营的互联网医院开展在线问诊服务，服务收益由医院、医生和平台厂商三方根据合作协议共享。在该模式下，医院自身不再出资打造互联网医院信息系统，也无须承担互联网医院的运营。但医院开展互联网服务的类型也受到平台的限制。这种模式一般被规模相对较小的医院采用。

联合运营型：这类模式下，医院选择一家合作方，共同联合冠名建立互联网医院平台。双方共同参与互联网医院的日常运营管理，深入合作。一般医院主要负责医生和医疗资源的提供，参与方负责互联网医院平台的日常运营维护。这种模式下，医院和合作方共同投入，联合运营，一般多见于有一定规模，但自身信息化建设和运营能力不强的医院。

独立建设型：这种模式下，医院独立运营和建设互联网医院平台，互联网医院的医疗资源提供、日常运营和推广都由医院独立或出资承担。这种模式，一般常见于大型综合性三甲医院。医院可以打造符合自身业务特性和运营模式的互联网医院，互联网医院的业务开展形态一定是结合医疗特色和患者需求进行业务模型搭建，可以不受第三方平台功能架构和技术局限性禁锢。医院自身对互联网业务流程、医疗质量保证、医疗风险把控负责。

5.4.2 互联网医院的实现

目前，互联网医院的呈现形态在患者端一般有官方网站、手机 APP、医院微官网等。特别是手机端应用，可以方便患者随时随地获取医疗服务，已成为患者获取互联网医疗服务的主要途径。对于医生，一般也提供网站、PC 端软件、手机 APP、医院企业微信等。医生根据其使用习惯可以选择不同途径。部分医生往往使用业余碎片时间提供互联网医疗服务，因此手机端的互联网服务也受到医生的欢迎。

考虑到患者访问习惯和推广需要，互联网医院访问入口一般被嵌入智能患者服务平台，提供在线复诊等医疗服务。在互联网医院中，构建“线上预诊—线下面诊与治疗—线上复诊”的新型医疗模式。目前，互联网医院重点面向患者直接开展针对慢性病、常见病的复诊服务。部分医院同时借助互联网医院，在医联体成员单位间实现患者信息互联互通，实现分级诊疗、专家资源下沉、技术远程指导、远程教育等业务开展和协同。最终实现医院的医疗服务由院内向院外的延伸。同时，通过互联网化的流程改造，也为院内信息系统的全面升级奠定基础。

目前，通过互联网医院平台，患者可获得的主要服务包括：

线上咨询：通过该服务找到需要咨询的科室，并上传病历资料，和医生以图文形式进行互动交流。这种形式下，医生提供给患者的是医疗健康建议，一般不提供开具处方等医疗行为。

预约挂号：在线预约互联网科室、专病、医生。一般都提供具体时段供患者选择。因为互联网就医的特殊性，很多医院将网上诊疗时间进行细分，方便患者具体选择。

在线挂号支付：患者可在线完成挂号支付，并可享受医保结算。

在线复诊：对于复诊患者，通过线上交流的方式，为医生和患者搭建互联通道，提供交流手段。在线复诊常见的有音视频实时交流模式和在线图文咨询模式。根据《互联网医院管理办法(试行)》，目前医院开展的是部分常见病、慢性病患者的复诊服务，一般会对患者是否复诊进行识别。同时会根据医院信息系统留存的数据或患者上传的过往就诊病历，为医生提供患者的病历资料。

电子处方：根据医患沟通情况，通过互联网医院平台可为患者开具电子处方，签开处方时应同时完成医生 CA 签名。医生在互联网医院除签开药品处方外，部分医院也开展了检查、检验项目的在线签开，并支持在线的直接预约。这样患者只需在约定时间前往医院完成检查即可，极大地方便了患者。

线上支付：医生签开的电子处方，患者可以在互联网医院平台完成支付，多数医院都面向自费及医保患者提供了在线脱卡结算功能。

电子票据：部分医院已在互联网服务中提供电子医疗付费凭证，患者在线支付后，可通过在线推送，获得就医电子票据的链接自行打印，无须再到医院获得发票。实现了线上医疗的支付闭环。

药品配送：患者完成在线支付后，互联网医院都提供了药品配送服务。目前，常见的药品配送模式有医院从院内药房发药自行组织配送，医院从院内药房发药并委托第三方物流配送，医院与药品供货企业签订协议由其代为配置药品并配送等。最后一种模式已逐渐成为多数医院的选择，在这种模式下，互联网医院平台将电子处方自动流转到第三方药品供货企业，建立快速供应链，由药品供货企业安排药品配置和配送，并为患者提供物流情况的实时跟踪。

预约检查：对于医院开展的医学检查，很多医院也面向患者及开单医生提供检查项目的在线预约服务。

预约住院：对于在线复诊中确认的需要住院治疗的患者，部分医院也提供在线开具住院卡服务。

报告查询：多数医院都面向患者提供检验检查报告的在线查询功能。

在以上服务基础上，部分医院通过对互联网医院就诊患者和就诊需求的调查，不断改进互联网医疗服务。从调查掌握的情况看，互联网医院的在线就诊患者以年轻人为主，该群体得益于对互联网工具的熟悉，接受互联网医疗服务模式比较快速。而互联网医院原本针对的慢性病、常见病领域，老年患者居多，受制于对互联网就医模式不熟悉，参与度不高。为了解决这一矛盾，部分医院提供了家庭成员组的互联网就医模式，通过年轻人帮助家中老年群体解决访问技术难题，实现老年群体对互联网医院业务的便捷获取。

此外，为进一步方便慢病患者，部分互联网医院提供慢病患者在线续方服务，解决慢病患者长期用药需要周期性到院就诊的难题。

5.4.3 互联网医院信息系统监管和安全

在《互联网医院管理办法(试行)》中，对于互联网医院的业务范围和监管内容有了明确规定，同时对于互联网医院业务开展过程中的医疗数据安全和患者隐私保护也做了相关要求，在法规之下保障医疗数据安全和患者隐私是互联网医院业务开展的基本准则。

因此，互联网医院平台首先应根据国家信息安全等级保护三级的要求，落实信息系统安全技术措施和管理措施，并通过第三方测评。采用平台入驻和联合运营模式的医院，应尽职考察合作方互联网医院平台的信息系统安全测评情况。采用独立建设模式的医院，应在通过国家信息安全等级保护三级测评后，再开始运营。同时，互联网医院平台应纳入省级互联网医院监管平台，根据监管要求完成数据上报。

此外，互联网医院平台在运营中，也应注意以下安全保障措施：

医师准入：应严控在线诊疗服务医生资质，对于处方权、从业年限、医保资质等各方面进行筛查。

药品清单：医院应对纳入互联网医院可签开的药品进行独立审核，对配送的药品进行严格管理，并为患者提供在线查看药品包装规格等服务。

药师审方：在互联网医院应通过在线审方系统对互联网处方进行审核，对于问题处方进行记录。

数字认证：医院应为从事互联网医院问诊服务的所有医生提供 CA 电子认证服务。

患者隐私：在线电子处方在配送中，应注重患者的隐私保护。对于第三方物流快递单，应采取患者姓名脱敏处理。

第 6 章

“促健康”——建立门诊健康促进平台

健康是人的基本权利，也是人生的第一财富。健康是促进人的全面发展的必然要求，也是经济社会发展的基础条件；健康是一个国家和民族富强昌盛的重要标志，也是广大人民群众的共同追求。新中国成立后，特别是改革开放以来，我国健康领域进行了卓有成效的改革，所取得的成就举世瞩目，伴随而来的则是人民健康水平的不断提高。同时，我们也需要清醒地认识到，目前我国面临着工业化、城镇化、人口老龄化以及疾病谱、生态环境、生活方式不断变化等带来的新挑战，包括各系统慢性疾病、肿瘤性疾病以及传染病等时刻威胁着广大人民群众的健康。

为落实《国务院批转卫生事业发展“十一五”规划纲要的通知》(国发〔2007〕16 号)“加强全民健康教育，积极倡导健康生活方式”的精神，卫生部办公厅颁发《关于开展全民健康生活方式行动的通知》(卫办疾控发〔2007〕189 号)，要求提高全民健康意识和健康生活方式行为能力，有效控制心血管疾病、糖尿病、慢性呼吸道疾病、癌症等主要慢性病的危害及其危险因素水平。卫生部疾病预防控制局、全国爱国卫生运动委员会办公室和中国疾病预防控制中心共同开展“和谐我生活，健康中国人”为主题的全民健康生活方式行动，以合理膳食、适量运动为切入点，在全国范围内积极推动“健康一二一”(日行一万步，吃动两平衡，健康一辈子)活动。

2017 年 4 月，国家卫生和计划生育委员会推出以“三减三健，迈向健康”为主题的第二阶段全民健康生活方式行动，通过开展涵盖合理膳食、适量运动、控烟限酒、心理健康等内容的专项行动，深入推进全民健康生活方式，努力提高国民健康素质。

党的十八届五中全会明确提出推进健康中国建设，2016 年颁布的《“健康中国 2030”规划纲要》要求加强健康教育，提高全民健康素养，强化家庭和高危个体健康生活方式指导及干预，开展健康体重、健康口腔、健康骨骼等专项行动。

“共建共享、全民健康”，是建设健康中国的战略主题。核心是以人民健康为中心，坚持以基层为重点，以改革创新为动力，预防为主，中西医并重，把健康融入所有政策。人民共建共享的卫生与健康工作方针，针对生活行为方式、生产生活环境以及医疗卫生服务等健康影响因素，坚持政府主导与调动社会、个人的积极性相结合，推动人人参与、人人尽力、人人享有，落实预防为主，推行健康生活方式，减少疾病发生，强化早诊断、早治疗、早康复，实现全民健康。要重视健康教育，强化个人健康责任，提高全民健康素养，引导形成自主自律、符合自身特点的健康生活方式，有效控制影响健康的生活行为因素，形成热爱健康、追求健康、促进健康的社会氛围。

6.1 以全民健康为目标，积极提升公众健康素养

6.1.1 健康教育和健康促进相关概念

1. 健康素养

健康素养(health literacy)是指个人获取和理解健康信息，并运用这些信息维护和促进自身健康的能力。

2008年《卫生部公告〈中国公民健康素养基本知识与技能〉》(卫生部2008年第3号)提出了中国公民应该掌握的66条健康素养要点，包括“基本知识和理念”“健康生活方式与行为”“基本技能”三个部分，是医院开展健康教育的重要基础性内容。2015年《国家卫生计生委办公厅关于印发〈中国公民健康素养——基本知识与技能(2015年版)〉的通知》(国卫办宣传函〔2015〕1188号)又针对近年来我国居民主要健康问题和健康需求的变化，对《中国公民健康素养基本知识与技能(试行)》进行修订，仍为66条，要求结合工作实际，做好宣传普及，推动提高全民健康素养水平。

健康素养是衡量健康教育效果的重要指标，而健康教育则是提高健康素养的主要手段。居民健康素养评价指标已纳入国家卫生事业发展规划之中，作为综合反映国家卫生事业发展的评价指标。2016年中共中央、国务院印发《“健康中国2030”规划纲要》，提出到2020年居民健康素养水平达到20%，2030年达到30%的战略目标。

2016年，国家卫生和计划生育委员会委托中国健康教育中心组织31个省级健康教

育专业机构，开展了第六次全国城乡居民健康素养调查工作，调查结果显示：中国居民健康素养水平约为11.58%，总体仍然较低，城乡、地区、人群间发展不均衡，人民群众对各类健康问题的认识水平不均衡；健康生活方式与行为素养提升较慢，与“健康中国2030”所设定的战略目标尚有较大差距。

2. 健康促进

健康促进(health promotion)是指运用行政的或组织的手段，广泛协调社会各相关部门以及社区、家庭和个人，使其履行各自对健康的责任，共同维护和促进健康的一种社会行为和社会战略。

1986年，第一届全球健康促进大会在加拿大渥太华举行，会议通过的《渥太华宪章》对健康促进做了如下阐述和说明：健康促进是促使人们维护和改善他们自身健康的过程。世界卫生组织(WHO)对于健康促进的相关定义为：健康促进就是要使人们尽一切可能让他们的精神和身体保持在最优状态，宗旨是使人们知道如何保持健康，在健康的生活方式下生活，并有能力做出健康的选择。综上所述，健康促进是帮助广大就医群众改变其生活方式以实现最佳健康状况的方式方法和科学手段。在关于“健康”的定义中，保持良好的身体、情绪、社会适应性、精神和智力健康的水平被界定为最贴切的内容。此外，需要特别指出的是，生活方式的改变会得到提高认知、改变行为和创造支持性环境等三方面联合作用的促进。而在这三个因素中，支持性环境是保持健康持续改善最大的影响因素。

3. 健康教育

健康教育(health education)是指有组织、有计划、有目标地通过信息传播和行为干预，帮助个体和群体掌握卫生保健知识、树立健康观念，自愿采纳有利于健康行为和生活方式的教育活动。健康教育的主要落脚地在于各级医疗卫生机构，主体实施者为各级医疗卫生机构的医务人员。通过形式多样的健康教育活动，使广大就医群众了解影响或危害健康的行为，了解常见疾病的发生和传播知识；让就医群众从自身做起，树立良好的健康意识，改变不健康的生活行为方式，自觉地采纳并养成有益于健康的行为和生活方式，从而降低或消除影响健康的危险因素，达到预防疾病、促进健康、提高生命质量的目的。

4. 健康相关行为

健康相关行为(health related behavior)是指任何与疾病预防、增进健康、维护健康及恢复健康相关的行动。这类行为可以是自愿的，也可能是不自愿的；可以是直接以健康为目的的主动行为，也可以是遵守法律或规定的被动行为。

举例而言，在一所高中学校，体育课设置了长跑运动，即学生们需要进行 1 000 米或 800 米的测试，这一行为被认为是有益于健康的行为。但事实上，学生们愿意这样做并非出于健康的考虑，而是因为这是学校的规定，更是求学升级的必不可少的要求之一。而对于成年人而言，他们坚持长跑大多是出于维护自身健康的原因，跑步有利于减少罹患心肺脏病的风险。这个简单的例子说明，健康相关行为对于不同人群具有不同的定义和认知。在传统意义上，健康相关行为的目的在于“恢复、维护或促进自身健康”，因此这一行为又被称为“直接健康行为”。

按行为对行为者自身和他人健康状况的影响，健康相关行为可分为促进健康行为和危害健康行为两大类。

促进健康行为(health-promoting behavior) 促进健康行为是指个体或群体表现出的、客观上有益于自身和他人健康的一组行为。而该行为目的主要是朝向健康的或被健康结果不断强化。促进健康行为具有有利性、规律性、和谐性、一致性、适宜性等特征，体现了促进健康行为强调对自身与他人健康的益处以及行为内在与外在表现和谐。

参照目前的标准，促进健康行为可分为以下五种类型：(1)基本健康行为，即日常生活中一系列有益于健康的基本行为，例如，合理营养、平衡膳食、定期锻炼、适当休息与良好睡眠等。(2)杜绝不良嗜好，摈弃有害健康的个人偏好，例如，吸烟、酗酒与滥用药品等。(3)对可能危害健康事件的预警行为，例如，正确使用汽车安全带，熟练掌握溺水、火灾等意外事故发生时的自救和他救方法。(4)躲避潜在的环境危害，以积极或消极的方式避开相关环境危害，如离开污染的环境、采取措施减轻环境污染、积极应对应激相关事件等。(5)合理利用卫生保健服务，即有效、合理地利用现有可及的卫生保健服务，包括定期体检、预防接种、患病后及时就诊、遵从医嘱、配合治疗以及积极康复等。

危害健康行为(health-damaging behavior) 危害健康行为是指偏离个人、他人乃至社会的健康期望，客观上不利于健康的一组行为。其主要特点包括以下三个方面：(1)危害性，即相关行为对个体、他人乃至社会健康产生直接或间接的危害；(2)稳定性，即相关行为并非偶然发生，具有一定强度，且维持一段时间；(3)习得性，即相关行为在个体后天的生活经历中逐步形成。

危害健康的行为可分为以下四种类型：(1)不良生活方式与习惯，包括能导致各种成年期慢性退行性病变的生活方式，如吸烟、酗酒、缺乏运动锻炼、高盐高脂饮食、不良进食习惯等。不良的生活方式与肥胖、心血管系统疾病、早衰、癌症等的发生关系密切。(2)致病行为模式，例如，与冠心病密切相关的行为模式，表现为不耐烦和敌意；与肿瘤发生有关的行为模式，表现为情绪过分压抑和自我克制，爱生闷气。(3)不良疾病行为，常见的行为表现形式有疑病、恐惧、讳疾忌医、不及时就诊、不遵从医嘱、迷信、自暴自弃等。(4)违反社会法律、道德的危害健康行为，例如，吸毒、性乱等危害健康的行为，这些行为既直接危害行为者个人健康，又严重影响社会健康与正常的社会秩序。

需要注意的是，“冰冻三尺非一日之寒”，不良行为相关的习惯和生活方式的形成也并非一朝一夕，往往需要经过较长时间才能体现出来，因此，健康人群往往无法理解不良生活方式与疾病的关系。在临床实践中，人们逐步认识到，一种不良生活方式与多种疾病和健康问题有关，而一种疾病或健康问题又与多种不良生活方式密切相关。此外，不良生活方式广泛存在于人们的日常生活中，且具有多种不良生活方式的人并不在少数，因此上述生活方式和行为对于健康的危害也是广泛的。因此，健康教育和健康促进的重点在于提高行为和生活方式对健康影响的社会认识，并通过行为改善提高人群健康水平。

5. 健康传播

健康传播(health dissemination)是健康教育和健康促进的一种手段，属于传播学的一个分支。健康传播并没有很明确的定义，凡是涉及健康内容的信息传播，都可以被认为是健康传播。1971 年，美国心脏病学家杰克·法夸尔和传播学者内森·麦科比主持了一项以健康促进和干预为目的，“通过降低体重、减少吸烟、降低血压和血脂水平，从而降低心脏病的发病危险”的研究，被称为“斯坦福心脏病防御计划”。在此计划中，一些传播学的研究方法首次被运用到健康传播的领域，“斯坦福心脏病防御计划”被认为是现代健康传播的开端。1972 年，国际传播学会(IGA)成立“治疗传播兴趣小组”。1975 年 IGA 芝加哥年会上，“治疗传播兴趣小组”正式更名为“健康传播分会”，“健康传播”被学术界首次提出并正式使用。

在我国，健康传播一词最早出现于 1993 年北京医科大学主编的《健康传播学》。2003 年“非典”疫情暴发，中国健康传播学者们开始自觉将传播理论应用到健康教育实践中。2006 年《国家突发公共卫生事件应急预案》提出“普及卫生知识。针对事件性质，有针对性地开展卫生知识宣教，提高公众健康意识和自我防护能力，消除公众心理障碍，开展心理危机干预工作”。这是国家层面应用健康传播理念的一次实践。

健康传播是以传播为主轴，通过四个不同的传递层次将健康相关的内容发散出去。这四个层次分别为：自我个体传播、人际传播、组织传播和大众传播。自我个体的层次，如个人的生理、心理健康状况；人际层次，如医患关系、医生与患者家属的关系；组织层次，如医院与患者的关系、医护人员的在职训练；大众层次，如媒体与热点话题以及媒体与受众的关系等。

适应当前传播方式多样、传播主体多元、传播受众复杂、传播内容繁杂的新形势，保证健康教育内容的真实性、有效性、传播性，守好健康教育主阵地，是新时代医院健康教育面临的新挑战。

6.1.2 医院健康教育和健康促进的目标、内容以及意义

1. 医院健康教育和健康促进的目标

医院健康教育和健康促进要帮助广大居民实现下列健康相关的生活习惯：(1)正确认识和纠正不良嗜好；(2)设计个性化的合理膳食结构；(3)制订科学、有效、个体化的有氧运动计划；(4)消除精神紧张，进行健康心理疏导；(5)对老、幼、孕、残等特殊人群进行生活方式指导，居家或出行时的安全防范措施等教育。

2. 医院健康教育和健康促进的内容与做法

医院健康教育和健康促进的主要内容包括以下三个基本点：(1)推进全民健康生活方式行动；(2)普及重点疾病诊疗知识；(3)应对突发公共卫生事件。

按照国务院《健康中国行动(2019—2030 年)》的具体要求，目前医院健康教育和健康促进总体做法包括以下四条基本路径：

(1) 普及健康知识。把提升健康素养作为增进全民健康的前提，根据不同人群特点有针对性地加强健康教育和健康促进，对青少年、妇女、老年人、残疾人、0—6 岁儿童家长、进城务工人员等人群进行重点和做法有差异的健康教育。在大型公立医院中，不同的临床科室针对疾病类型和季节变化可以提供针对不同人群的健康教育材料，实施不同的健康教育策略，同时定期进行健康教育相关评估。让健康知识、行为和技能成为全民普遍具备的素质和能力，实现健康素养人人有。

(2) 参与健康行动。以《中国公民健康素养——基本知识与技能(2015 版)》为教育蓝本，积极开展公民健康素养促进活动。倡导每个人是自己健康第一责任人的理念，激发居民热爱健康、追求健康的热情，养成符合自身和家庭特点的健康生活方式，合理膳食、科学运动、戒烟限酒、保持心理平衡，实现健康生活少病。随着现代医学模式的不断更新和发展，三甲医院医生不仅需要承担治疗已知疾病的任务，同时还要在日常工作中更多注入"治未病"的理念，这也是为什么"医学科普"正在流行起来的主要原因之一。

(3) 提供健康服务。提供系统连续的预防、治疗、康复、健康促进一体化服务，提升健康服务的公平性、可及性、有效性，实现早诊早治早康复。开展重点疾病的健康教育活动，主要包括各系统慢性疾病、肿瘤性疾病以及传染病等。各系统慢性疾病包括：高血压、糖尿病、冠心病、哮喘、慢性阻塞性肺疾病等。肿瘤性疾病包括：肺癌、乳腺癌、宫颈癌、肝癌和肠癌等。传染病包括：结核病、肝炎、艾滋病、流感、手足口病和狂犬病、布鲁菌病以及新型冠状病毒性肺炎等。2020 年新冠疫情中，各级医疗机构的健康教育发挥了重要的作用，从提倡保持"1 米的社交距离"，到全民学习"七步洗手法"以及坚持"出门戴好口罩"等举措都充分反映出健康教育对于传染病控制的意义所在。

(4) 延长健康寿命。通过有效健康教育和健康促进，对主要健康问题及影响因素采取有效干预，持续提高健康预期寿命。正确引导居民关注公共卫生问题，开展食品安全等公共卫生问题健康教育。开展应对突发公共卫生事件应急处置、防灾减灾、家庭急救等健康教育。健康和卫生安全大多数并非发生在医院环境中，而是更多地发生在日常生活和工作环境中，例如，每天摄入的食物和水、生活环境、空气质量、二手烟以及辐射等。

新冠疫情防控是通过健康教育应对公共卫生突发事件的典型案例。《新型冠状病毒肺炎防控方案(第八版)》(国卫明电〔2021〕248 号)把"宣传教育""疫苗接种""爱国卫生运动"列为做好新型冠状病毒肺炎常态化防控工作公共措施的三大组成部分，要求充分发挥互联网、微博、微信、客户端等新媒体和广播、电视、报纸、宣传品等传统媒体作用，全方位开展新冠肺炎防控知识宣传教育，强调每个人是自己健康的第一责任人，倡导群众坚持勤洗手、戴口罩、常通风、公筷制、"一米线"、咳嗽礼仪等良好卫生习惯和健康生活方式，提高居民自我防护意识和健康素养。倡导居民减少人员流动和聚集，提倡节庆文明新风，不大办婚丧嫁娶等。加强疫情防控工作人员新冠肺炎防控知识和策略措施培训，消除恐慌心理，科学精准落实各项防控措施，引导公众养成自觉的防疫行为。这一过程中，各级医疗机构，尤其是三甲医院发挥着积极和重要的作用。

3. 医院健康教育和健康促进的意义

加强健康教育和健康促进是提高居民健康素养和健康水平最根本、最经济、最有效的措施之一。世界卫生组织把健康教育与健康促进、计划免疫和疾病监测列为21世纪疾病预防与控制的三大战略措施。医院健康教育和健康促进不仅是遏制慢性疾病流行的重要手段，而且也是应对传染病的优先策略。近年来，我国在传染病防控、妇幼保健方面所取得的成就与医院健康教育和健康促进工作密不可分。可以预见的是，未来医院模式将实现从“以疾病为中心”转向“以人的健康为中心”，从“以疾病的治疗”转向“对影响健康的危险因素的干预”，从“以医疗为主体”转向“以全社会参与共担责任”的健康促进综合模式。

6.1.3 医院和医务人员在健康教育和健康促进中的作用

医院是全民健康教育的重要场所。医院健康教育是全民健康教育的重要组成部分，是社会发展和医学进步的产物，是医院由单纯治疗服务向预防、治疗、护理、康复一体化保健服务转变的重要手段。在健康促进工作中，医院健康教育具有特殊位置和先天优势。深入持久地开展医院健康教育，对社会、医院及患者都会产生积极的影响，具有深远的社会伦理意义，并且可以有效减少医疗纠纷的发生。

1. 医院和医务人员在健康教育中的作用

医院健康教育可以从狭义和广义两个不同层面来加以定义。

狭义的医院健康教育是指以患者为中心，针对到医院接受医疗保健服务的患者及其家属实施的健康教育。又称为临床健康教育，或患者健康教育。

广义的医院健康教育是指以健康为中心，以医疗保健机构为基础，为改善患者及其家属、医院员工、社区居民的健康相关行为所进行的有目的、有计划、有组织的健康教育。其内涵包括以下四个方面。(1)健康教育空间：医院和社区。(2)健康教育对象：患者及其家属、医院员工以及社区居民。(3)健康教育的作用：辅助疾病治疗、关注社区健康。(4)健康教育的内容：知识传播及行为改变。

本小节主要介绍狭义的医院健康教育，其目标是针对患者个人的健康状态和疾病特点，通过健康教育促进身心健康。结合我国国情，充分利用各级医院，尤其是大型公立医院丰富的医疗资源开展以人的健康、疾病的预防等为中心的健康教育。

当前各系统慢性疾病、肿瘤性疾病以及传染病严重威胁着人类的健康和生命，已成为导致人类死亡的主要杀手。而这三大类疾病均与人类的生活方式以及环境危险因素息息相关，同时，相关干预措施的实施已被证明可以显著改善公众的健康水平和生活质量。因此，公众有效获取相关疾病的健康知识和干预措施就成为急需解决的问题。

作为治疗三大类疾病的主要场所，各级医院责无旁贷地成为提供健康相关干预措施的前沿阵地。医务人员有责任和义务帮助公众树立自我管理的自觉意识和技能，开展持续有效的医院健康教育是实现这一任务的重要手段和方法之一。各级医疗机构，尤其是三甲医院，拥有丰富而优质的临床医务人员资源，医务人员离开诊室，开展医院健康教育，不仅可以凭借自己的专业知识传播最新的医学科普知识，更可以结合实际病例，指导就医群众在日常生活中做好预防措施，降低慢性病的发生率和并发症的发生率。

成功的医院健康教育还有助于通畅医患沟通渠道，提升医患交流效果。部分患者，尤其是反复求诊的疑难患者，可能会因疾病的痛苦及环境的陌生产生烦躁、焦虑、情绪不稳定等情况，医学知识的匮乏和对治疗效果的较高预期也可能加剧医患交流的不畅。因此，结合患者的具体病情，适时开展健康教育，既可以满足患者对健康知识的需求，缓解患者和家属的心理负担，又可以增加与患者接触机会，增进彼此了解，拉近医患之间的情感距离，增强患者对医护人员的信任度和依从性。

2. 医院和医务人员在健康促进中的作用

医院健康促进旨在提供一个平台，医院、医务人员、患者、家属，甚至社区居民可以良性互动、互相促进，促使医院员工、患者、家属、社区居民的行为和生活方式向着有利于健康的方向改变，最终实现患者和公众健康水平提升。健康促进不仅要求健康理念深入人心，更需要各级医疗机构引导就医群众将这些健康理念和科学的健康管理方法运用到日常生活中。

医院健康促进工作可以包括以下四个方面：(1)健康教育融入医疗全过程。通过制定医院实施健康教育相关制度，支持和推广健康处方、健康周周讲、疾病日多学科义诊、线上新媒体健康教育等形式，让就医群众容易接触、愿意接受、能够理解、积极配合健康教育内容。(2)建立健全健康促进网络。通过医院领导牵头，门诊部具体负责，动员医院各部门及临床科室协同参加，共同构建医院健康促进网络，统一管理、相互协作、发挥各自优势携手做好健康促进工作。(3)全员发动，积极参与。一方面是指门诊部专人负责制定医院健康教育规划、方案、执行与评价的全过程，包括确定医院主要健康问题和危险因素，评估相关资源，研究活动策略及具体活动的实施与评价；另一方面是指医院各临床科室把开展健康教育和健康促进活动作为提升科室和医务人员形象，拉近科室与患者距离，提高社会知名度的有益实践，自觉自愿参与健康促进，形成人人关心健康促进，个个参与健康教育的风气。(4)注重医院健康教育由“院”及“家”的过程。医院健康教育除了着眼于“病”，更要着眼于“家”，既要强调“治”，更要强调“防”，提供以患者为中心的健康教育普及、健康管理，提高家庭成员的健康素养。

各级医疗机构理应成为开展健康教育和健康促进工作的“前沿阵地”，医院健康促进的目标是把医院打造成健康促进的主要实施场所。随着时代的发展以及医学科学技术的不断提高，当前医院的功能不仅仅是提供临床服务和疾病治疗，更需要通过设计制定并实施有利于广大就医群众健康的健康促进做法，努力创造有益于医患身心健康的环境。各级医疗机构，尤其是三级医疗机构，应该采取常规开展健康行动、定期实施健康教育、逐步优化健康服务等举措，进一步提高患者、家属、社区居民在疾病防治、健康生活方式等方面的知识和技能，提升大众的健康素养和健康水平，尽可能覆盖到更为广泛的人群。

6.1.4 医院内健康教育和健康促进的实施与做法

2009 年，《中共中央　国务院关于深化医药卫生体制改革的意见》中明确指出：“医疗卫生机构及机关、学校、社区、企业等要大力开展健康教育，充分利用媒体，加强健康、医药卫生知识的传播，倡导健康文明的生活方式，促进公众合理营养，提高群众的健康意识和自我保健能力。”随着大众对“健康”关注程度不断提高，医院健康教育的作用也日益彰显，这不仅仅是对于个体健康的关注和帮助，更是医院履行促进全社会健康的责任与担当。

面对日益增长的健康需求，各级卫生医疗机构，尤其是三级医院，需要更多地承担健康教育和健康促进的使命，积极传播医学科普知识，制订适合的健康教育促进计划，针对不同类型的患者和居民实施个体化且与疾病相关的健康教育活动，传播并教授患者和居民科学的防病理念与有效的治疗方法，倡导并指导患者和居民科学健康的生活与行为方式，提高对高血压、冠心病、支气管哮喘和慢性阻塞性肺病等各系统慢性疾病的知晓率，做好相关的诊治和预防措施，从而降低上述慢性非传染性疾病的复发率、致残率、病死率和伤残程度，以及降低相关的医疗花费，进而提高广大患者和居民的疾病控制水平并改善生活质量。

1. 医院健康教育和健康促进的实施

在医院健康促进的具体过程中，需要注意区别患者不同的特点和目的，根据患者不同类型的行为特点针对性地实施不同类型的健康教育。患者的行为特点大致可以分为求医行为和遵医行为两种类型。通过健康教育，充分理解求医行为，构建良好的遵医行为是正确有效实施医院健康促进的重要基础。

求医行为(health seeking behavior)　求医行为是指个体本着治疗为目的而采取的寻求医疗帮助的行为，如主动求医、提供真实和详细的病史及症状、积极配合医疗护理、保持乐观向上的情绪等。患者感到不适，或察觉到自己患有疾病时，会主动寻求科学可靠的医疗帮助，这种行为是目前医院大多数患者的就医方式。影响求医行为的相关因素包括：年龄、对疾病的认识水平、个性因素、文化教育程度以及社会经济状况等。

求医行为分为三种：(1)主动求医。当个体产生不适感觉时，自觉地做出求医决定，这是大部分患者的行为模式。(2)被动求医。受智力低下、意识障碍等因素影响的患者，或其他限制行为能力人，无法自主判断病情，由其家长、亲属或其他人做出求医的决定，如儿童或认知障碍患者等。(3)强制求医。自己不承认有病，但由于可能会对自身或社会造成危害而由他人强行求医，如无自知力的精神病患者。

无论何种情况，求医行为最显著的特征都是患者或周围人对症状和疾病严重性的认识程度。然而，对症状的认识受个体在特定社会和文化环境下形成的知识、社会化程度和以往经验的影响。有些疾病早期阶段，患者没有明显症状，如早期胃癌；还有一些疾病的发病相对隐匿但危害极大，如不典型心绞痛。因此，医院健康促进活动，能够让患者或周围人对疾病的危险因素、早期症状、典型病程有科学的认知，有助于引导患者的合理求医行为，有利于重点疾病的早期发现、早期诊断、早期治疗。

患者除了可以到医院就诊，还可能采取自我保健措施，包括对症状进行自我治疗、自我管理、个体锻炼等，这也可认为是一种主动求医行为。医院健康教育和健康促进在这一过程中也应该发挥重要作用，一方面引导患者采取健康的生活方式，另一方面避免他们受社会网络不正确信息的影响。

遵医行为(compliance behavior) 遵医行为主要是指患者的行为符合医嘱的程度，即患者对于医务人员医疗行为的认同与执行。人们为了健康的目的，按照医护人员对其在医疗或健康方面的指导(医嘱)而发生活动，这种遵医行为的程度受各种主客观因素影响，可能由于患者具备充足的健康知识，能够理解医护人员的各项指示；也可能由于患者对医院、医务人员充满信任，无条件配合各项诊疗措施。一般认为，适时适当、个体化的健康教育有助于提升患者的遵医行为。

2. 医院健康教育和健康促进的做法

医院健康促进教育的核心目标则是通过健康教育帮助患者或社区居民获取疾病知识、建立健康的生活方式，减少可导致疾病的危险因素。因此，医院健康教育的主要工作需要围绕着如何找出危险因素，并采取措施控制这些危险因素来进行。在具体实践中，医院健康教育和健康促进基本上可以归纳为以下五个方面：

(1) 健康评估。对个人健康状态进行评估，明确个人健康风险，包括疾病罹患风险、精神压力以及其他健康状况，经过全面评估后制订个体化的干预计划。与此同时，运用当前大数据分析技术，收集个体相关健康数据，包括生活方式、行为习惯、心理、生理、社会环境等综合数据信息，运用流行病学和生命统计学方法进行前瞻性、个体化或群体化、定性与定量分析，从而对个人或群体当前的健康状况做出客观评价，同时针对已经存在的健康危险因素及危险度进行分析，分析健康相关可变及不变的因素。通过相关医学科学技术手段对重大疾病的可能性进行预测，并给出综合的、个性化的健康促进方案，通过改变个人不良行为和生活方式等危险因素降低其影响程度，显著降低心脏病、中风、糖尿病等慢性疾病的发病率。改善个体健康状况，提高健康寿命的目标。

(2) 健康调查。强调定期健康体检的重要性，通过发放健康调查表、现场调研等多种方式围绕多系统慢性病的危险因素采集尽可能详细的资料。内容包括：年龄、性别、种族、身高以及体重等人口学信息；吸烟、饮酒、运动、饮食以及睡眠等个人生活习惯；个性、情绪、压力、紧张度等心理因素；工作性质、居住条件、经济收入、个人保健意识、医疗条件等社会环境因素。此外，还需要纳入个人史，包括疾病史、遗传史、预防接种史、婚姻生育史等。

(3) 健康咨询。居民寻找专业的医务人员了解自身健康状况，由专业人员分析可能发生的医学问题和健康风险，提供预防或检查的方法、意见或建议，从而促进咨询者的健康。有针对性地开展健康咨询，能够有效提高居民对疾病的认知水平和积极性，从而更好、更为主动地参与自身健康的管理。

(4) 健康干预。在医务人员的专业指导下，针对有害健康的危险因素，如膳食不均衡、运动不充足以及精神压力过大等措施进行积极干预。利用健康危险因素评价结果，采取针对性的健康教育方法，向就医群众传播健康危险因素信息和多系统慢性疾病危害相关知识。

由于不同个体身处的环境各不相同，在健康认知和促进方面，无论是知识、态度，还是行为方面，不同人群之间存有很大差异。因此，人们对各种疾病的发病风险因素通常缺乏认知以及防范意识。这也要求各级医疗机构所实施的健康教育应该做到因地制宜、因人制宜以及因病制宜。应根据综合健康评估结果采取针对性的教育内容，注重危害健康相关因素的长期宣传，通过传统媒体和新媒体相结合的方法积极传播医学科普知识，在各级医疗机构定期开展健康讲座以及开具健康处方等，全面提高各类人群的疾病预防意识。

各级医疗机构开展的健康促进活动可以包括：开展具有针对性的健康指导活动；开通健康咨询热线，提供常态化健康咨询服务；设立健康咨询门诊，收集个人或团体相关健康信息，同步完善健康评估，制订针对性的健康管理计划，提供实时健康指导；针对已经患病的个体，可以考虑进行个体化疾病或疾病危险因素管理，例如，糖尿病、高血压、慢性阻塞性肺病以及支气管哮喘等；对没有患病的个体，可进行生活方式改善指导和心理健康的指导。

需要特别注意的是，在健康促进的工作过程中，应该根据设定的健康目标，动态追踪和评价健康管理及干预措施的实施效果，不断调整干预计划和措施，从而达到预期健康管理效果。

(5) 健康监测。国家卫生信息化建设的广泛开展为以建立健康促进医院为基础、以健康大数据为依托的健康监测网提供了有利条件。对出现疾病危险因素的个体或高危群体进行动态监测管理，以各系统慢性病群体和人群健康教育为切入点，采取干预措施并注重效果评价，将为制定、实施、评价和调整预防疾病有关制度以及采取干预措施提供科学真实的依据。

6.2 构建门诊多学科健康促进团队

6.2.1 医院健康教育和健康促进的制度设计

医院的健康教育和健康促进工作应该紧密围绕以患者为中心的健康教育，以维护人民群众切身健康利益为目标，始终把患者的需求放在第一位，急患者之所急，想患者之所想，在工作实践中总结患者的健康需求，从而把健康教育和健康促进做好、做实、做长久。

2020年，上海市卫生健康委员会出台《关于加强本市医疗卫生机构健康教育与健康促进工作的指导意见》(沪卫健康〔2020〕14号)，鼓励和引导各级医疗卫生机构加强健康促进工作，同时明确将健康科普纳入医务人员职称晋升等考核内容。上海市在全国率先有组织地发起医疗卫生机构开展健康教育和健康促进活动，这也为各级医疗机构打造各自健康教育和健康促进的团队提出了明确的要求。此次上海市专门发布文件，在健全组织体系、加强队伍建设、完善管理制度等方面做出了具体的制度性安排。这对实现从“以治病为中心”向“以人民健康为中心”转变具有重要意义。

世界卫生组织明确提出：在21世纪疾病预防控制三大战略中，健康教育与健康促进占据其一。人类与新冠病毒的斗争中，专业健康教育和健康促进工作的重要性得到充分体现。医务工作者除坚守岗位、治病救人外，还大力传播正确、科学的防疫措施。全国各级医疗机构、知名医学专家都自觉成为健康科普内容的生产者、传播者，在稳定人心、指导科学防疫方面发挥了不可替代的作用。正如2020年6月1日起实行的《中华人民共和国基本医疗卫生与健康促进法》提出的那样：国家和社会尊重、保护公民的健康权，实施健康中国战略，建立健康教育制度，将健康教育纳入国民教育体系，各级人民政府应当把人民健康放在优先发展的战略地位，将健康理念融入各项政策，坚持预防为主，完善健康促进工作体系，组织实施健康促进的规划和行动。健康教育和健康促进已经成为卫生健康行业开展健康中国行动的有力抓手。

根据政策要求，加强患者、社区健康教育已经成为各级医疗机构的职责所在，参与健康科普也已经成为广大医务人员综合考核的重要内容。同时，政府通过持续发布相关报告的形式，总结优秀的健康教育和健康促进的典型案例并予以推广。值得注意的是，开展健康教育和健康促进工作必然要投入一定资源和精力，而这些投入不应完全由医疗机构甚至医务人员承担。在上海市卫生健康委员会推行的政策中，鼓励招募社会资金，探索建立多元筹资机制。

当前，各级医疗机构多采用发放宣传材料、组织宣传日以及健康讲座等传统方式开展健康教育与健康促进工作。需要注意的是，现在已经进入互联网时代及社交媒体高度发达时期，公共健康信息获取及需求方式都呈现多元化特点。不同年龄、生命周期及疾病患者也要求获取多样化和个性化的健康信息服务。因此，健康教育与健康促进工作的规范化之路任重道远。

6.2.2 构建多学科人员为基础的门诊健康促进团队的整体思路

在医院全面推进健康教育和健康促进工作的大背景下，首先要明确健康教育和健康促进工作的实施主体和对象。结合当前大型公立医院的实际情况，门诊已经成为医院实施健康教育和健康促进工作的主战场，因此，构建专业化的门诊健康促进团队尤为重要，且势在必行。

1. 门诊健康促进团队的标准

在各级医疗机构，尤其是三级医疗机构中，除了提供优质的医疗和保健服务外，门诊健康促进团队应该具备以下条件：(1)贯彻实施以健康促进为导向的观念、工作目标和工作机制；(2)明确医院环境对患者、医护人员和社区人员的健康构成影响，强调医院环境应该有助于维持和促进疾病的预防和治疗；(3)鼓励患者发挥主观能动性，结合自身健康能力积极参与治疗全过程；(4)以门诊健康教育为支撑，在全院范围内鼓励患者及家属参与有益于健康的活动；(5)联合医院各职能部门，不断优化有利于医护人员健康的工作条件和环境；(6)努力打造一支专业化素质过硬的健康促进团队，通过广泛开展健康服务，以期成为区域内健康教育和健康促进工作的示范和标杆；(7)与市、区各级卫健委、兄弟医院以及相邻的社区卫生服务机构保持常态化的合作关系，共同致力于院内患者和辖区居民的健康教育和健康促进；(8)加强与现有社区中的各种社会服务、健康教育和健康促进活动的交流与合作；(9)关注特殊人群(老年人、残疾人、罕见病患者等)和他们的特殊健康需求，承认并尊重不同价值观、需求和文化背景的人群之间存在不同的需要;(10)为长期住院患者和各系统慢性疾病患者提供相应的医疗、生活乃至环境支撑;(11)设立健康咨询点,定期为患者和家属提供咨询、交流和技能培训的服务;(12)结合实际情况,为本院职工提供健康教育和技能培训。

2. 门诊健康促进团队的内容

对标国家“健康促进医院评价指标体系(2014 年版)”关于创建健康促进医院的基本要求,门诊健康促进团队的工作内容应包括以下几个方面:(1)将健康教育和健康促进融入门诊管理政策;(2)建立与完善门诊健康促进组织管理体系;(3)开展门诊工作人员能力建设和培训;(4)建设安全、和谐、健康的门诊诊疗环境,包括环境、人文与健康宣教;(5)提高患者、家属以及医护人员的健康意识;(6)开展门诊特色健康教育与健康促进活动;(7)全面推进无烟医院和戒烟门诊建设;(8)建设专业化门诊健康教育评估体系。

3. 门诊健康促进团队的组织管理和协调机制

应成立门诊健康教育促进工作领导小组和健康促进工作办公室,成立以医院主要负责同志牵头的健康促进团队领导小组,职责明晰,分工明确,责任和任务落实到人。每季度召开一次工作例会,推进健康促进团队建设和明确各项任务落实情况、进展以及难点。制订医院健康教育和健康促进工作的年度计划、年度工作总结,由门诊办公室牵头,医院多部门协作参与,共同策划并组织实施各个时期的健康教育和健康促进活动,全院各临床科室共同参与,使健康促进工作规范化、制度化、科学化和普及化。

4. 门诊健康促进团队的制度建设

将建设健康促进工作纳入门诊目标责任考核、医院发展规划、服务宗旨。将控烟工作纳入门诊目标责任考核和发展规划,设立控烟门诊,制定控烟巡查制度、考评奖惩制度以及劝阻制度。明确健康促进工作牵头责任部门和团队工作人员的职责。将针对患者及社区居民开展健康教育工作纳入团队工作人员的绩效考核。安排和落实全体医务人员定期接受健康教育与健康促进继续教育或专题培训。督促和保证全体员工定期接受体检,发现问题,及时进行健康管理和干预。

5. 门诊健康促进团队的组织实施

团队中有具体的工作人员负责门诊健康教育与健康促进工作的组织管理和技术指导。每个临床科室和医技科室有人专/兼职负责本科室的健康教育工作,在门诊环境中设立明确的控烟标识,落实常态化的控烟监督以及控烟巡查,所有巡查和监督人员均需佩戴明确的控烟标识。明确门诊健康促进工作的工作目标、任务分工以及时间进度等。定期开展健康促进相关培训。每年全面总结健康促进团队工作，总结经验和问题，同时接受上级部门的考核和评估。

6. 门诊健康促进团队的保障措施

提供可长期用于健康教育与健康促进的场所，宣传布置并提供各种必要的辅助设备。全力保障健康教育与健康促进专项工作经费的落实和到位，统筹用于各项健康促进工作的开展、实施以及评估。门诊健康教育的开展以临床科室为中心，从各科室常见疾病出发，在门诊办公室统一协调组织和管理下，构建一支涉及多学科的专业化门诊健康促进团队，从而为医院门诊健康教育工作的开展提供重要保障。按照工作性质划分，专业化团队可分为专家团队和工作团队。专家团队成员由各临床科室及药剂等辅助科室组成，挑选出兼具表现专业技能和专业知识的医护药团队，定期组织和实施多学科和多样性的门诊健康教育活动。工作团队则由门诊职能部门牵头，组织相关临床科室、职能部门进行合作和保障，制订详细的健康教育实施计划，通过前期宣传以及多部门协作，以确保健康教育达到预期效果。上述门诊健康促进相关举措对于提升医院品牌形象具有重要作用和意义。

7. 门诊健康促进团队的环境建设

主要包括诊疗环境和人文环境两个方面。诊疗环境包括：设立门诊服务咨询窗口、设置导医标识、设置禁烟标识等；门诊整体环境卫生、生活垃圾和医疗废弃物分类收集和处置，厕所卫生方面要设有洗手设施；门诊辐射安全、医疗废弃物等标识清晰易于识别。人文环境包括：医务人员对待患者的亲切态度，使用文明礼貌用语。考虑包括残疾人、老年人、孕产妇等特殊人群的需求，开通绿色通道和优先窗口等；根据需要，提供必要的、安全的食品和饮用水。

8. 门诊健康促进团队的工作目标

以患者实际需求为出发点，在医院门诊开展全方位、多角度、广覆盖的门诊健康教育工作。以患者满意度为主要评价指标，以门诊特色健康教育为工作重点方向，旨在宣扬和指导正确的健康生活方式，进一步提升患者综合健康素养，不仅有助于构建医院门诊健康教育的品牌效应，也是真正意义上履行大型公立医院在健康中国行动中的使命与担当。

9. 门诊健康促进团队的具体做法

以《健康中国行动目标(2019—2030)》为参考制定明确的门诊健康教育工作内容、目标和相关制度,同时要求各临床科室配备专/兼职健康教育专员。制订门诊健康教育年度计划,要求各临床科室在前一年 12 月前提交下一年健康教育项目计划和内容。门诊办公室以此为基础,结合疾病季节性、健康日活动以及各类主题制订全院门诊健康教育年度计划。常态化定期开展门诊健康教育工作,每周开展门诊健康教育讲座不少于一次,平均每月开展健康日主题义诊不少于一次,内容涵盖就医指导、慢病常识、常见病诊治、季节易感性疾病、传染病预防、手术前后指导、检查前后指导、家庭护理、康复指导、用药知识、安全防护及医疗技术普及等多个主题。

10. 门诊健康促进团队的专业人员工作策略

专业人员是健康促进建设的主力军,在实际工作中,既要立足岗位,又要全盘考虑;既要有业务能力,又要策略得当。相关工作策略可以包括以下几个方面:(1)更新理念,倡导政策。确立“以人民健康为中心”“预防为主”的理念,并将这些理念融入医院的发展战略、服务理念、规章制度、工作流程、操作标准、绩效考核内容等制度和工作环节中,积极推进医院“以治病为中心”的服务模式转变。(2)参与院内健康环境建设与维护。积极参与院内环境建设,完成好院方布置的各项任务。(3)明确医院、科室和岗位健康教育工作的任务和标准。健康促进医院标准的 50%是健康教育工作的考评,即按门诊、病房、随访、社区康复健康标准考评。(4)不断学习、提升健康教育技能。健康教育有理论,有技能,多学科交叉,实践性强,不断提高的空间很大。要做好目标人群的健康教育,必须不断学习、实践,逐渐提高其技能,如科普讲座、医学科普写作、微视频、微语音等技能在医院常用,应当具备。(5)注重自我健康管理。配合医院的健康促进工作,积极参与健康管理,但现实中医务人员常常忽略自己的健康,要提倡先把自己的健康管理好,才有更多的时间和机会管好别人的健康。

11. 门诊健康教育和健康促进的工作形式

门诊健康教育和健康促进的工作形式包括:门诊健康教育信息栏、资料架、视频患者教育、健康教育讲座、健康教育义诊及公益活动、多媒体健康教育信息发布等。不同诊疗区域内健康教育内容实行个性化、区别化管理,显示区域内专科特色,使重点人群受益。在患者就医的各个环节提供不同形式的健康教育内容,包括医生诊间、护士台、药房及其他相关地点。在医师、护士、药师全员参与门诊健康教育、健康教育内容全面覆盖的基础上，积极拓展各类浸入互动式的门诊健康教育活动，从而实现门诊健康教育活动形式多元化。每月定期开展健康教育工作患者满意度测评，评分以问卷打分形式进行调查，汇总数据后进行分析和评价，做好记录，提请门诊部讨论通过后，及时调整健康教育工作安排。

12. 门诊健康教育和健康促进的反馈评价

门诊健康教育活动反馈评价可以分为患者反馈和医院内部反馈两个方面。在患者反馈方面，主要通过问卷形式收集门诊患者健康教育满意度进行，同时门诊部开放微信公众号信息交流平台，随时接受患者对健康教育活动的反馈及建议，适时调整工作手段及内容。在医院内部反馈方面，每年门诊部根据各临床科室门诊健康教育活动实施情况，对各临床科室进行打分，汇总各临床科室的健康教育工作活跃度并进行排名，对于门诊健康教育工作实施和推进特别好的临床科室，予以年终表彰并作为年终医院推优的重要参考指标之一。

13. 无烟医院和无烟门诊建设

“控烟”是门诊健康教育和健康促进工作的重要组成部分。其内容包括：(1)无烟环境。医院室内完全禁止吸烟，没有烟头，没有吸烟者。医院所属区域有明显的禁烟标识，所有建筑物入口处、候诊区、会议室、厕所、走廊、电梯、楼梯等公共区域有明显的禁烟标识。医院内禁止销售烟草制品。医院内无烟草广告、促销和赞助。(2)无烟宣传。发放控烟宣传材料，开展以控烟为主题的宣传活动，如讲座、咨询等。(3)戒烟服务。在相应科室设立戒烟门诊，开展戒烟服务和咨询，医生询问门诊、住院患者的吸烟史，对其中的吸烟者进行简短戒烟干预并做记录。

14. 门诊健康教育的实施

门诊健康教育的实施包括患者健康教育和职工健康促进两个方面。在患者健康教育方面，所有临床科室全覆盖，标记门诊健康教育工作流程及要点。集中候诊区、治疗区(如输液室)、门诊科室合理使用健康传播资料(如摆放健康教育资料、张贴健康海报或健康提示、播放健康视频等)。设置健康教育宣传栏并基本保持每月更新一次，根据门诊不同临床科室区域布局开展针对性健康教育内容。在职工健康促进方面，每年对全体员工进行体检，建立健康档案，开展健康评估。根据员工主要健康问题，开展健康管理，有具体的干预措施。组织促进身心健康的各项活动，丰富员工生活，提升员工幸福感和获得感。

6.2.3 门诊健康促进团队应对突发公共卫生事件的原则与策略

健康教育与健康促进是预防和控制疾病的有效措施，是应对突发公共卫生事件工作中不可或缺的组成部分。突发公共卫生事件健康教育与健康促进贯穿于事件处置的全过程。各级医疗机构门诊健康促进团队通过有计划、有组织、有系统地开展健康教育活动，可提高公众对突发公共卫生事件及其可能引发的危机事件的认知和自我防护能力，促使人们在公共健康紧急状态下自觉采纳健康行为和健康生活方式，并积极地开展自救与互救，减少公众健康和财产可能遭受的损害。在应对突发公共卫生事件工作过程中，各级医疗机构门诊健康促进团队开展健康教育与健康促进具有重要作用。

各级医疗机构门诊健康促进团队应为社会公众、家庭或机构及时提供准确的风险信息，帮助人们克服心理上的恐惧和不安。告知公众突发公共卫生事件带来的潜在风险，帮助公众掌握医疗卫生保健知识。改变人们对风险的态度和行为，鼓励社会公众参与应对。增加与医疗卫生机构专家间的交流。

当没有突发公共卫生事件发生时，各级医疗机构门诊健康促进团队开展健康教育与健康促进的工作重点在于，帮助公众掌握各种突发公共卫生事件的基本常识和应对技能，以便人们在突发公共卫生事件发生时能够做出正确的应对。当突发公共卫生事件发生后，各级医疗机构门诊健康促进团队工作人员应让公众及时了解突发公共卫生事件的发生、发展情况和其他相关信息，提高正确的决策能力，配合和参与突发公共卫生事件的应对。突发公共卫生事件结束后，各级医疗机构门诊健康促进团队通过积极地宣传和沟通，可以帮助受到突发公共卫生事件影响的人群尽快恢复正常的社会生活状态。

1. 针对突发公共卫生事件的健康教育与健康促进原则

在突发公共卫生事件应对过程中，各级医疗机构门诊健康促进团队应指导广大就医群众正确且科学地认知风险，掌握科学的防治知识，形成积极、正面的心理状态。良好的健康教育与健康促进工作能够有效利用传播渠道，理性传达信息，满足公众特定的需求。不同于日常健康教育与健康促进活动，各级医疗机构门诊健康促进团队针对突发公共卫生事件中开展的健康教育与健康促进应遵循以下原则：

(1) 预防为主，防范为先。预防是应对突发公共卫生事件的首要环节。各级医疗机构门诊健康促进团队通过开展当前可能发生的突发公共卫生事件的健康教育和健康促进工作，提高公众对突发公共卫生事件的防范意识，增强忧患意识，提高公众自救、互救和应对各类突发公共卫生事件的综合素质。

(2) 积极配合，全面参与。突发公共卫生事件的应对需要在各级政府的领导下，由卫生、教育、交通、农业、建设、广电、科技等相关部门共同参与来完成。各级医疗机构门诊健康促进团队需要在政府部门的领导下，积极配合相关部门，充分发挥专业技术优势，开展好各自职责范围内的健康教育工作，主动加强对全社会健康教育工作的组织指导，通过有计划、有组织、系统的健康教育与健康促进活动，最大限度地减少突发公共卫生事件造成的人员伤亡和危害，避免或杜绝突发公共卫生事件造成次生或衍生的社会问题。

(3) 全程跟进，联防联动。首先需要明确的是，不同性质的突发公共卫生事件，处于不同阶段，公众需要各不相同。当突发公共卫生事件发生后，如事件本身对公众危害不大，公众较少会出现恐慌和焦虑情绪，对事件相关信息的需求并不迫切。因此，在开展突发公共卫生事件健康教育和健康促进工作时，各级医疗机构门诊健康促进团队应以普及防治知识为基础，结合事件发生发展的不同阶段，通过社会公众心理变化及关键信息的分析及时调整宣传教育策略，制定有针对性的干预措施，及时组织发放相应的科普宣传材料，通过各种有效的传播途径，利用各种宣传工具大力开展宣传教育活动。

(4) 信息准确，客观有效。为保障公众健康和生命财产安全，在政府部门的领导下，不断加强健康教育机构体系建设，构建健康教育与健康促进社会网络，营造健康的支持性环境。突发公共卫生事件发生后，各级医疗机构门诊健康促进团队应开展各类影响因素(包括公众知识、态度、行为状况)、健康干预措施及其效果的监测，快速分析、评估、确定应对突发公共卫生事件的核心信息、目标人群和传播策略，充分利用和发挥健康教育与健康促进工作网络的作用，指导各机构及部门更好地开展工作。

2. 突发公共卫生事件健康教育与健康促进的策略

突发公共卫生事件的健康教育与健康促进应体现快速、准确、广泛的特点。其策略目标在于帮助公众正确、科学认知疾病风险，并从自己做起，积极参与和配合卫生部门采取恰当的预防和控制措施，从而降低或消除突发公共卫生事件的危险因素，保护健康人群免受突发公共卫生事件的危害，消除社会恐慌心理和不稳定因素，从而维护社会经济正常发展。一般来说，各级医疗机构门诊健康促进团队针对突发公共卫生事件实施健康教育与健康促进的策略包括以下几个方面：

（1）根据公共卫生事件的不同阶段开展健康教育工作。在威胁尚未临近的时候，广大就医群众往往希望了解事件的真实情况和进展情况。通常在这一阶段，公众获取信息是被动的，信息的主要来源则是电视新闻或报纸等。当威胁日益临近的时候，人们开始意识到疫情发展的严重性，此时公众防护意识逐渐加强，信息的需求（疾病特征、个人防护措施、政府及卫生部门采取的措施、疫情进展和信息获取途径）逐渐增多，获取信息变得更主动，主要通过新媒体（手机 APP、微博、微信公众号等）渠道寻求信息，还可能拨打电话（医院、疾病预防和控制中心），或到当地卫生部门、居委会询问，或邻居、熟人间相互询问等。需要特别注意的是，在当前新媒体时代下，信息传播速度较传统媒体更快，因此，在明确突发公共卫生事件发生后，各级医疗机构门诊健康促进团队应根据不同阶段确定核心信息和主要的传播渠道。

（2）根据事件中的不同情况开展健康教育工作。突发公共卫生事件发生后的应对过程中，情况可能错综复杂，需要各级医疗机构门诊健康促进团队制定并实施有针对性的健康传播策略。以流感大流行为例，在公众对流感疫苗需求比较低而疫苗可及性（生产量少）也比较低时，各级医疗机构门诊健康促进团队的工作重点是，告诉公众为什么关注这种病毒，采取哪些步骤使人们可以获得疫苗，建议哪些人接种该疫苗。当公众对流感疫苗需求量比较高而疫苗可及性比较低时，各级医疗机构门诊健康促进团队的工作策略是，告诉人们疫苗缺乏的原因，解释保护重点人群的原因，强调其他保护性的方法。当公众对流感疫苗需求比较低而疫苗可及性却比较高时，各级医疗机构门诊健康促进团队的工作重点则是，采用社会推广方法，向拟接种疫苗人群推荐相关信息；提高公众对疾病的认识，宣传疫苗的益处，讨论有关疫苗安全的问题。当公众对流感疫苗需求比较高而疫苗可及性也比较高时，各级医疗机构门诊健康促进团队的工作重点则是，利用健康传播理论帮助疾病预防控制机构解决疫苗的运输发放可能出现的问题，并就疫苗安全性问题做出快速反应。

（3）及时传播相关信息降低人群紧张度。在应对突发公共卫生事件的状况下，各级医疗机构门诊健康促进团队需要展示政府或其他部门已经采取和正在采取的预防及控制措施，告诉公众哪些部门负责此次事件的控制工作，让公众知道今后几天应该做出怎样的预期(对卫生部门、对疫情发展等)，增加公众对事件的可控感。此外，各级医疗机构门诊健康促进团队还应向公众推荐个人防护和疫情控制的方法，以及到哪里可以获得更多的信息。

(4) 传播内容简单明了避免长篇大论。应急状态下很多人对信息的理解和反应与常态下不同，对有矛盾的信息处理能力下降，对可信的信息源依赖性增加。因此，在开展突发公共卫生事件健康教育与健康促进工作时，各级医疗机构门诊健康促进团队应尽量避免使用专业用语，多采用那些既能准确表达信息，又能让公众明白的词句。在信息制作过程中，各级医疗机构门诊健康促进团队应使用非技术性语言、简单的语言，剔除修饰语说明，剔除缩略语，使用正面语言和肯定句等来满足人们在应急状态下的认知需求。同时，在对公众的观点做出反应时，各级医疗机构门诊健康促进团队还要对他们的感情做出反应。应该告诉他们你能做什么，而不要告诉他们你不能或者不愿意做什么。

(5) 根据实际情况配合媒体相关宣传。现代化的大众媒介因其广大的传播范围、迅捷的传播速度和深远的舆论影响而成为突发公共卫生事件健康教育与健康促进工作顺利开展的重要工具。媒体具有将信息传递给公众的功能，是应对危机最重要的盟友。各级医疗机构门诊健康促进团队应让媒体确切地知晓可以从谁那里得到准确的信息，并且配合相关媒体在截稿之前完成信息采集或者协助他们完成直播报道。

6.3 提供符合自身特色的门诊健康促进服务模式

1988 年，第二届全球健康促进大会发布“阿德莱德宣言”首次提出：将健康融入所有政策(Health in All Policies, HiAP)。2013 年，第八届全球健康促进大会将这一理念作为会议主题。2016 年，在上海举行的第九届全球健康促进大会进一步提出“促进健康和可持续发展：人人享有健康，一切为了健康”(Promoting health in the Sustainable Development Goals: Health for all and all for health)。现如今，这一观点已经成为国际共识。因此，需要建立贯穿全过程的健康影响评价体系，以避免发生制度制定时融入健康促进理念，而制度实行中未严格执行初始设计的情况。同时，需要构建更加正式、有效的健康知识和信息传播渠道，使健康问题的经济社会意义方面的知识和研究成果进入公共政策的决策过程。

从影响健康的因素入手，我国经过几十年的经济社会的发展，对居民健康有重大影响的因素已从传染性疾病转变为多种因素。首先，慢性非传染性疾病（Noninfectious Chronic Disease，NCD）成为影响居民健康的主要疾病，我国 84%的死亡原因是慢性非传染性疾病，78%的健康生命年损失（loss of healthy life years）也归因于慢性非传染性疾病，这一数据已经接近多数经合组织国家的水平。其次，老龄化快速发展，我国 2014 年老龄人口达到 2.03 亿，占总人口的 15%，按照这一增长速度发展下去，我国将会在未来的 26 年后达到英国发展 116 年的老龄化过程。再次，不合理饮食、行为等因素增强，吸烟久控不止、高脂高糖高盐饮食结构盛行、缺乏运动的生活方式、高酒精饮品消费等危险行为以及食品安全、环境污染等因素，成为影响我国居民健康的重要因素。但我们现阶段的卫生服务供给体系布局还相对滞后、还不足以应对新形势的发展，卫生体系维护人民健康的手段仍以医疗为中心，中国卫生支出的 55%用于医院的医疗费用。而事实上，更为合理、高效的卫生事业体系不能坐等人们得病，而应防患于未然。《“健康中国 2030”规划纲要》提出的“关注健康而非关注治疗”这一理念转变让我们看到了曙光。

健康是促进人的全面发展的必然要求，是经济社会发展的基础条件，也是广大人民群众的共同追求。《中共中央关于制定国民经济和社会发展第十四个五年规划和二〇三五年远景目标的建议》提出“全面推进健康中国建设”，要求“把保障人民健康放在优先发展的战略位置，坚持预防为主的方针”。深入实施健康中国行动，为人民提供全方位全周期健康服务，应该坚定不移贯彻这一方针。

2019 年印发的《国务院关于实施健康中国行动的意见》（国发〔2019〕13 号）显示，“居民健康知识知晓率偏低，吸烟、过量饮酒、缺乏锻炼、不合理膳食等不健康生活方式比较普遍，由此引起的疾病问题日益突出”。为此，需要把预防摆在更加突出位置，实现健康关口前移。要普及健康知识，把提升健康素养作为增进全民健康的前提，加大早期干预力度，推动健康服务供给侧结构性改革。同时也要看到，从健康预防到健康促进，都离不开充分、准确的健康信息，这就需要加大健康教育力度，帮助群众做出正确选择，并在心理疏导、认知拓展等方面提供支持。“大卫生、大健康”理念是卫生与健康事业发展的重大创新，改革创新则是卫生与健康事业发展的强大动力。应将健康事业与健康产业有机衔接，全民健身和全民健康深度融合，使健康服务贯穿全过程，健康福祉惠及广大就医群众，预防疾病、获得健康。

2008年1月，卫生部发布了《中国公民健康素养——基本知识与技能(试行)》。9月，又制定下发《中国公民健康素养促进行动工作方案(2008—2010年)》，在全国范围内启动健康素养促进行动。

2009年3月，国务院出台《中共中央　国务院关于深化医药卫生体制改革的意见》，提出“加强健康促进与教育。医疗卫生机构及机关、学校、社区、企业等要大力开展健康教育，充分利用各种媒体，加强健康、医药卫生知识的传播，倡导健康文明的生活方式，促进公众合理营养，提高群众的健康意识和自我保健能力”。2011年3月，颁布《中华人民共和国国民经济和社会发展第十二个五年规划纲要》，提出“普及健康教育，实施国民健康行动计划”。2012年3月，国务院印发《“十二五”期间深化医药卫生体制改革规划暨实施方案》(国发〔2012〕11号)，再次强调“加强健康促进与教育，实施国民健康行动计划，将健康教育纳入国民教育体系。主要媒体要加强健康知识宣传。倡导健康的生活方式，引导科学就医和安全合理用药”。

2012年7月，国务院印发《国家基本公共服务体系“十二五”规划》(国发〔2012〕29号)，把“城乡居民具备健康素养的人数达到总人数10%”作为“十二五”时期基本医疗卫生服务国家基本标准之一。

2012年10月，国务院印发《卫生事业发展“十二五”规划》，提出“完善健康素养监测体系”“广泛开展健康教育。发挥健康教育系统和健康教育基地作用，针对重点疾病、重点人群、重点场所和重大公共卫生问题开展群众喜闻乐见的健康教育活动，继续推进全民健康素养促进行动，普及基本卫生知识，倡导健康文明生活方式。到2015年，城乡居民健康素养水平提高到10%”。

2012年中央财政启动中央补助地方健康素养促进行动项目，包括开展公益广告制作播放、健康巡讲、健康素养和烟草流行监测、创建无烟医疗卫生机构、食品安全健康教育、疾病预防控制健康教育等6项工作任务。2013年3月，在国家新一轮“大部制”改革中，卫生部与国家人口和计划生育委员会合并，成立了国家卫生和计划生育委员会，设立宣传司，并在宣传司设置健康促进处，主管全国健康教育与健康促进工作。2014年4月，国家卫生和计划生育委员会公布《全面健康素养促进行动规划(2014—2020年)》(国卫宣传发〔2014〕15号)，提出“到2015年，全国居民健康素养水平提高到10%，东、中、西部地区居民健康素养水平分别提高到 12%、10%和 8%；到 2020 年，全国居民健康素养水平提高到 20%，东、中、西部地区居民健康素养水平分别提高到 24%、20%和 16%”。主要活动包括：大力开展健康素养宣传推广；启动健康促进县(区)、健康促进场所和健康家庭建设活动；全面推动控烟履约工作；健全健康素养监测系统。

中国共产党历来把提高人民健康素养、提升人民健康水平放在全面建设社会主义强国的战略高度。2002 年，党的十六大报告把“全民族的思想道德素质、科学文化素质和健康素质明显提高”列为全面建设小康社会的奋斗目标之一。2007 年，党的十七大报告提出“健康是人全面发展的基础，关系千家万户的幸福”。2012 年，党的十八大报告进一步指出：“健康是促进人全面发展的必然要求。”2017 年，党的十九大报告更是把人民健康看作民族昌盛和国家富强的重要标志，正式提出实施健康中国战略，完善国民健康政策，为人民群众提供全方位全周期健康服务。

《中华人民共和国基本医疗卫生与健康促进法》，在“总则”部分规定了“建立健康影响评估制度”。要把这一制度转化为具体行动，还有待在实践中进一步探索和完善。近年来，不少地方已经进行了有益尝试。上海市 2020 年 11 月发布了健康影响评估《管理办法》《评估指南》和《指标体系》三个技术方案，成为国内首个完整的健康影响评估制度建设方案；深圳市人大常委会 2020 年 10 月审议通过《深圳经济特区健康条例》，对健康影响评估制度做出了较为详尽的规定，并规定由深圳市政府制定健康影响评估的具体办法。从理念到实践、从立法到制度，把促进健康的理念融入公共政策制定实施的全过程，需要切实把政府部门、社会组织及其他主体充分调动起来，真正把健康“守门人”制度建立起来。

6.3.1 当前健康促进服务的模式

医院门诊作为开展健康教育的主要场所，首先需要在硬件和环境上进行合理设置，例如，在门诊大厅设立导诊台，设立门诊健康教育活动固定区域以及“健康教育处方”宣传区。在各个科室的候诊区设立宣传栏，定期宣传不同季节常见病、多发病相关预防知识。其次，在人员和机制上予以跟进，安排健康教育专员对患者进行健康教育指导，设立专门药师驻守药房解释和回答患者及家属关于药物使用的提问和疑惑；联合多学科力量搭建门诊特色健康教育与健康促进工作活动平台，以专科特色知识介绍为主，普及常见疾病的知识和常做的检查方法、治疗手段、饮食卫生及治疗防疫等等。每逢疾病日，结合医院专科特色发放健康手册，患者可通过阅读了解常见病、多发病的自我防护常识。各科室可以结合本科室相关疾病特点，通过具体病例讲述疾病的危害和复杂性，还可以借助视频和音频剖析疾病的发生、发展情况。通过日常工作经验小结，以故事叙述方式让大家进一步加深印象。以瑞金医院为例，医院门诊坚持开展形式多样、丰富多彩的健康教育与健康促进工作，并随着临床学科及医疗技术的不断改进和变化，逐步发展为多层次、全方位、双向互动的“立体化健康促进综合模式”，收到了较好的效果。其内容主要包括：常规的门诊健康讲座、义诊、多媒体视频播放、健康教育资料发布，以及更具特色的健康教育擂台赛、深入互动式的主题性健康教育活动、线上线下结合的健康教育师专项健康教育与健康促进项目等。

6.3.2 “互联网＋医疗健康”融入当前健康促进模式

2018年，国务院办公厅印发《关于促进“互联网＋医疗健康”发展的意见》(国办发〔2018〕26号)(以下简称《意见》)，就促进互联网与医疗健康深度融合发展做出部署。近年来，“互联网＋医疗健康”服务新模式新业态蓬勃发展，健康医疗大数据加快推广应用，为方便群众看病就医、提升医疗服务质量和效率、增强经济发展新动能发挥了重要作用。

《意见》指出，要深入贯彻落实习近平新时代中国特色社会主义思想和党的十九大精神，推进实施健康中国战略，提升医疗卫生现代化管理水平，优化资源配置，创新服务模式，提高服务效率，降低服务成本，满足人民群众日益增长的医疗卫生健康需求。要突出包容审慎、鼓励创新的政策导向，鼓励医疗机构运用“互联网＋”优化现有医疗服务，“做优存量”；推动互联网与医疗健康深度融合，“做大增量”，丰富服务供给。

《意见》提出了促进互联网与医疗健康深度融合发展的一系列政策措施。一是健全“互联网＋医疗健康”服务体系。从发展“互联网＋”医疗服务，创新“互联网＋”公共卫生服务，优化“互联网＋”家庭医生签约服务，完善“互联网＋”药品供应保障服务，推进“互联网＋”医疗保障结算服务，加强“互联网＋”医学教育和科普服务，推进“互联网＋”人工智能应用服务等7个方面，推动互联网与医疗健康服务融合发展。二是完善“互联网＋医疗健康”支撑体系。加快实现医疗健康信息互通共享，健全“互联网＋医疗健康”标准体系，提高医院管理和便民服务水平，提升医疗机构基础设施保障能力，及时制定完善相关配套政策。三是加强行业监管和安全保障。强化医疗质量监管，保障数据信息安全。

《意见》强调，各地区、各有关部门要结合工作实际，及时出台配套政策措施，确保各项部署落到实处。中西部地区、农村贫困地区、偏远边疆地区要因地制宜，积极发展“互联网＋医疗健康”，引入优质医疗资源，提高医疗健康服务的可及性。

因此，将“互联网＋医疗健康”的技术，应用到健康教育和健康促进活动中，可以延伸健康教育和健康促进的外延，扩大医院健康教育和健康促进的辐射范围和覆盖人群，让全国各地的就医群众都能享受到瑞金医院优质的医疗资源。近五年来，瑞金医院门诊通过远程授课、远程会诊、远程讨论等形式，向包括新疆、西藏、贵州在内的边疆地区提供健康促进服务，为由于疫情无法到医院现场的群众开设健康周周讲讲座，更好地履行特大型三甲综合性医院的医疗优势。

6.3.3 建立门诊健康教育的核心理念

2016 年国家卫生和计划生育委员会《关于加强健康促进与教育的指导意见》(国卫宣传发〔2016〕62 号)提出，将各级各类医疗卫生机构作为健康促进与教育的重要阵地，坚持预防为主，推进防治结合，实现“以治病为中心”向“以人民健康为中心”转变，推动健康管理关口前移，发挥专业优势大力开展健康促进与教育服务。

2020 年上海市卫生健康委员会《关于加强本市医疗卫生机构健康教育与健康促进工作的指导意见》(沪卫健康〔2020〕14 号)提出，充分认识加强医疗卫生机构健康教育与健康促进工作的重要意义，完善管理机制与运行机制，落实重点任务，做好保障和支持工作，建立完善候诊、门诊、住院、随访健康教育工作流程。

通过开展门诊健康教育，改善医疗环境，普及健康知识和技能，提高医疗服务质量，促进医患和谐；通过开展门诊健康教育，使人们掌握健康知识，形成健康意识，改变不良的行为习惯，养成科学、文明和健康的生活方式，预防疾病，提高健康水平和生活质量。门诊健康教育的核心是教育人们树立健康意识，养成良好的行为习惯和生活方式，以降低或消除影响健康的危险行为，提供改变行为所必需的知识、技能与服务。

在医院门诊实施健康教育，具体是指医务人员在工作中利用患者就诊间隙的有限时间进行宣传、指导，传授疾病相关预防和治疗知识，使患者了解“有所为”和“有所不为”的基本道理，从日常工作和生活出发掌握自我防护知识和技能。

在门诊健康教育实施过程中，应特别注重教育内容的个体化和施教方式的灵活性。在所有教育方法中，个体化教育方式是最有针对性、最受患者欢迎的方法。在医院门诊实施健康教育，个体化具体内容可以表现为患者伴随基础性疾病、文化和知识层次，日常接收疾病知识的可及性和便利性。个体化实施方式可以是群体讲座、小众指导，微信公众号推送、微信群管理等等。由专业团队根据时令季节、疾病流行、社会热点进行多样化、多学科的科普内容制作；由工作团队在不同平台按照工作计划进行内容推送、视频制作、媒体联络。在健康教育实施过程中，应注意收集患者或家属提出的问题，予以及时、有效的反馈和回答。

在门诊健康教育实施过程中，应特别注重教育时间和地点的可及性。充分利用每天上班期间，利用患者及家属候诊的时间，通过候诊区域的多媒体设备进行专题知识讲座，尤其在各专病门诊诊室外，循环播放所涉及专病门诊的疾病的发生、发展、治疗、转归、康复指导以及注意事项等内容。

在大型公立医院实施门诊健康教育，对于医务人员的业务水平提出了更新和更高的要求。而将疾病诊治概念前移至“治病”和“防病”相结合，这也是医务人员一直期待能够实施的医疗服务。通过实施门诊健康教育，对于患者而言，接收到了更多的信息和知识，提高了对疾病的认知，增进了和医务人员之间的交流，进一步提高了长期治疗和随访的依从性；对于医务人员而言，门诊健康教育工作的实施要求进一步提高医务人员的业务水平和职业素质，强调“活到老、学到老”，需要发挥主观能动性，不断扩大知识面，更新知识和技术，从而让健康教育的实施能够做到“言之有物”。门诊健康教育应纳入每个临床科室的工作计划中，并将科室健康宣教内容的实施作为特色。门诊健康教育的实施，在原有临床医患沟通基础上构筑了一座更为顺畅的沟通桥梁；更是把单纯医患之间的“看病”和“问诊”转化为“医患之间有益的沟通与协作”。

与此同时，需要强化门诊健康教育和科普宣传的组织管理，建立健全门诊健康教育的组织网络，做到明确组织领导、明确工作目标、明确岗位职责。

建立门诊健康教育工作机制。在健康教育工作制度的保障下，有专人负责落实具体工作并进行效果评估和分析、制订年度计划。每年按照门诊健康教育和健康促进活动类别制订门诊健康教育年度工作计划，并认真落实，同时根据季节性特点、节日特点及各类主题，举行其他相关活动。健康教育活动的频次每周不少于一次，内容涵盖就医指导、慢病常识、常见病诊治、季节易感性疾病、传染病预防、手术前后指导、检查前后指导、家庭护理、康复指导、用药知识、安全防护及医疗技术普及等。

明确工作形式及参与人员。门诊健康教育工作形式包括：门诊健康教育信息栏、资料架、视频患者教育、健康教育讲座、健康教育义诊及公益活动、多媒体健康教育信息发布等，内容及时更新。参与人员涵盖门诊医师、护士、药师等。能够积极拓展各类浸入互动式的门诊健康教育活动，实现门诊健康教育活动形式多样化。

每月施行门诊健康教育工作患者满意度测评，并根据结果及时调整并改进相关工作，形成评估及反馈。利用微信平台获取患者对健康教育活动的意见及建议，适时调整工作手段及内容。每年根据门诊健康教育活动的开展内容对各临床科室进行打分，监督管理各临床科室的健康教育工作活跃度并进行反馈，排定名次。在不同情况下，科室参与门诊健康教育活动的活跃度及影响程度可作为推优及其他评比活动的依据之一。

不同特征人群就诊期望值高低有所不同，需求也不同，这就要求医院管理者应重视不同患者群体的要求，提供相对个性化的医疗服务。医院提供个性化服务是对传统医疗服务的深化和发展，强调患者个体需求的满足，更能体现对患者的个性关怀，对患者的尊重和理解，让患者得到心理上的满足，从而提高患者满意度。调节优质医疗服务供求关系是进一步提高综合性医院门诊患者满意度的重要途径。医务人员解答病情的详细程度、候诊时间、就诊环境是影响综合性医院门诊服务满意度评估的主要因素，这些因素发挥作用都与综合性医院门诊服务供小于求有关，提高服务水平的路径是减少患者需求或者增加优质医疗服务供给。短期内患者需求无法减少的前提下，改进门诊服务方式，增加优质医疗资源供给是相对有效的解决办法。医院要加强门诊服务的综合管理，充分发挥医院信息管理系统的作用，改善服务流程，强化对患者疾病相关信息知识的沟通机制。要通过健康教育向患者提供增值服务，提升患者的获得感。在改进服务的同时，落实基本药物制度，杜绝过度医疗，进一步降低医疗收费水平，以期提高患者满意度。

6.3.4 开展形式多样更具时代特色的门诊健康教育

门诊健康教育工作作为全面提升人群健康素养、进一步贯彻落实预防与干预相结合保障人群生命健康的重要手段，已逐步受到大众的接受和认可，并得到各临床科室及相关部门的重视。根据 2021 年健康中国行动推进委员会印发的《健康中国行动 2021 年工作要点》（国健推委办发〔2021〕1 号）（以下简称《工作要点》），推动落实完善国家健康科普专家库、资源库的建立，研究医疗卫生机构及医务人员开展健康教育和健康促进的绩效考核机制等。绩效考核机制的开展，说明健康教育将成为医院一项重点的工作内容得到发展。门诊作为医院开展健康教育的重要场所，也将深化门诊健康教育工作，从项目开展内容及场所入手，在既有各项活动的基础上进一步拓展相关工作。

1. 丰富健康教育形式，拓展活动开展新思路

根据不同学科、专科特色，评选产生“健康教育师”并设专门标志，在门诊实施健康教育促进工作。具体包括：健康教育资料撰写、健康教育授课、义诊咨询、线上推送供稿、门诊健康教育专项活动头脑风暴金点子提供等。同时，对内进行医务人员临床知识业务授课，健康教育技巧传达，以自己的专业知识和健康教育素养带动并提升门诊健康教育工作管理质量和服务内涵。

2. 开展专项健康教育工作

从疾病的预防、干预、控制、跟踪多个角度出发，创立以疾病为基础的专项健康教育管理工作。例如，每月举行一次糖尿病健康管理专项活动，每季度举行一次高血压健康管理专项活动（内容包括特色授课、义诊咨询、用药指导、饮食管理等），使患者获得触手可及的健康管理服务，感受贯穿于就医全过程优质、便捷、通畅且具人文关怀的门诊健康教育工作。

3. 以疾病为导向，点对点实施健康教育

可以围绕“早癌筛查”开展主题活动：围绕早癌筛查的定义、重要性、实施内容及具体项目进行线上、线下相结合的系列活动，每个月按照不同疾病内容，例如乳腺癌、大肠癌、甲状腺癌等在门诊宣传栏、多媒体、网络等多种渠道普及早癌筛查相关信息，使患者能够按照不同疾病的具体需求获取健康教育知识，并在此基础上引导患者在现场或互联网门诊就诊。可以在门诊举行相关主题公益活动。例如，结合“世界肠道健康日”主题，以早癌筛查及健康促进为核心，开展门诊大型公益活动。实行线上线下医患互动，全面实施早癌健康教育工作。围绕不同疾病的医疗、用药、护理健康促进具体内容，深入楼层每月开展点对点健康教育促进活动。例如，在皮肤科候诊区开展皮肤病相关健

康教育、在中医科候诊区开展中药合理用药健康教育、在外科候诊区开展外科疾病术后护理健康教育等。使更多患者进一步了解门诊各学科特色，合理就诊提升就医体验。

4. 加强队伍建设，组织健康教育工作专项学习活动

从内部提升门诊健康教育工作服务质量，拓展工作思路，同时结合上级部门要求更好地开展健康教育工作。邀请上级专家对门诊健康教育专员进行专项工作培训，以更好地实施患者健康教育管理工作，服务患者、提供优质且全面的门诊健康教育服务。

5. 利用各个类型的候诊区开展“定制式”健康教育

例如，在不同专科的候诊区安排医护人员与患者进行健康知识互动。在医院各楼层，设立健康教育宣传点，发放多种疾病的健康宣传手册、健康教育处方，供患者随手翻阅。通过改造门诊医疗服务流程，将健康理念、策略融入门诊建设管理服务的全过程。为了方便患者就医，形成以专科专病为中心的多学科合作模式。除此之外，做到环境整洁舒适，生活垃圾、医疗废物分类收集。保证门诊所有室内场所完全禁烟，积极开展控烟宣传，并为患者提供戒烟服务和咨询。

随着健康中国理念逐步深入人心，广大就医群众对健康相关知识的需求也不断增加。在“大健康”背景下，养生、养老、保健等需求应运而生，各级医院可以利用各自的医疗资源和特色、医务人员的临床经验，在医院开设各具特色的门诊健康教育活动。在相关工作的开展中我们发现，无论是患者或是其家属，都渴望通过医院提供的健康信息的普及获取健康知识与技能，提高自我预防和自身保护的能力。医院通过响应患者的需求和心声，用健康教育工作的实施换来了患者的赞誉和肯定，同时也使医院门诊的满意度提升到一个新的高度。通过接受门诊健康教育，患者对自身疾病、治疗与护理等相关内容进行了深入了解，从“担心困惑”到“努力配合”，患者对医学的认知不断增加，对医护人员的信任不断提升，对于长期治疗的依从性也有显著改善。

6. 创建具有专科特色的门诊健康教育处方

门诊健康教育处方已然成为各个学科门诊候诊区的一张名片，成为专科医生药物处方以外的有益补充。在患者及家属候诊过程中，门诊科室医务人员通过发放针对性的健康宣传资料，以及根据专科或专病特色制作的健康须知，让患者通过阅读获得与其所患疾病有关的知识。此外，在各科室候诊区，健康处方的内容以各科室不同时期的疾病谱为特点，如冠心病的预防、高血压的治疗、肺部小结节的筛查、抗生素的合理使用

等，使患者能够结合自身情况进一步了解疾病相关防治知识。根据患者的疾病类型、分布和流行等特点进行健康教育，其基本内容可以包括以下几个方面：(1)对于高血压、糖尿病、冠心病、哮喘、脑卒中后遗症等常见慢性病，从生活方式、合理用药、运动疗法等方面进行健康指导。(2)对乳腺癌和宫颈癌等妇女常见肿瘤进行自我关注、参加普查、早期发现、早期诊断、积极治疗等方面的健康教育。(3)对结核病、肝炎、艾滋病、流感等常见传染病主要从认识和防止疾病传播等方面进行健康教育。

通过健康教育，使得公众能够了解和认识这些疾病，达到对这些疾病的早期预防、早期发现、早期诊断、及时治疗、早期康复的目的。

7. 提高医务人员健康教育的服务意识

综合性医院门诊患者对医生服务态度更敏感。三甲医院就诊患者众多，患者的就诊时间有限，医务人员如果在服务态度、共情情绪、用药说明、生活指导等方面不够重视，就可能让患者产生缺少人文关怀的主观感受，从而影响患者门诊满意度。因此更需要加强和提高医务人员的服务意识，例如从健康教育与健康促进工作入手，大力营造良好的健康教育环境及氛围，减弱因医患资源紧张而可能导致的患者就医情绪及满意度下降问题，更好地展现医院学科水平及特色。

8. 加强体检后健康管理中的健康教育

检后健康管理的目的是，强化受检者的保健观念，增强自我健康管理的自觉性和主动性，逐渐改变不健康的行为和生活方式，减少或消除健康危险因素对自己健康的损害，从而维护和促进自身健康。此阶段的健康教育主要是帮助受检者知行合一，其核心是督促受检者健康行为养成，也叫行为干预或行为矫正。即“健康”不能够被给予，必须是自己获得。换句话说，医务人员的角色应该是使患者在潜移默化中自觉养成良好的健康行为习惯。

检后健康管理中的健康教育主要针对体检结果和健康风险评估中可改变的危险因素及管理中出现的问题展开。包括饮食、运动、生活方式、心理等方面的原理和行动建议、常见疾病保健常识和健康管理方案等。

对于患者而言，每个人的风险因素和危害健康行为都不一样，一对一健康教育更有针对性。可以通过个性化信息传播和行为干预，有计划、有组织地针对个体的情况开展不同内容的健康教育，包括相关健康知识普及和健康技能指导。可由单个专业人员或者以团队服务形式开展。

检后健康管理中健康教育常用方法包括：(1)语言传播。语言传播一般用于传授健康理念与知识，其最常用的形式有咨询访谈、电话回访和健康科普讲座等。(2)文字传播。文字传播是语言教育的补充，便于信息存储和提取，也利于受检者回家后翻阅。如分类健康管理的折页、手册等。(3)形象化教育。检后固定场所健康教育可用形象化教育。如骨骼模型、模拟人、膳食塔模型、健康餐盘、体验式烹饪教学场所(配备有真实的厨具和食材)等，可以更直观地学习到健康知识和技能。(4)新媒体或融媒体。目前微信、微博、短视频等已经成为大众所认可的视听传播工具，也有越来越多的健康管理机构开始应用这些软件对自己的受检者进行健康教育和管理。(5)榜样示范。通过树立自我健康管理成功的榜样，对受检者进行健康教育，激励其按照既定的健康管理计划干预个人行为和生活方式，有效实施健康管理方案，达到维护健康、降低疾病风险的目的。健康管理成功案例都可以成为其他人的榜样，同时受检者在自我管理中的进步也可以成为自己后期管理的榜样。(6)行为训练与矫正。行为训练与矫正是由专业人员根据受检者的实际情况，指出其错误的行为和生活方式，指导其进行行为训练与矫正，将目标行为与良性心理进行耦合，达到截断不良生活习惯并养成良好行为习惯的过程。这在戒烟管理中最为多见。

6.4 打造门诊健康教育和健康促进的评估体系

6.4.1 健康教育和健康促进评估的概念、目的和内容

将健康教育与健康促进工作项目的实际落实情况与原计划进行比较，把在具体工作执行过程中发生的问题和情况进行客观的描述或定量的记录并总结反馈，对健康教育行为实施前后的受众人群进行针对性的数据结果比较，这些行为都可以被归纳为健康教育和健康促进工作的评估。

通过对门诊健康教育和健康促进工作的评估，可以清楚地认识每一项具体工作实施的效果，可以观察相关工作从计划的制订，到实际开展的过程以及对活动期望取得的结果是否有效，寻找问题并针对性地进行改进，从而更好地提升门诊健康教育和健康促进工作的服务品质、提高工作效率，最终更好地服务患者，促进健康事业的进步和发展。

健康教育和健康促进评估应使用科学且被普遍认可的方法，即在活动开展前对工作整体安排进行系统且全面的规划，具体包括对客观信息的收集整理、对已开展相关工作的情况总结，对比医院自身学科特色及工作重点，根据门诊健康教育与健康促进工作实施的过程，制订工作计划、按步骤实施，最终对活动的执行情况进行评价分析，同时对比事先制定的活动方案进行比较，通过记录、对比、反馈、改进，从整体上对门诊健康教育与健康促进工作进行科学总结与提升。

世界卫生组织将健康教育和健康促进评估定义为：对健康促进行动达到的“有价值”的结果的程度和范围的评价。有价值的结果包括以下三个层次：个人层次、社区层次和政府层次。个人层次，指提高个人健康生活的能力，包括掌握知识、转变态度和改变行为，或掌握某些相关技能，促使健康的行为形成。在社区和政府两个层次，指共同创造支持性环境，如通过调整卫生服务方向、社区参与、多部门协作，使社会力量动员起来，形成多部门协作网络，合理转变组织的结构和功能，在社会和自然环境的支持下实现公正、平等、有效的卫生服务，促使人们形成和发展健康的生活方式。因此健康促进评价就是对这三个层次上获得结果的范围和程度进行评价。由于健康教育与健康促进是一项以健康教育计划的制定和执行为主导的活动，所以对其的相关评价仍建议以项目实施的全部过程及环节作为主要依据和考评内容。

和所有其他门诊管理项目一样，作为质量控制的一项常用手段，对门诊健康教育和健康促进工作的评估是门诊健康教育活动中不可或缺的一个重要环节，是保证门诊健康教育和健康促进工作能够高质量开展的依托和前提，是提升任何一家医疗机构有效开展门诊健康教育和健康促进工作的重要保障。由于它贯穿于整个活动实施的全过程，因此它也是制定门诊健康教育和健康促进活动计划、实施方法、工作重点和项目频率客观有效的依据；帮助门诊健康教育团队及时调整门诊健康教育和健康促进活动实施方案，提高健康教育工作的管理水平，有力确保了门诊健康教育和健康促进活动实施的效果和质量。

通过评估工作的执行，还能够有效拓展工作人员（专/兼职健康教育专员）的知识水平、丰富其理论依据，为健康教育和健康促进工作的具体布置和规划提供强有力的保障，也为相关工作的有效执行和及时调整提供客观的参考。如果说门诊健康教育工作的实施是一艘航船，那么评估体系的设计和有效执行就是航船的方向标，指引并保障着门诊健康教育和健康促进工作能往哪里走，能走到多远。

6.4.2 门诊健康教育和健康促进评估体系

根据门诊健康教育工作的具体实施流程、工作执行的情况，门诊健康教育和健康促进工作的评估可以分为门诊健康教育活动实施前评估、活动实施期间评估以及活动结束后评估。这三个评估的环节都应该根据实际工作开展的背景及具体情况而具有各自不同的评估目的、内容以及期望起到的作用。

1. *活动实施前评估*

活动实施前评估属于健康教育和健康促进工作在具体开展前进行的工作，一般由项目计划制定者来完成。包括信息的收集：开展相关健康教育活动的背景，如世界疾病日等；临床学科的工作传统，如每年固定时期结合专科专病特色已形成定期开展某项健康教育与健康促进活动的常规项目；根据季节性特点、传染病和疾病发展规律，组织开展相应的疾病预防与健康知识传播活动；配合上级部门如疾控中心、健康教育和健康促进中心完成其他有利于患者及群众的健康教育与健康促进活动等。

在进行活动实施前评估时需确保信息的准确性、客观性，可以通过以下几种方式进行：(1)借助搜索软件等现代工具对世界疾病日以及其他与健康事业有关的活动情况进行查找比对，确认可以开展相关健康教育与健康促进活动的具体日期。(2)提前向所有临床科室、护理部门、药剂部门下发次年门诊总体健康教育活动部门申请表，由科室及部门根据各自实际工作需求提出申请，同时要求其阐明申请原因、参与健康教育工作人员详细情况(个人信息、职称、专科专病或专家门诊时间、专业特长、获奖情况等)，以及其他特别需求，包括期望安排健康教育活动的大概日期、时间、形式等。(3)及时掌握医院整体工作计划及动态，根据工作重点并结合本部门实际情况为具体落实相关涉及工作内容做准备。(4)密切结合门诊部自身年度工作计划，包括年度专家、专病推进程度，与专项工作人员对接商定该年度需进一步配合开展健康教育与健康促进工作的科室及人员名单。(5)梳理每年常规开展健康教育活动的科室情况，将固定开展活动的科室进行罗列并按时间排序，与科室进行确认后列入年度健康教育活动计划内。

在开展活动实施前评估时不仅要考虑需要开展的活动内容，同时要考虑活动开展所需要的场地、人员、经费情况。结合项目实施内容组织安排适合的具体活动落实形式，如讲座、义诊、线上活动、健康教育宣传册、健康教育处方、健康教育的多媒体推广等。不同的活动形式配备不同的人员、设备及经费支持，涉及医院经费的应提前进行预算申请，涉及设备的应提前查看设备工作情况，及时维保检测，涉及其他部门人员配合保障的应提前告知健康教育活动计划内容，全力保障相关工作的顺利开展。

2. *活动实施期间评估*

活动实施期间评估在健康教育活动过程中进行，贯穿计划执行的全过程。活动实施期间评估就是根据门诊健康教育和健康促进活动目标和项目设计，系统地考察门诊健康教育和健康促进活动的执行过程，并与门诊健康教育和健康促进活动计划进行比较，对其执行情况做出结论。

活动实施期间评估的目的是保证门诊健康教育和健康促进活动按计划顺利进行并达到预期效果。实施期间的评估是监督门诊健康教育和健康促进活动执行的必要措施，应与门诊健康教育和健康促进活动的监督管理工作结合起来，有计划地进行，通过简单的观察性分析，掌握门诊健康教育和健康促进活动的执行情况，及时了解阻碍门诊健康教育和健康促进活动实施的原因，从而在早期调整门诊健康教育和健康促进活动实施细节或方案，保障门诊健康教育和健康促进活动的质量。

活动实施期间主要评估门诊健康教育和健康促进活动执行情况，目标人群的满意程度，门诊健康教育和健康促进活动的质量，相关工具的运行情况、健康教育专/兼职工作人员工作情况，门诊健康教育和健康促进活动资源使用情况。

评估门诊健康教育和健康促进活动落实情况：可通过门诊健康教育和健康促进活动执行表对照其活动计划，了解活动落实情况。如果门诊健康教育和健康促进活动计划中每一项活动及其实践安排非常明确，只需要核对工作记录如照片、课件、视频资料、音频资料、截图等，然后对照门诊健康教育和健康促进活动的年度、月度计划查看活动是否执行，就能简单明了地评估门诊健康教育和健康促进活动执行情况。但如果门诊健康教育和健康促进活动及其实践安排不明确，评估就很困难，需要借助其他的手段。

评估门诊健康教育和健康促进活动的质量：首先要考察门诊健康教育和健康促进活动的覆盖面，如多少人正在或已经参与了门诊健康教育和健康促进活动；参与门诊健康教育和健康促进活动的人群是不是预期的目标人群；健康教育活动的类型、次数、持续时间、参与对象；系列活动的次数、参与人数、持续时间；传播材料发放的种类、数量、对象；大众媒介宣传的方式、时间、内容、次数、频率等。

评估目标人群的满意程度：一般来说，门诊健康教育和健康促进活动计划中的主要项目，都应进行受众人群即患者的满意度评估，通过了解患者对健康教育活动的评价及意见反馈（详见表 6－1），获知目前已在开展中的门诊健康教育和健康促进活动的主题内容、开展形式、呈现方法、人员表现等是否符合大众需求及受到欢迎，其有没有可能达到预期效果或会不会偏离计划实施的目标。门诊健康教育活动的实施者应根据患者的反馈及时调整门诊健康教育与健康促进工作的内容，改进意见集中的问题，为后续健康教育工作的有效展开做好铺垫和保障。

表 6－1 门诊健康教育活动意见征询表

基本信息		
年龄	性别	文化程度
门诊健康教育活动意见征询		

1. 您对本次门诊健康教育活动的内容是否满意？
   □非常满意 □比较满意 □一般 □不满意
2. 您是否首次参与我院门诊健康教育活动？
   □是 □否
3. 您是否愿意再次参与我院门诊健康教育活动？
   □非常愿意 □不一定，看情况 □不愿意
4. 您是否会在参与健康教育活动的时候对内容进行记录学习？
   □拍照、录音、录像记录
   □做笔记记录
   □不做任何记录
5. 您认为此次的健康教育活动内容对您的日常生活有多大程度的帮助？
   □非常有帮助，大部分的内容可以帮助健康生活
   □比较有帮助，部分知识可以应用在生活中
   □帮助不是很大，内容跟我的生活不太相符
   □完全没有帮助，内容完全脱离实际情况
6. 您认为以下哪些方式可以更好地帮您理解和运用健康知识？（可多选）
   □在活动现场发放折页、单页等健康资料
   □通过微信平台学习相关健康教育内容
   □对健康教育活动进行录像，通过相关媒介进行播放
   □现场互动活动：咨询或者听众互动
   □其他：____________
7. 您对我院门诊健康教育活动有什么建议？
   ____

门诊健康教育和健康促进活动仅有覆盖面而缺乏质量同样无法达到活动的预期目标。评估门诊健康教育和健康促进活动的质量就是考察门诊健康教育和健康促进活动是否符合目标人群的需要、是否按计划实施、实施情况是否良好、活动效果有没有达到预期目标、对目标人群是不是起到了促进人群健康、提升人群健康意识及自我保健能力的结果。

门诊健康教育和健康促进活动执行中，缺乏足够的资源、没有合格的执行人员，又或在最初计划制订时未全面考虑各类条件因素，或实施过程繁冗、环节设计不合理等原因都可能导致门诊健康教育和健康促进活动无法按计划进度完成或无法执行。为了改进门诊健康教育和健康促进活动，活动实施期间评估还要考察活动无法按计划执行的原因，其目的与操作性是否匹配，以及其实施合理性等。

门诊健康教育和健康促进活动实施者对照计划进行日常自查，填写、提交月报表、季度报表、年度报表以及执行情况进度报告（详见表 6-2）。进度报告的内容包括计划的活动、活动完成情况、好的活动执行经验、存在的差距和困难、解决问题的建议等。门诊健康教育和健康促进活动管理部门汇总各项活动的报表和进度报告，了解掌握其进展情况，以便更好地管理门诊健康教育和健康促进活动，也为制订专家督导和外部督导计划提供参考依据。

表 6-2　门诊健康教育工作方案落实情况自评表

项目	内容	实施情况		分值	得分
		是	否		
宣传栏	门诊诊区醒目位置放置健康教育宣传栏，向患者提供就医指导和各类疾病的健康指导			10	
资料架	在门诊咨询台、各候诊区等地设置健康教育资料架，向患者提供多种形式的健康教育资料			10	
电化教育	在门诊候诊区放置电子显示屏，滚动播放各类健康教育视频，供候诊患者观看			10	
健康讲座	每周平均至少安排一场健康教育讲座，并至少提前两周向社会公示			10	
义诊、咨询	根据学科特色及疾病季节特点等情况，不定期安排门诊患者义诊或健康咨询活动			10	

续 表

项目	内容	实施情况		分值	得分
		是	否		
媒体健康教育	通过微信公众号,及时发布门诊健康教育工作信息,推送门诊各类健康教育活动安排及健康指导			10	
门诊医生健康宣教	门诊医生开展针对性健康教育工作,向患者提供各种形式的健康指导及建议			10	
门诊护士健康宣教	门诊护士开展针对性健康教育工作,向患者提供专业性健康指导及建议			10	
门诊药师健康宣教	门诊药师开展针对性健康教育工作,向患者提供专业性健康指导及建议			10	
健康教育满意度评价	门诊患者健康教育工作满意度测评			10	
总分					

门诊健康教育和健康促进活动管理部门和专家组进行现场督导。门诊健康教育和健康促进活动管理部门可通过查阅报表、电话沟通了解门诊健康教育和健康促进活动执行单位的执行情况以及存在的问题,及时提出改进建议,也可以组织现场督导。如上海市健康教育促进协会每年会对医疗机构开展不同形式的健康教育工作督查。督查后的结果通过政府相关媒体进行排名公示,这对所有医疗机构进一步做好医院门诊健康教育促进工作起到了积极的督促作用。通过上级部门督查可以及时检验门诊健康教育和健康促进活动的开展情况及开展过程中所存在的问题、可能产生的不利于活动目标的结果。

除此之外,门诊健康教育和健康促进工作的管理部门应该定期举行相关工作会议,就近期所开展的门诊健康教育和健康促进工作情况进行信息汇总,将其实施的进程、阶段性实施情况、存在的问题、缺乏的支持协助、成功实施的典型案例及时反馈给各科室的专/兼职健康教育专员,以共同切磋,相互借鉴。加强各部门之间的交流与有效合作,提高门诊健康教育和健康促进活动执行能力。

3. *活动结束后评估*

活动结束后评估主要评估某一项门诊健康教育活动具体实施后对目标人群或预先设立某项活动目标的实施结果,包括对目标人群健康认知、生活态度、行为习惯的直接影响情况。门诊健康教育活动结束后评估用于考量门诊健康教育活动的开展是否切实有效，是否达到计划制定者所预期的目标，特别是对于某些具有针对性的专项健康教育工作，如慢性病患者在规范诊疗实施过程中，接受健康教育的各类指导及其他干预手段后，定期评价其疾病的改善程度。能够起到结果清晰、评价明确、帮助有效改进目标人群的健康习惯并提升健康素养的良好作用。

门诊健康教育活动结束后评估时需要考虑以下几个方面内容：(1)该项门诊健康教育和健康促进活动的形式、内容、受益面及活动目的是否具有进行结束后专项评估的意义和价值。(2)该项门诊健康教育和健康促进活动能否对目标人群产生明确的影响，具体可能影响的方面是哪些方面。(3)根据目前开展的活动项目，是否有足够的资金及人力资源去具体完成所计划的评估项目。

至于评估的周期，根据健康教育活动结束后进行评估的时间点，可以将该阶段的评估工作分为阶段性效果评估和长期性效果评估。阶段性效果评估，主要就门诊健康教育和健康促进活动实施后短时间内产生的效果进行评价，包括受众人群的现场或短期内反馈。如，受众人群的健康知识提升程度、对于某项疾病的了解程度、对于治疗疾病特别是治疗、护理、康复、用药等项目的配合度等。而长期性效果评价，则主要侧重于评价目标人群，通过纠正或改善不良的行为习惯，从而影响人群的生活质量、身体健康水平等。

门诊健康教育活动结束后，评估无论是阶段性效果评估还是长期性效果评估，都是针对活动结束后的结果进行的效果评价。从理论上来说，一般人群对某一项活动的短期反馈(或即时反馈)会比长期性反馈速度更快、更明显，而长期的行为习惯改变需要经过几个月乃至几年的时间才能逐渐产生作用。因此，相对而言，评估门诊健康教育和健康促进活动的目标最终是否成功实现，阶段性效果评估会较长期性效果评估更容易取得结果。换而言之，长期性效果评估更适合具有一定评估条件，即有配套人力、物力等资源条件的系统性评估专项工作。

在对门诊健康教育和健康促进工作的后期评估中，阶段性效果评估一般在活动结束后短期内即可开展，由于该项评估工作本身考量的就是健康教育活动的短期阶段性效果，评价者可能会依据阶段性评价报告及时调整或改进相关工作的内容或形式，因此建议阶段性效果评价的具体执行控制在活动完成后的六个月内进行。

而长期性效果评估考量的是某项健康教育和健康促进工作对于目标群体在较长一

段时间甚至是贯穿于人群全生命周期而产生的行为习惯的改变，它的目的可以是评价某项活动是否能够影响目标群体对健康认知，包括其意识、态度、素养的改变或提升的程度。因此，相比阶段性效果评估，长期性效果评估对项目设计的要求更高。

门诊健康教育活动结束后评估的方法一般包括以下几种：(1)同一目标人群在参与门诊健康教育活动前后的比较，通过有关指标的情况反映门诊健康教育和健康促进活动的效果。指标在设计时可以从知识的认知、态度、处理及反馈几方面进行。该方法最为常用，且结果形成较为直接。可用于各种门诊健康教育活动的结束后评估。(2)设立对照组并进行参与组与对照组在门诊健康教育和健康促进活动实施前后的效果比较。考察健康教育活动的实施对参与组是否产生影响，影响的程度以及所产生的影响是否符合预期。这种方法推荐用于临床或有资源条件的专科进行专项健康教育计划的评估。(3)同一健康教育和健康促进项目在不同区域及人群中的执行效果比较。在不同的区域内针对不同层次结构的患者实施同质化的健康教育行为，观测其执行结果对目标地区、目标人群所产生的不同影响。为不同地区人群如何采取有针对性的健康教育行为提供依据，提升健康教育和健康促进活动的实施效用。这种方法设计和实施需相对多的人力财力物力支持，医院单方面执行较少。

无论是阶段性效果评估还是长期性效果评估，门诊健康教育活动结束后评估都应该以周密的评估计划为前提、充分的评估资源为保障、科学的评估手段为基础进行。优质的门诊健康教育和健康促进项目，不仅在实施的过程中、结束后能够对人群的健康产生积极的影响，更能够为健康政策的制定、人群生理及心理健康的质量提升、医疗技术的有效发展产生行之有效的推进作用。

第 7 章

“深发展”——推动多学科诊疗、慢病管理等特色门诊服务模式

随着经济水平的提高，公众对医疗有了更多样化的需求，门诊的服务输出方式有了更加多样的变化，从最基本的门诊演变到专病门诊、专家门诊，到现在的多学科诊疗、慢病管理中心等特色的门诊服务模式。

多学科诊疗是为了满足疑难复杂疾病患者的就医需求而开展的特色诊疗服务，在以往的就医环境中，疑难复杂疾病的患者常常需要通过长时间的辗转就医才能够找到合适的治疗方案和科室，一方面，延误了宝贵的诊疗时间，另一方面，不同科室间诊疗意见各自独立，无法形成系统的诊疗方案。而作为瑞金医院这样的大型公立医院同样有自己的苦恼：人满为患的医院内，如何从中发掘真正疑难复杂疾病的患者为其提供及时的诊疗，如何打造一支能为疑难复杂疾病患者提供量身定制的诊断和治疗方案的多学科诊疗团队。

在日常的门诊患者中，很大一部分就医人群为慢性病的患者，如高血压、糖尿病、冠心病等，对于此类患者而言，通过规范化的随访，能够有效延缓或防止并发症的发生，提高患者的生活质量。但慢性病患者的健康管理，是一个长周期的过程，需要长期的跟踪随访治疗，提高患者的依从性，建立稳定的随访管理机制。

瑞金医院作为一家百年名院，在临床、科研等领域均有强大的实力，有着全国顶尖的医疗团队。从门诊的管理上，如何将优质的医疗服务资源辐射更广的区域，如何高效组合优质的医疗资源发挥最大的能力？我们将进一步介绍关于大型三甲医院创新打造多学科诊疗及慢病管理的门诊服务模式的经验与思考。

7.1 以改善医疗服务行动为指导，提高患者门诊就医获得感

2021 年 3 月 11 日，《中华人民共和国国民经济和社会发展第十四个五年规划和 2035 年远景目标纲要》（简称“十四五”规划）发布。从规划内容可以看出，我国的国民健康问题已经不再仅仅是民生问题，“十四五”规划将其升格至提升国民素质的高度，作为国家人口发展战略的重要组成部分，将构建全方位全生命周期的健康服务体系。“十四五”规划继续推进“十三五”规划中的健康中国行动计划，完善国民健康促进政策，织牢国家公共卫生防护网，为人民提供全方位全生命周期健康服务。

我国的医疗卫生服务的供给目标已经从落实基本医疗服务保障转向提升医疗服务质量、扩大优质医疗资源的辐射范围等内容。公立医院作为重要的医疗服务提供方，新时代的政策指南也对公立医院的医疗服务，提出了更高的要求。2015 年春节前夕，国家卫计委向社会各界宣布：将利用三年时间在全国卫生系统实施《进一步改善医疗服务行动计划》。2017 年末，国家卫计委再次宣布，要求总结推广 2015—2017 年改善医疗服务的有效做法，推动医疗服务高质量发展，不断增强群众获得感、幸福感（具体工作目标详见表 7－1）。在两轮的改善医疗服务行动计划的指导下，各级医疗卫生服务机构立足患者感受，从提高医疗服务水平到进一步创新服务机制，做了大量的探索与推广。

表 7－1　两轮《进一步改善医疗服务行动计划》的工作目标

计划时间	工作目标
2015—2017 年	“利用 3 年的时间，努力做到让人民群众便捷就医、安全就医、有效就医、明白就医，医疗服务水平明显提升，人民群众看病就医感受明显改善，社会满意度明显提高，努力构建和谐医患关系”
2018—2020 年	“进一步巩固改善医疗服务的有效举措，将其固化为医院工作制度，不断落实深化。进一步应用新理念、新技术，创新医疗服务模式，不断满足人民群众医疗服务新需求。利用 3 年时间，努力使诊疗更加安全、就诊更加便利、沟通更加有效、体验更加舒适，逐步形成区域协同、信息共享、服务一体、多学科联合的新时代医疗服务格局，推动医疗服务高质量发展，基层医疗服务质量明显提升，社会满意度不断提高，人民群众看病就医获得感进一步增强”

7.2 以瑞金医院多学科诊疗为蓝本，打造标准化多学科诊疗模式

7.2.1 什么是多学科诊疗（MDT）

多学科诊疗概念源自国外的医疗服务多学科诊疗团队[①]模式。多学科诊疗服务是以患者为中心，针对某一器官或系统疾病，召集多个科室的专家，形成固定的团队，协同开展诊疗活动。这种多学科诊疗的模式最大限度上发挥了不同学科的优势，促进多学科的协作，提高了医疗效率，有利于提高医疗服务质量，方便广大就医患者群众。

在国外，多学科团队协作模式被应用得较为广泛，以医疗团队的模式向患者提供全方位的服务，基于团队基础上通过 MDT 会议进行多学科讨论，确定临床决策[②]。20 世纪 90 年代，英国政府开始对 MDT 诊疗模式加以关注和大力推广[③]。英国医疗服务体系（NHS）以白皮书形式发表了《癌症诊疗政策大纲》，其中推荐了 MDT 在癌症诊治工作中的应用，并在大纲总体原则中指出"癌症的治疗必须以患者为中心，需充分考虑患者、家属或者抚养者的意见"[④]。

以结直肠癌为例，1997 年国际结直肠癌工作组对全欧和美国医院的结直肠癌患者的护理和诊疗情况进行调研，制定了结直肠癌患者优化诊治方案。为保证方案的顺利实施，多学科专家组诊疗模式被推荐应用，并严格规定了多学科专家组的成员组成[⑤]。2002 年英国调查发现 90%的临床医生为他们主管的结直肠癌患者组织过 MDT 会议。英国结直肠癌诊治指南[⑥]规定：全科医生接诊的疑似肿瘤患者必须在 2 周内经相关专家会诊；所有确诊肿瘤的患者在接受治疗前必须经过相关 MDT 会议讨论；一旦确定治疗方

---

① 多学科诊疗团队（Multidisciplinary team，MDT）通常指由来自多个（大于等于三个）相关学科，相对固定的专家组成工作组，针对某一器官或系统疾病，通过定时、定址的会议，提出诊疗意见的临床治疗模式，是有计划地、合理地应用现有治疗手段治疗疾病的组织保障。

② 刘展，汪晓东，李立. 在结直肠癌领域引入多学科协作管理模式的现状[J]. 中国普外基础与临床杂志，2007，14(1)：114—116.

③ Poulton B C，West M A. Effective multidisciplinary teamwork in primary health care [J]. *Journal of Advanced Nursing*，1993，18(06)：918 - 925.

④ THE NHS EXECUTIVE. *The NHS Cancer Plan* [M]. Leeds：NHS Executive，2000：1 - 98.

⑤ Wilke H. An international，multidisciplinary approach to the management of advanced colorectal cancer. The International Working Group in Colorectal Cancer [J]. *Anticancer Drugs*，1997，8(Suppl 2)：S27 - 31.

⑥ YORKSHIRE CANCER NETWORK COLORECTAL GROUP. Guidelines for Colorectal Cancer [EB/OL]. http://www.ycn.nhs.uk：2010 - 02 - 20.

案，必须在 30 天内开始实施。2008 年美国结肠癌肿瘤临床实践指南（NCCN，2008）明确指出：所有初诊结直肠癌的患者在接受检查治疗前，必须经过 MDT 的讨论才可执行。

7.2.2 我国多学科诊疗的发展历程：从“小试牛刀”到规范化发展

自 2007 年，上海市卫生局将“一门式整合门诊”作为“优化管理服务，优化就医环境”活动的便民举措开始试点。2009 年起，上海申康医院中心有组织地引导市级医院开展整合门诊工作，并出台了《市级医院开展专病整合门诊试点工作的指导性意见》，由两个以上专科人员参加，借助不同专科的知识、技术和设备，为患者提供诊断、治疗和康复等服务的门诊组织形式①。截止至 2015 年，已有 24 家市级医院开设 117 个整合门诊，参与科室 229 个，年服务患者 3.8 万人次。

《结直肠癌诊疗规范（2010 年版）》（卫办医政发〔2010〕165 号），多次提及多学科协作的理念。多学科诊疗作为先进的诊疗理念，鼓励以多学科联合诊疗模式解决疑难危重患者，体现公立医院的诊治能力。“多学科诊疗”的理念开始在国内萌芽，并逐步在国家政策层面上被广泛提起。

2016 年 3 月，国家卫生计生委印发的《关于加强肿瘤规范化诊疗管理工作的通知》指出，针对病情复杂的患者，三级医院和肿瘤专科医院要积极推行“单病种、多学科”诊疗，制订科学、适宜的诊疗方案。2017 年，国务院办公厅《关于建立现代医院管理制度的指导意见》将多学科诊疗作为重要的“改善医疗服务，优化就医流程”内容。2017 年底，国家卫生计生委印发了《进一步改善医疗服务行动计划（2018—2020）》，要求“以病人为中心，推广多学科诊疗模式”。2018 年 8 月，国家卫生健康委员会印发《关于开展肿瘤多学科诊疗试点工作的通知》，并公布《肿瘤多学科诊疗试点工作方案（2018—2020 年）》，从国家层面上，进一步规范多学科诊疗的发展。同年 11 月，国家卫生健康委员会公布了首批确定的 231 家医院肿瘤（消化系统）多学科诊疗试点医院。

7.2.3 打造标准化的多学科诊疗模式（以瑞金医院 MDT 模式为例）

瑞金医院是在国内较早开展多学科诊疗的三级甲等综合性医院。多学科诊疗模式

① 高解春. 开展多学科综合诊治协作提供 MDT 服务[J]. 医院院长论坛，2014(01)：14—16.

在瑞金医院的历史最早可追溯至20世纪50年代末，呼吸科、胸外科、放射科共同创立了每周一次的疑难病例多学科讨论制度。

相较于欧美国家的医疗服务较多采用多学科的医疗团队紧密协作的模式，我国医疗服务更加侧重专科的发展，各个临床科室相对独立，并未形成这样紧密的协作模式。疑难复杂疾病的患者常常需要通过长时间的辗转就医才能够找到合适的治疗方案和科室。瑞金医院2007年开始试点整合门诊工作，2008—2016年的八年时间内，瑞金医院累计完成11120例多学科诊疗病例，对于一家年门诊量在300万的大型公立医院来说，这个数量是九牛一毛。面对这样服务与需求不匹配的问题，2016年1月起，由瑞金医院门诊办公室牵头，联合相关职能处室及临床科室，以“再造流程、高效运作、明确标准和高质发展”为改善目标，对瑞金医院的多学科诊疗模式进行了全面升级，目标是打造多学科诊疗的“上海标准”。

1. 理论基础

从内部机制上看，多学科诊疗模式需要多个学科参与，不同于会诊，其形成的是紧密协同关系的团队。在我国大部分的医院中，各学科分属于不同的临床科室，他们之间并没有形成一个紧密的协同机制，因此要打造一个多学科诊疗团队，在搭建过程中需要做到提高团队凝聚力，保障沟通，调动参与积极性。

Q&A：如何提高团队凝聚力——从团队角色理论打造完美团队

参与多学科诊疗的人员是来自各个学科领域的专家，在其相关的学科领域均有较高的造诣，如何将这些专家凝聚在一起，形成和谐的团队，需要充分考虑每个人的能力，及适合的团队角色，因此我们参考了贝尔宾团队角色理论①。根据打造的团队需要，安排合理的团队角色。

该理论提出一支结构合理的团队应该由九种角色组成。梅雷迪思·贝尔宾(Meredith R. Belbin)博士将团队角色定义为：个体在群体内的行为、贡献以及人际互动的倾向性。这九种团队角色分别为：智多星PL(Plant)、外交家RI(Resource Investigator)、审议员ME(Monitor Evaluator)、协调者CO(Coordinator)、鞭策者SH

① 该理论由剑桥产业培训研究部前主任贝尔宾博士提出。贝尔宾团队角色理论主张，高效的团队工作有赖于默契协作；团队成员必须清楚其他人所扮演的角色，了解如何相互弥补不足，发挥优势；成功的团队协作可以提高生产力，鼓舞士气，激励创新。

(Shaper)、凝聚者 TW(Team Worker)、执行者 IMP(Implementer)、完成者 CF(Completer Finisher)、专业师 SP(Specialist)。在此基础上又将九种团队角色划分为三类：思考型(Thinking)、行动型(Action)、社交型(Social)。

团队角色	贡献	可允许的缺点
Plant (PL) 智多星	充满创意，富于想象力，不会墨守成规，善于解决疑难	忽略现实琐事，过分沉迷于自我思维而未能有效表达
Resource Investigator (RI) 外交家	外向，热忱，善于沟通。能够探索新机会，开拓对外联系	过分乐观，一旦初期的热忱减退，可能会失去兴趣
Coordinator (CO) 协调者	冷静，自信，善于鼓励他人，能够澄清目标，有效授权	或会被视为玩弄手段，推卸个人职责
Shaper (SH) 鞭策者	善于推动，充满活力，能够承受压力。具备克服障碍的动力和勇气	动辄触怒别人，罔顾他人感受
Monitor Evaluator (ME) 审议员	深思熟虑，识辩能力强。周详考虑选项，判断准确	可能欠缺鼓舞他人的动力和能力。可能过于批判性
Team Worker (TW) 凝聚者	衷诚合作，态度温和，感觉敏锐，待人圆滑，聆听，避免摩擦	紧迫情况下可能优柔寡断，逃避对抗
Implementer (IMP) 执行者	实际的，可堪信赖，高效率。能够采取实际行动以及组织工作	可能欠缺弹性，面对新机会时反应迟缓
Completer Finisher (CF) 完成者	勤勉苦干，忠诚尽责，渴求完美。善于发现错漏，能够把事情办妥	倾向过分焦虑，不愿别人介入自己的工作
Specialist (SP) 专业师	专心致志，主动自觉，全情投入。能够提供不易掌握的专业知识和技能	只能在有限范围内做出贡献，沉迷于个人专业兴趣

图 7-1 贝尔宾团队角色理论九种角色内容①

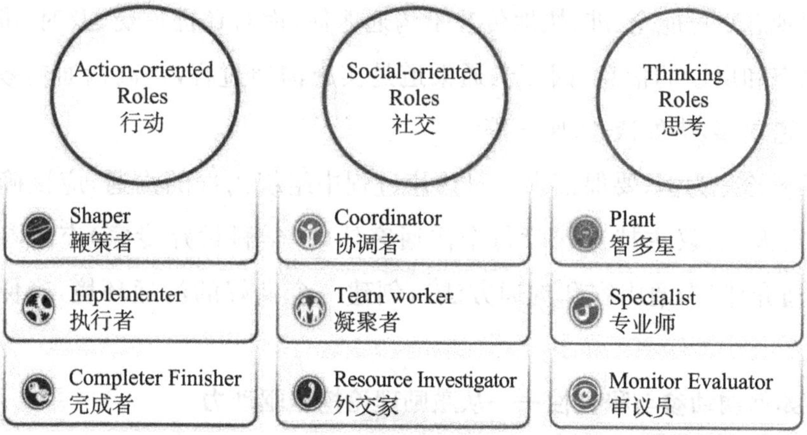

图 7-2 贝尔宾九种团队角色的分类

① 贝尔宾®团队角色-贝尔宾中国 Belbin China，https://www.belbin.cn/bebtdjs

以乳腺疾病多学科诊疗团队为例，团队中包含：乳腺外科、整形外科、放疗科、肿瘤内科等四个临床科室，超声科、放射科、病理科、核医学科等四个医技科室，其中既有临床医生和护士，也有医技人员。形成了以乳腺外科为主诊科室的团队，根据团队的需要，设置合适的团队角色及要求，包括多学科诊疗团队的负责人、协调各个科室参与每次多学科诊疗会议的主持人、参与多学科诊疗的各学科专家、记录会议讨论情况的会议秘书、与患者沟通交流的专职护士等，来完成多学科诊疗的沟通、协作、落实等工作。

Q&A：如何保障沟通——从沟通过程的要素出发

我们从沟通的过程出发，沟通的过程应包括五个要素，即沟通主体、沟通客体、沟通介体、沟通环境、沟通渠道。沟通主体是指有目的地对沟通客体施加影响的个人和团体。沟通主体可以选择和决定沟通客体、沟通介体、沟通环境和沟通渠道，在沟通过程中处于主导地位。沟通客体即沟通对象，包括个体沟通对象和团体沟通对象。沟通对象是沟通过程的出发点和落脚点，因而在沟通过程中具有积极的能动作用。沟通介体即沟通主体用以影响、作用于沟通客体的中介，包括沟通内容和沟通方法，沟通主体与客体间的联系，保证沟通过程的正常开展。沟通环境既包括与个体间接联系的社会整体环境（政治制度、经济制度、政治观点、道德风尚、群体结构），又包括与个体直接联系的区域环境（学习、工作、单位或家庭等），对个体直接施加影响的社会情境及小型的人际群落。沟通渠道即沟通介体从沟通主体传达给沟通客体的途径。沟通渠道不仅能使正确的思想观念尽可能全、准、快地传达给沟通客体，而且还能广泛、及时、准确收集客体的思想动态和反馈的信息，因而沟通渠道是实施沟通过程，提高沟通功效的重要一环。沟通渠道很多，诸如谈心、座谈等。

以多学科诊疗为例，要保证多学科诊疗过程中组织内部的沟通，应该确立沟通主体（团队负责人、会议主持），保障每个沟通客体（多学科诊疗专家）充分参与沟通过程，统一沟通介体（沟通内容和沟通方法），创建一个良好的沟通环境，确保沟通渠道的畅通。

Q&A：如何调动参与积极性——从激励理论挖掘驱动力

激励理论是指通过特定的方法与管理体系，将员工对组织及工作的承诺最大化的过程。激励理论是关于如何满足人的各种需要、调动人的积极性的原则和方法的概括总结。

综合激励模型[①] 综合激励理论的代表者是美国心理学家和管理学家波特和劳勒，他们于1968年提出一个“综合激励模型”。提及此理论综合是因为该模板吸收了需要理论、期望理论和公平理论的成果，这使其更为全面、更为完善。

激励是一个非常复杂的问题，涉及人类行为的诸多方面。综合型激励理论主要是将上述几类激励理论相结合，把内、外激励因素都考虑进去，系统地描述激励全过程，以期对人的行为有更为全面的解释，克服各种激励理论的片面性。

该模式中包含员工的努力程度、工作绩效、内外奖酬、满足感这四个主要变量，它所体现的关系主线是：员工的努力程度导致其工作绩效，而工作绩效将使员工获得组织给予的内在和外在奖酬，各种奖酬将影响员工的满足感。

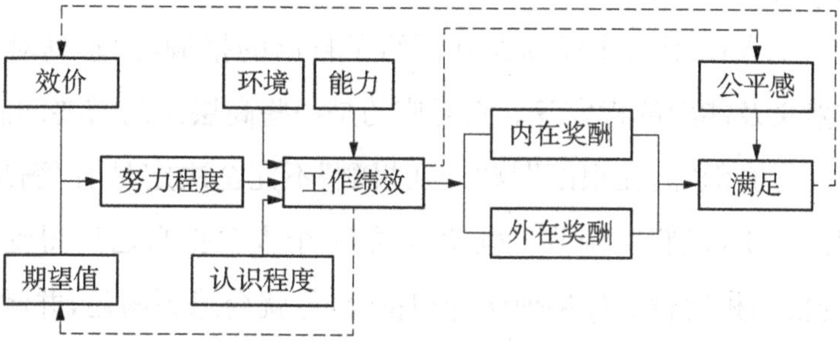

图7-3 波特和劳勒的综合激励模型

人的努力程度是指个人所受到的激励强度和所发挥出来的能力，它的大小取决于个人对某项奖酬(如工资、奖金、提升、认可、友谊、某种荣誉等)价值的主观看法，以及个人对努力将导致这一奖酬可能性(概率)的主观估计。其中，奖酬对个人的价值因人而异，取决于它对个人的吸引力。而个人每次行为最终得到的满足，又会以反馈的形式影响个人对这种奖励价值的估计。同时，个人对努力可能导致奖酬概率的主观估计又受上一次工作绩效的影响。

工作绩效是员工的工作表现和实际成果，工作绩效不仅取决于个人所做出的努力程度，而且也有赖于一个人的能力与素质，以及对自己所承担角色的理解程度(包括对组织目标、所要求的活动、与任务有关的各种因素的认识程度等)。

① 综合激励模型是美国行为科学家爱德华·劳勒和莱曼·波特提出的一种激励理论，是佛隆的期望理论、劳勒的期望模式、亚当斯的公平理论及赫茨伯格的双因素理论等理论的综合。

奖酬是绩效所导致的各种奖励和报酬，它包括内在性奖酬和外在性奖酬两种。内在性奖酬、外在性奖酬以及主观上所感受到的奖酬的公平感，共同影响着个人最后的满足感。内在性奖酬更能给员工带来真正的满足。另外，个人对工作绩效和所得奖酬的评价会形成员工的公平感。

满足是个人当实现某种预期目标时所体验到的满意感觉。它是一种态度、一种内在的认知状态，是各种内在因素(如潜在的责任感、胜任感、成就感等)的总和。

我们将这种模式具体化：一个人在做出了成绩后，得到两类报酬。一是外在报酬，包括工资、地位、提升、安全感等。按照马斯洛需求层次理论，外在报酬往往满足的是一些低层次的需要。一个人的成绩，特别是非定量化的成绩往往难于精确衡量，而工资、地位、提升等报酬的取得也包含多种因素的考虑，不完全取决于个人成绩。另一种报酬是内在报酬，即一个人由于工作成绩良好而给予自己的报酬，如感到对社会做出了贡献，对自我存在意义及能力的肯定等。它对应的是一些高层次的需要的满足，而且与工作成绩是直接相关的，但“内在报酬”与“外在报酬”不完全决定是否“满足”。其间必然要经过“所理解的公正报酬”来调节。也就是说，一个人要把自己所得到的报酬同自己认为应该得到的报酬相比较。如果他认为相符合，他就会感到满足，并激励他以后更好地努力。如果他认为自己得到的报酬低于“所理解的公正报酬”，那么，即使事实上他得到的报酬量并不少，他也会感到不满足，甚至失落，从而影响他以后的努力。

波特—劳勒期望激励理论提示，仅设置激励目标、采取激励手段，不一定能获得所需的行动和努力，并使员工满意。要形成激励→努力→绩效→奖励→满足并从满足回馈努力这样的良性循环，要充分考虑奖励内容、奖惩制度、组织分工、目标导向行动的设置、管理水平、考核的公正性、领导作风及个人心理期望值等多种综合性因素。参与多学科诊疗的专家都是来自各个学科的翘楚，单纯通过金钱的激励不一定能够鼓励其积极参与多学科诊疗的积极性，在多学科诊疗中“内在报酬”因素的激励尤为重要，多学科诊疗所接纳的是疑难复杂病例，对于多学科诊疗专家而言，一方面参与此类病例的诊治能够增加其对职业的成就感，另一方面通过多学科诊疗模式的建设，能够促使整个团队的成员在相关领域的学术科研能力有进一步提升，提高其参与多学科诊疗的积极性。

2. 组织保障

医院的 MDT 服务包括门诊 MDT、住院 MDT 和远程 MDT(详见表 7－2)。医院根据自身学科特色以及患者需求，开展相应的多学科诊疗服务。医院应按主管部门要求报备所开诊的 MDT 种类及数量，并提供符合 MDT 基本服务流程的 MDT 诊疗服务。

医院应成立由院长或分管医疗业务的副院长负责的 MDT 管理架构，下设专家委员会、医疗行政部门和相关科室。

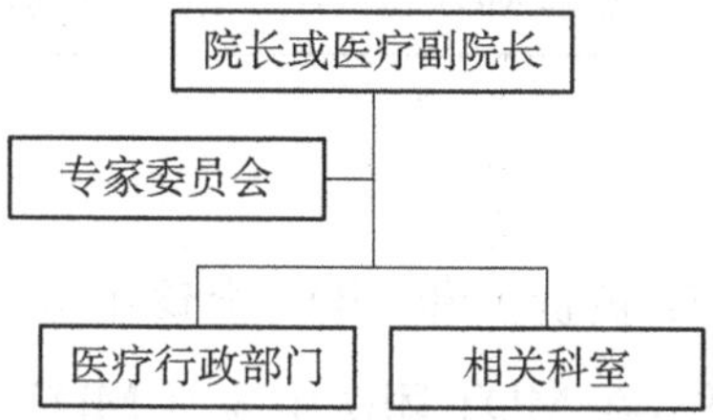

图 7-4 多学科诊疗模式的组织架构

专家委员会：由相关领域专家组成专家委员会，每年定期审定和监督 MDT 诊疗服务的开展情况。

行政部门：根据 MDT 的不同组织模式，归由相关行政部门管理。如门诊 MDT 和远程 MDT 可由门诊办公室负责管理，住院 MDT 可由医务处负责管理。

科室：各科室负责安排、培养相应专科、亚专科的医师、护士、技师以及其他相关人员，根据自身职能，参与医院的 MDT 诊疗活动，为患者提供临床、护理、检验、康复等诊疗服务。

表 7-2 多学科诊疗组织模式

组织模式	特点	具体内容
门诊 MDT	依托优势专科的"三固定"方式	各医院依托自身优势专科，开设相应的 MDT 门诊或建立多学科诊疗中心，以固定应诊专科、固定会诊室、固定时间的"三固定"方式，提供多学科诊疗服务。MDT 门诊采取现场分诊或预约方式，每周固定时间开设，使用固定会诊室开展协作诊疗
	以主诊科室为中心的召集模式	由主诊科室首诊，对不能及时明确诊断的病例，应由主诊科室根据患者需要召集相关专科预约 MDT，进行多学科诊疗。此种 MDT 的时间不固定，具有临时性
住院 MDT	由 MDT 门诊收治住院的患者在住院阶段的延续诊疗	对于在 MDT 门诊确定诊疗方案的患者，在住院阶段根据既定的多学科诊疗方案开展诊疗活动。由主诊科室安排病房，相关科室参与手术和相关诊疗活动，并由主诊科室安排相关科室医生定期联合查房
	以主诊科室为中心的院内会诊模式	对于住院后发现病情较为复杂，需要其他科室协助诊疗的患者，可由主诊科室申请，由相应行政职能部门召集相关科室进行会诊，重新确定治疗方案

续 表

组织模式	特点	具体内容
远程 MDT	医院间通过远程设备协同	医院在具备开设远程诊疗服务的条件下，可开设远程 MDT 诊疗服务。开设 MDT 服务的三级医院与所在医联体内的各医疗机构，或对口支援医院签订协同救治协议，建立分工协作机制。通过远程医疗中心平台，按照门诊 MDT 的组织模式，为患者进行远程诊疗服务。原则上远程 MDT 由医疗卫生机构申请，不得以个人名义申请远程 MDT

3. 人员保障

MDT 需要有明确的 MDT 负责人和 MDT 会诊主持。MDT 负责人和 MDT 会诊主持可由不同的人担任。此外，在 MDT 团队中应有 MDT 的讨论专家及会诊协调员。

MDT 负责人　主要负责 MDT 的整体管理运行，可以不参与临床诊疗行为，但对 MDT 模式的统一运作和方向引导起决定作用。在 MDT 活动中，负责人需要对 MDT 团队进行管理；让 MDT 团队的所有成员了解 MDT 在疾病诊疗中的重要性；与行政部门沟通，申请相关支持以确保 MDT 工作的有效进行；关注影响 MDT 诊疗决策安全性的问题等。

MDT 会诊主持　主要负责 MDT 会诊的组织和运行。对担任会诊主持的人员主要有学术、领导、组织三方面的能力要求：在 MDT 诊疗专业上具有一定的权威性；具有独立领导团队的能力，有过一定的团队领导经验；具有会诊的组织能力。

会诊主持在 MDT 诊疗服务中的主要职责包括：与 MDT 会诊协调员准备和/或同意 MDT 会诊的议程；努力确保 MDT 会诊的应到人员能参会，必要时需要进行沟通协调；确保所有的相关病例被讨论，必要时进行次序上的调整；确保所有 MDT 相关成员能参与讨论和发言；确保讨论的内容集中并且相关；确保良好的交流和营建一种专业讨论气氛；需要促进以循证医学证据和以患者为中心的 MDT 决策产生；确保在 MDT 会诊上讨论下一个病例之前就完成当前患者诊疗建议；确保 MDT 讨论决策能够被总结和记录，并能负责将讨论决策及时地反馈给患者和所在临床医生团队；在会诊后，明确 MDT 诊疗决策，落实人员安排，并将此记录在案。

MDT 讨论专家　MDT 讨论专家有以下几方面的要求：具有一定的专业水平，通常具有独立诊治能力的副高级以上职称；志同道合，有参加 MDT 的愿望；具备团队精神，尊重同行的发言，善于合作；有充足时间保证，参会出席率至少达到 90%；善于学习，能跟踪本领域的最新诊治进展和临床实践指南;具有一定的创新能力,对不适合指南的病例能给予适当的诊疗建议。

MDT会诊协调员 MDT会诊协调员是MDT高效规范运行的必要条件。会诊协调员具有以下几个方面的职责:安排会诊;收集患者资料并及时反馈给专家;记录患者诊断治疗的决议;协调、沟通MDT成员之间的关系;准备必要的设备设施。

4. 辅助保障

辅助保障包括空间的支持、硬件设备的配置、信息系统的辅助等内容。

空间支持和硬件设备 门诊MDT诊疗区域可按功能分别设置综合服务区、检查室、会诊室等区域。住院MDT诊疗区域安排在病房进行。综合服务区应具备预约、咨询、联系医生、宣传等功能,并配备必需的工作平台及信息化办公设备。检查室应配置血压计、体温计、压舌板、叩诊锤、检查床、手电筒等,以供医生给患者进行简单的查体,确保患者的隐私。会诊室可根据MDT规模进行安排,较少人员参与的小型MDT会诊可在主诊科室门诊诊间进行,较多人员参与的大型MDT会诊应具备相应的环境、技术和设备条件:

(1) 环境:MDT会诊室应在安静的场所,必要时能确保会诊内容的保密性;房间大小和布局适宜,所有与会成员能够面对面交流。

(2) 技术和设备:配备医师工作站,能够调阅既往病历、检验、检查、医学影像、病理报告等;配备阅读电子医学影像、病理切片资料的电脑设备;对于开展远程MDT的医院,要求必须配备远程设备。MDT会诊设施如果出现问题,尤其是网络信号连接问题,院方的IT工作人员应给予及时帮助,以免影响制定诊疗决策。

信息系统的辅助 常规的医疗信息系统包括:HIS(门诊和住院的医师工作站)、PACS(医学影像信息管理系统)、LIS(实验室信息管理系统)、电子病历等。建立完善MDT全流程信息化平台,涵盖从患者入组、邀请专家、创建格式化病历、组织会诊讨论、形成会诊报告、落实实施诊疗、追踪随访结果在内的全流程数据记录,形成可追溯、可分析、可评价、可考核的MDT信息库,对多学科诊疗进行全流程的闭环管理。

5. 多学科诊疗病例的筛选标准

多学科诊疗的目的是为了解决疑难复杂疾病患者的就医需求,制定相应的筛选标准,既能够保证真正有需要的患者得到快速的救治,也能够避免过度医疗,浪费医疗资源及资金。患者出现以下适应证可申请MDT诊疗服务(包括但不限于)：(1)特定疾病，诊断、治疗存在困难，需要其他专科协助；(2)存在多种疗效接近的治疗方案，或需要多学科综合治疗的疾病；(3)门诊疑难病例，三次就诊仍无法明确诊断或决定治疗方案，需要多学科讨论；(4)患两种或两种以上在诊断或治疗方案上相互关联的疾病。

具有以下适应证的几类患者不应纳入MDT诊疗服务对象：(1)只涉及单个科室，或治疗指南意见明确，无须多学科讨论；(2)因非医疗因素发生纠纷的病例；(3)完全没有前期诊疗过程的初诊患者。

6. 多学科诊疗的服务流程

MDT服务流程主要包括门诊诊疗、MDT前预检筛查并预约、MDT会诊、MDT治疗、MDT后随访等环节。对于不符合MDT要求的病例，后续应补充相关资料或转入相应专科门诊。MDT服务流程图见图7-5。

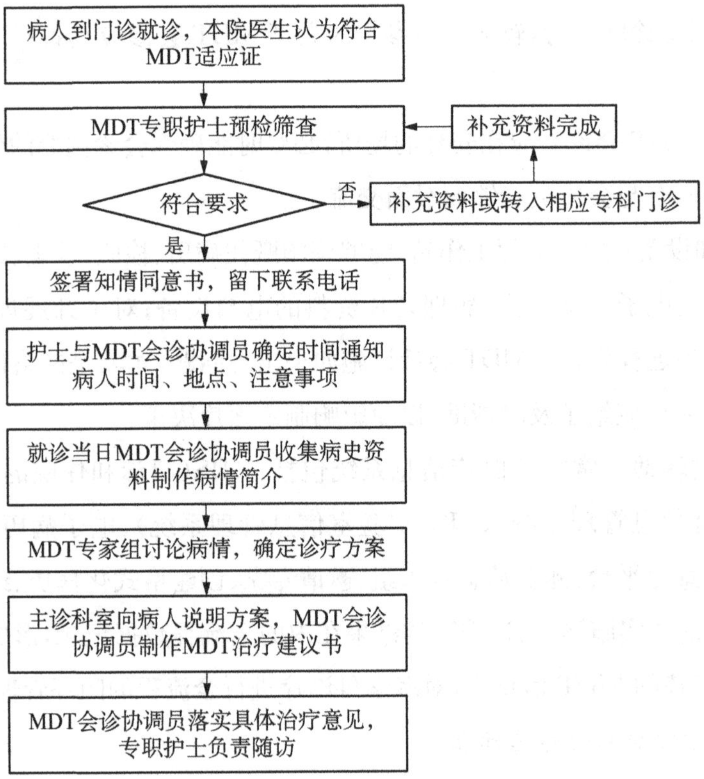

图7-5　多学科诊疗服务流程

远程 MDT 服务流程 患者在下级医院就诊后没有明确诊断，应由当事主治医师登记填写患者情况，向所属医院的相关行政部门报备申请三级医院的远程 MDT，由当地医院相关行政部门与 MDT 中心联络，并提供患者病历资料。MDT 中心应在评估患者所提供的病历材料是否完整后，确认具体的远程诊疗时间，诊疗当日通过远程医疗中心，对患者进行 MDT 诊疗服务。对于可以在当地继续治疗的患者，应向下级医院提供详细的诊疗方案，并与下级医院主治医师保持沟通。对于无法在当地医院继续治疗的患者，应积极安排患者在提供 MDT 服务的医院继续就诊。

7. 多学科诊疗的质量控制

在开展多学科诊疗的过程中，行政部门宜加强对以下多学科诊疗相关指标的监测，加强 MDT 的质量控制与评价，保障多学科诊疗的服务质量。以瑞金医院为例，除了行政管理部门开展对多学科诊疗的质量控制管理工作外，还成立了专门的专家委员会负责门诊多学科诊疗的规范设置、绩效评价。其职责包括：(1)讨论修订门诊多学科诊疗管理规定；(2)讨论修订门诊多学科诊疗绩效评估方案；(3)对门诊多学科诊疗开展绩效评估；(4)对门诊多学科诊疗中发生的问题进行讨论，提出整改方案。

多学科诊疗专家委员会质控管理的工作机制：由主任委员或副主任委员召集，原则上每半年召开一次工作例会，听取门诊办公室对上半年 MDT 开展情况的汇报，提出意见建议，并向主任委员报告。每年组织一次 MDT 绩效考评，确定考评方案，组织考评会，作为专家参与考评打分。在多学科诊疗的质控管理中，主要关注以下四个方面的质控评估指标。

MDT 诊疗规范性评估指标 对医技人员在 MDT 诊疗服务过程的诊疗活动进行监控，主要就以下四个方面对其诊疗服务进行规范化评估：诊断的判定，影像、病理的专业判断，药物治疗方案，手术和其他局部治疗手段的选择。专家委员会定期评估这四方面的规范性是否达到 MDT 需求。

MDT 运行情况评估指标 定期对医院 MDT 的总体运行情况进行评估和调整，主要就以下五个方面对其运行情况进行评估：(1)MDT 病例年总数量，MDT 病例数占比，如 MDT 肿瘤患者病例数占全院年肿瘤患者比例。(2)一次 MDT 即明确诊断/明确诊疗方案的患者比例。(3)MDT 病例不同分期情况(早期、局部晚期和晚期)所占比例。(4)MDT 意见执行情况(完全执行、部分执行、未执行)评估，并提供部分/未执行原因。

(5)MDT 病例数据库收集情况。

MDT 病例质量效果评估指标 不断提高 MDT 诊疗服务质量，主要就以下四个方面对于接受 MDT 服务的患者诊疗质量进行评估：MDT 病例治疗效果达到 MDT 意见预期的情况，MDT 病例手术根治切除率和术后复发率，MDT 病例接受多种治疗手段比例，MDT 病例预后情况评估（生存情况、术后复发情况）。

MDT 病例经济学评估指标 各医院在开展 MDT 诊疗服务中要保证其经济性，主要就以下两个方面对患者 MDT 费用进行评估：MDT 病例次均住院费用，MDT 病例围手术期治疗总费用。

7.2.4 提高效率，互惠双赢

目前瑞金医院多学科会诊中心有 300 多位副主任医师以上职称的临床医学专家组成近 50 个多学科诊疗团队，并常态化开设 50 余个多学科诊疗门诊，每年完成的多学科病例在 6 000 例以上。多学科诊疗模式促进医院“医、教、研”三者联动，充分挖掘了医院作为大型综合性公立医院在疑难病、复杂病诊治方面的优势，在促进学科发展、临床医疗水平提高、青年医师培养以及缓解患者就医困难、提升患者就医获得感等方面进行了广泛的探索和实践。

创新多学科诊疗模式的核心内容，就是打通患者的就诊环节，把原先“直线型”、守株待兔式的等患者上门申请，改造为患者在就医过程中的任意环节都可以进入多学科诊疗门诊，患者无须再辗转多个科室就诊，而是通过多学科诊疗实现精准就医。完全闭环的多学科诊疗流程，使患者不仅能第一时间就诊，其获得诊疗方案的时间也由原先的 14 天缩短到了 3 天。另一方面，在为患者提供最佳治疗的同时也为疑难复杂患者的就诊带来极大方便，向来自全国各地的就医群众提供一站式诊疗服务，提供疑难复杂疾病患者“快速通道”，减少他们多地辗转寻医的不便，为他们尽早明确诊断和治疗方案带来可能。

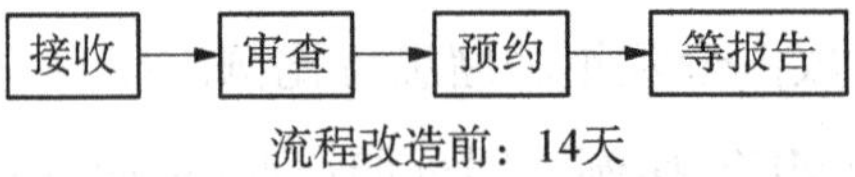

图 7-6 瑞金医院多学科诊疗流程(改造前)

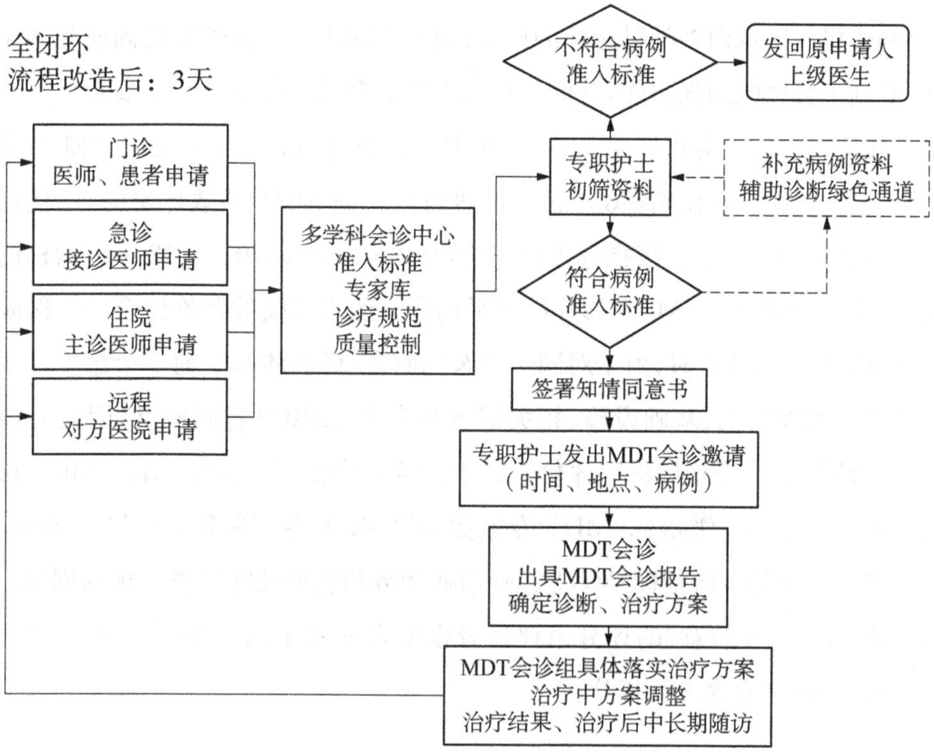

图 7-7 瑞金医院多学科诊疗流程(改造后)

改造后多学科诊疗模式除了带来患者数量的提升外，精准对接的患者为各临床科室的学科带来样本，多学科诊疗团队发表大量高质量的论文并出版多部专著，并形成临床新技术、专利、指南等，学科蓬勃发展。

7.2.5 扩大影响：建立区域内多学科诊疗统一的绩效评价机制

我院已在打造多学科诊疗模式的基础上，总结近 10 年多学科诊疗的开展经验，建立多学科诊疗绩效考核评价体系，对多学科诊疗全环节进行精细化质控评价考核，使不同疾病、不同专业、不同医师参与的多学科诊疗会诊质量有了可比较的质控标准。2019 年已对全部多学科诊疗组进行了近 3 年开展工作的全面质控评估，完成《上海市医院多学科诊疗(MDT)绩效评价》研究并纳入上海市卫生健康委员会 2019 年卫生健康政策研究课题(课题编号：2019 HP 37)。

在区域内建立统一的绩效考核机制，一方面能够监督各医院有序开展多学科诊疗服务，有利于提高区域内多学科诊疗的质量；另一方面统一考核带来的同质化多学科诊疗服务，有利于各医院加强协作，共同为广大人民群众提供优质的医疗服务。

瑞金医院打造的上海市医院 MDT 绩效评价体系，包括 12 个一级指标和 29 个二级指标（详见表 7－3）。运用该绩效评价体系进行医院间 MDT 绩效评价时，应使用完整的 12 个一级指标和 29 个二级指标进行评价，其中 6、7、8、9、10、11、12 一级指标的得分为被评价医院开展的所有 MDT 诊疗组的平均分。运用该绩效评价体系进行医院内部各诊疗组 MDT 绩效评价时，由于对同一个医院而言，评价体系中前 5 个维度即组织管理要求、MDT 组织模式、基础设施、相关规范与制度、规模具有同质性，因此只需选取 6—12 共 7 个维度 19 个指标进行评价。其中维度 5 中的一级指标“开展 MDT 诊疗组的数量”、维度 6 中的一级指标“MDT 专家数量”“MDT 专家职称构成”“专家的 MDT 参与度”、维度 7 中的一级指标“MDT 诊疗组病例数和病种难度”“患者预约周期”、维度 9 中的一级指标“患者满意”的评分由评价者根据客观指标，结合评分细则直接产生分数，其余指标由评审专家进行打分。

表 7－3　上海市医院多学科诊疗（MDT）绩效评价指标体系及其权重

指标	权重
1　组织管理要求	10
医院应成立由院长或分管医疗业务的副院长负责的 MDT 管理架构，下设专家委员会、医疗行政部门和相关科室	2
专家委员会工作情况	5
行政部门工作情况（根据 MDT 的不同组织模式，归由相关行政部门管理）	3
2　MDT 组织模式	30
MDT 门诊组织模式：①依托优势专科的“三固定”方式；②以主诊科室为中心的召集模式	10
住院 MDT 组织模式：①由 MDT 门诊收治住院的患者在住院阶段的延续诊疗；②以主诊科室为中心的院内会诊模式	10
远程 MDT 组织模式：通过远程医疗中心平台，按照门诊 MDT 的组织模式，为患者进行远程诊疗服务	10
3　基础设施	10
诊室配备	10
4　相关规范与制度	30
MDT 管理办法	30
5　规模	20
开展 MDT 的病例数（综合医院专用）	10

续 表

指标	权重
开展 MDT 诊疗组的数量	10
6 MDT 诊疗组专家情况	10
MDT 专家数量，参与 MDT 的专家要求必须专业对口，能切实解决本专科问题	2
MDT 专家职称构成	3
专家的 MDT 参与度	5
7 MDT 诊疗运作效率	20
MDT 诊疗组病例数和病种难度(综合性医院专用)	15
患者预约周期	5
8 医疗质量安全	20
诊疗规范性	6
MDT 会诊资料完整度	2
一次会诊确诊率	4
切实落实病例的跟踪随访，关注目标疾病的死亡率和生存率	8
9 社会效益	10
患者满意	2
社会赞誉	3
公共服务	3
区域辐射	2
10 临床实施成果	20
临床质量	10
临床效益	10
11 临床研究成果	20
参与局级以上课题项目	5
MDT 相关论文	5
指南/共识、专利及其他相关成果(指南/共识的发表，专利的授权及其他获奖情况)	10
12 人才培养	10
MDT 诊疗组的医学院教学及青年医师培养的影响力	10

7.3 以专科化为基础，建立复杂慢病的一站式管理中心

“十三五”规划中提出：实施慢性病综合防控战略，有效防控心脑血管疾病、糖尿病、恶性肿瘤、呼吸系统疾病等慢性病和精神疾病。《“健康中国 2030”规划纲要》对慢性病防控提出了新的要求，实施慢性病综合防控战略，加强国家慢性病综合防控示范区建设。强化慢性病筛查和早期发现，针对高发地区重点癌症开展早诊早治工作，推动癌症、脑卒中、冠心病等慢性病的机会性筛查。基本实现高血压、糖尿病患者管理干预全

覆盖，逐步将符合条件的癌症、脑卒中等重大慢性病早诊早治适宜技术纳入诊疗常规。加强学生近视、肥胖等常见病防治。到2030年，实现全人群、全生命周期的慢性病健康管理，总体癌症5年生存率提高15%。

慢性病正如其名称一样，是一场长期与疾病抗争的过程，不论对个人、家庭还是社会来说，都带来了一定的经济负担，而患者如何在患病期间控制病情，延长生命，减轻疾病负担，获得较好的生活质量，这正是慢病管理的重要意义。

7.3.1 慢病管理理念

慢病管理是指对慢性非传染性疾病(Noncommunicable Diseases, NCDs)①及其风险因素进行定期检测，连续监测，评估与综合干预管理的医学行为及其过程，其主要内涵包括慢病早期筛查，慢病风险预测，预警与综合干预，以及慢病人群的综合管理、慢病管理效果评估等，是优化健康服务，提供优质高效的医疗服务，改善生活质量的重要卫生服务工作。我国有庞大的慢性病患者群体，《中国卫生健康统计年鉴2020》显示，恶性肿瘤(城市25.73%，农村23.27%)、心脏病(城市23.65%，农村23.81%)、脑血管病(城市20.61%，农村22.94%)、呼吸系统疾病(城市10.36%，农村10.79%)为2019年我国居民死亡的主要疾病前四位②。

慢性病具有持续时间长、病因复杂，具有可变性和阶段性等特点，需要长期跟踪随访治疗和健康指导。因而慢病管理应强调系统整合，提高管理的连续性。其要求各级机构加强合作，相互协同，实现临床治疗、疾病预防和健康促进相互衔接，以满足慢性病急危重症、慢性病稳定期等各类慢性病患者的需求，为患者提供一体化和连续性的医疗服务③。上海市老龄化程度高，超35%户籍人口为老年人，有庞大的慢病患者群体，基层家庭医生等分级诊疗工作已为慢病防治工作打下较为坚实的基础。但面对这样规模庞大的慢病人群，我国的医护数量和质量是否能够完成所有的慢病管理工作，慢病患者是否能够完全交由基层医疗服务机构管理，从大型公立医院的角度，我们借由长期慢病

---

① 根据世界卫生组织的定义，慢性非传染性疾病主要包括心脑血管疾病、恶性肿瘤、糖尿病及慢性呼吸系统疾病等。

② 国家卫生健康委员会. 中国卫生健康统计年鉴2020[M]. 北京：中国协和医科大学出版社，2020：281，295.

③ 胡文爽，封国生，张柠，胡云岭. 医联体平台下北京某三级医院慢性病管理方式探索[J]. 中华医院管理杂志，2018，34(11)：885—888.

诊治、慢病管理的经验，提出新的探索与思考。对于慢性病的诊治，第一，复杂慢病患者的管理还应依托于大型综合性医院的医疗水平；第二，作为最高的医疗卫生服务机构，应在慢病管理中充分发挥核心竞争力，构建标准化的慢病管理体系，主导制定统一的慢病筛选和分流标准。大型公立医院应该借由自身诊治慢性疾病的经验和权威，打造标准化的疾病管理指南，与基层医疗服务机构形成联动机制，系统整合，优化配置，为慢病患者疾病提供全生命周期的诊疗、健康管理等综合服务。

7.3.2 打造大型公立医院标准化慢病管理体系

瑞金医院根据慢病管理的开展模式经验，结合大型公立医院的定位及诊疗特点，设立慢病管理中心，初步规划形成了以内分泌科标准化代谢性疾病管理中心、神经内科帕金森一站式诊疗中心、心脏科房颤管理中心、呼吸科咳喘中心等为代表的若干专病一站式诊疗中心；以提升慢病患者健康素养改善预后为目标的门诊健康教育和健康促进中心；打通线上和线下医疗壁垒开设互联网门诊；应用信息化管理平台的慢病随访信息平台，探索更多元的慢病随访管理模式。

1. 理论基础

慢病管理是一项系统性工程，不能狭隘地将慢病管理理解成对慢病的管理，应当利用其各种要素（人、财、物、信息和时空），借助管理手段，使慢病管理的社会效用最大化。具体来说，慢病管理可以包含以下三个方面。

疾病的管理　对于慢性非传染性疾病的诊治，主要包括对于世界卫生组织公布的在所有发展中国家发病率最高的四类慢病：心脑血管病、癌症、糖尿病、慢性肺病。这是普遍意义上最容易被人理解和接受的慢病管理的基础概念，也是我们关注的要点以及慢病管理和防治的重点。

行为的管理　培养患者对所患慢病的正确认知，调整心理状态和行为方式。通过患者的行为来维持和促进自身健康，监控和管理自身疾病的症状和征兆，减少疾病对自身社会功能、情感和人际关系的影响。只有提高患者本身对慢病的认识，才能从本质上引导患者及时调整及改变其生活方式，提高就医的依从性和健康素养，达到慢病自我管理的目的。

社会支持　对慢病患者所处的微观社会环境（家庭环境、工作环境、朋辈群体、社区环境和卫生服务环境等)和宏观社会环境(患者所处的阶层，社会阶层之间的关系以及社会阶层结构的变迁方式等)的管理，有很大一部分的慢病患者要面临劳动能力部分丧失、疾病歧视等社会环境问题，要引导对慢病患者支持的社会环境，营造对慢病患者尊重、友好的社会环境。

基于此，世界卫生组织提出了"三级预防"理论。世界卫生组织提出的"三级预防"理论，即防止慢病的发生为一级预防；一旦发病及时诊断和治疗，稳定病情，防止或减缓疾病的发展为二级预防；坚持长期、规范治疗，控制病情，改善生活质量，防止伤残和促进功能恢复为三级预防(图 7－8)。

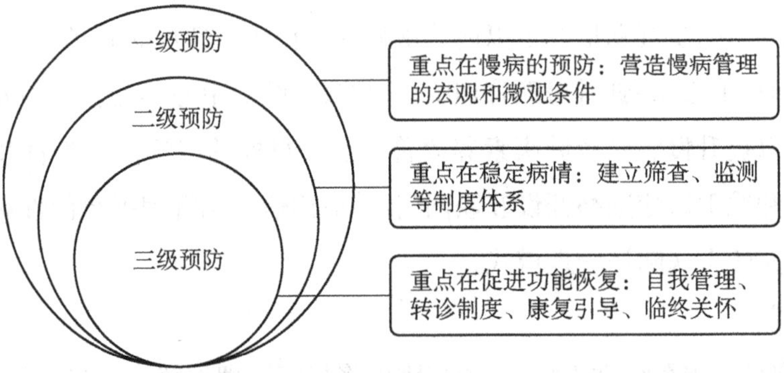

图 7－8　世界卫生组织"三级预防"理论示意图

一级预防：主要从营造慢病管理的微观和宏观环境入手，开展形式多样的健康教育活动；如创建无烟单位、无烟家庭；设立高血压日、世界精神病日；制定公共场所禁止吸烟、禁止向未成年人售烟等法律法规；定期对居民健康状况进行监测等。

二级预防：定期对各类高危人群进行慢病筛查；对于慢病患者建立实时的指标监测制度；为居民提供及时、方便的健康咨询、医疗服务和转诊服务。

三级预防：提倡慢病患者的自我管理；建立社区卫生服务与医院之间的双向转诊制度；使患者在急性期能够得到有效、规范的治疗；病情稳定后，按照合理的治疗方案，在社区获得方便、连续、经济、有效、规范的治疗与康复；晚期患者能够得到规范的康复指导、医疗照顾和临终关怀等。

2. *慢病管理模式方法*

慢病管理在国外起步较早，并形成了较为成熟的理论体系，主要的慢病管理模式包括：慢病照护模式、慢病自我管理模式、延续性护理模式、英国的 CDM 系统模式等。以下将几种慢病管理模式总结归纳为表 7－4，其共同的特点：医师不单独主导慢病管理的工作，而是根据健康管理的目标，将多种角色（包括患者本身）共同纳入慢病管理的工作中。

表 7－4 慢病管理模式总结表①

慢病管理模式	管理内容	管理特点
慢病照护模式	六要素（社区资源和政策支持、卫生系统、临床信息系统的数据管理、卫生服务提供系统设计、共同决策、患者自我管理）的重塑和整合	患者为中心，以信息系统手段实施健康干预，慢病管理团队协作
慢病自我管理模式	训练患者具备一定技能完成必要的生物医学任务，并配合卫生保健人员的工作	健康教育为主，着重提高患者管理疾病的自信心，通过行为和情绪的控制最终改善健康状况
延续性护理模式	为住院或出院患者提供的一种有序、协调、持续的治疗和照护行为	患者信息延续性、照护协议的管理延续性和照护关系延续性
英国的 CDM 系统模式	英国医疗服务体系（NHS）实行分级保健制，由社区药师、护师组成团队开展健康管理工作	分级开展诊疗，并且大部分患者在初级卫生保健机构就诊，重视药师作用

3. 专病化管理：优化慢病患者全生命周期的疾病就诊流程

根据分级诊疗的指导精神，大型公立医院持续在专科化道路上不断推进，各临床科室形成了具有针对性的专病门诊。以瑞金医院为例，目前已经做到所有临床科室专病门诊全覆盖，2020 年底已开设 330 个专病门诊。在此基础上，根据病种特点设立了各类专病的慢病诊疗中心，打造专业的慢病管理团队。通过专病化的慢病管理团队，患者可得到标准化的治疗模式、个性化的诊疗方案。以多学科诊疗为基础，各诊疗中心形成以主诊科室为主导，多学科参与的团队诊治制定诊疗方案，主疗科室的专病门诊随访治疗管理。解决特定慢病的诊治，还综合评估患者情况，确保多疾病复杂慢病患者也能够得到专业、精准、高质量的诊疗服务。通过诊疗中心的设立，来优化慢病患者的长周期疾病管理的就诊流程。

首先，患者通过相关专病门诊就诊，由临床医生按照一定的筛选标准，对患者的疾病状况、生活质量、健康素养等情况进行评定并分流，筛选标准应遵循以下原则（详见图

① 田华，李沭，张相林. 慢病管理模式的国内外现状分析[J]. 中国药房，2016，27(32)：4465—4468.

7－9)。(1)下转社区：对于诊断明确、病情稳定，无其他合并症、并发症的患者，专病门诊医生可以通过延伸处方等形式将其下转到社区卫生服务中心或由家庭医生继续治疗，定期(长周期)专病门诊随访。(2)疾病诊疗中心管理：对于诊断明确、病情较重、需要专业的辅助性治疗的患者，在其无合并症、并发症或病情在专科医生可控的情况下，转入疾病的诊疗中心继续治疗及随访。(3)多学科诊疗讨论：疑难重症患者需要多学科的专家讨论后确定下一步治疗方案，由专病门诊医师推荐进入多学科讨论，多学科诊疗团队确定诊疗方案，相关治疗结束病情稳定后转入诊疗中心继续治疗随访。

所有通过专病门诊就诊的患者在专病门诊医师的指导下，选择纳入专病患者数据库进行长期信息跟踪管理，不论其原有分流的流向，一旦由医生判断病情发生变化，均可享受就诊的绿色通道向上转诊治疗，保证其诊疗的安全性、有效性、连续性。通过专病门诊医师的专业评估，可以有效分流和筛选，合理分配就医资源，切实落实分级诊疗制度，保障就医的公平性，优化慢病患者全生命周期的疾病就诊流程。

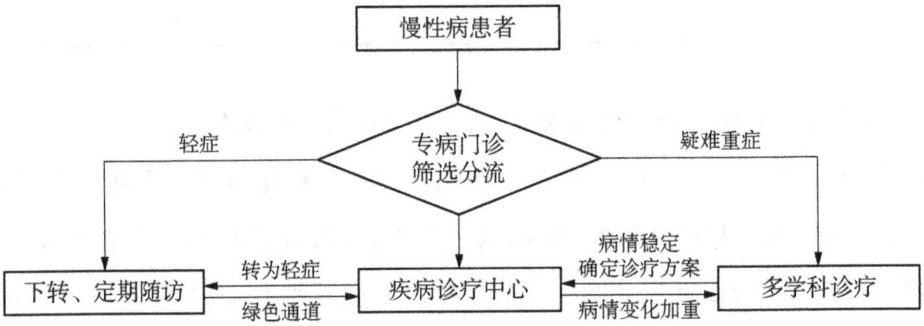

图 7－9　慢病患者专病化就诊流程图

4. *以提升慢病患者健康素养为目标，强化健康干预与健康管理*

通过慢病管理中心，专病管理团队同患者建立了紧密的医患沟通交流的渠道。要求各诊疗中心根据患者的健康素养水平、认知情感和技能水平、病程情况，以多种形式和内容向患者及家属做好健康宣教工作，提升患者的专病健康素养，提高患者就诊的依从性，保障诊疗的有效性。此外，以门诊自助式健康教育机、健康处方等形式向患者提供“私人订制”的健康教育内容。面向公众开设健康教育讲堂，临床医师、临床护理专家和临床药师参与，为广大患者提供各种特色健康主题讲座、线上健康资讯和课程等丰富的健康教育资源。通过健康日等活动，开展义诊咨询等公益活动，提高公众对疾病的认知，尽早防范相关疾病的危险因素，做到“早发现早预防，早发现早诊断，早发现早干预”，也通过此类活动，帮助慢病患者及其家庭获得社会支持，营造良好的社会支持氛围。

一站式诊疗中心不仅仅是从医患沟通患者教育的角度，提升患者的健康素养，也从方方面面的细节中充分考虑慢病患者的行为习惯，通过打造一个对慢病患者的友好空间，指导患者在生活上的行为方式。例如，帕金森中心通过增加空间内的扶手、地板上的标线来帮助帕金森病患者进行运动功能的锻炼，这种细节上的调整，能够影响患者及其家庭在生活行为上的改变。另外，一站式诊疗中心也为饱受相同疾病困扰的人群提供了一个交流的平台，患者及其家庭能够在此交流经验，通过感同身受的“病友”，患者感受认可和支持，增加其自信心，提高患者的依从性。

5. “互联网＋”门诊慢病管理信息支持

慢病管理与互联网技术的结合，无疑是人们对互联网技术介入医疗行业上最大的期待，如今人们得以通过互联网在线上进行商品的购买，货品配送到家。随着智能手机的普及和互联网技术的升级，国家也进一步放开了对互联网医疗的限制，在2020年新冠肺炎疫情的助推下，互联网医院的数量井喷式增长，允许在线开具部分常见病、慢性病处方，且互联网医疗机构可以将在线处方转到合作第三方以支持药品配送。对于慢病患者来说，互联网医疗服务，无疑对其购买药品、控制病情提供了极大的便利。传统以门诊单纯开药形式的慢病管理存在诸多痛点及弊端。如医疗资源利用效率低，基层医院医疗资源大幅浪费，导致患者就诊体验较差。另外，从患者依从性角度而言，传统的慢病管理无法监督患者平时的治疗活动及生活方式，管理治疗意识较差的患者不能做到按时复诊及服药，导致患者治疗效果大幅下降。相比传统慢病管理方式，互联网慢病管理平台可为慢病患者提供在线复诊、开具电子处方、患者数据监测、用药指导、定期回访及慢病干预等诊疗管理服务，从而助力实现分级诊疗、提高患者依从性、降低就诊门槛、优化医疗诊断，进一步提高治疗效果和医疗资源利用效率。

互联网慢病管理在未来的发展中有广阔的蓝海，以瑞金医院为代表的大型公立医院要如何利用自身优势打造“互联网＋慢病管理”的成熟模式？除了解决疑难复杂慢病之外，如何用瑞金医院的慢病管理经验服务更多的慢病患者，实现优质医疗资源的下沉？开展一站式诊疗服务，一方面是在线下的就诊流程和空间上形成了闭环管理，而互联网技术的接入，恰恰是打造了线上一站式诊疗中心，建立了患者线上管理平台，内分泌科、高血压科、心脏科等慢病患者可通过微信平台或APP将自己在家中测量的血糖、血压等医疗数据上传，医生通过网络平台，实现对患者的随访监测管理。甚至随着AI技术的进一步成熟，信息平台直接可以通过初步的数据分析快速地判断患者的病情状况，快速反馈，给予医生辅助的诊疗意见，提高了慢病管理的服务效率。又或者配合可穿戴设备，能够快速地对患者的生活行为进行监测和干预，及时控制疾病的危险因素。

6. 制定标准化慢病诊疗规范，向下辐射打造同质化随访体系

由专病团队专家带头起草制定相关疾病的标准化诊疗规范，总结慢病管理中心的有效实践经验，明确慢病患者的筛查方式、分诊的标准，制定临床诊疗规范指南等内容，规范基层医疗机构的诊疗行为，推进各级医疗机构的规范化诊疗和临床实践。将瑞金医院在开展一站式诊疗中心获得的有益经验，向下推广，根据各地不同情况进行分级化管理，设立高级中心、标准中心和初级中心，遵循统一诊疗指南、统一管理流程，以及同样的专科化、全程化、精准化和一站式医疗。同时，诊疗中心也将身兼培训任务，对所管辖的标准中心专病门诊医生进行定期教学、培训和考核，对标准中心诊疗水平进行质控，提升相关领域专科医师的诊疗水平。

以MMC(Metabolic Management Center，标准化代谢性疾病管理中心)为例，2016年由内分泌代谢病学专家宁光院士同中国医师协会内分泌代谢科医师分会发起，以“一个中心、一站服务、一个标准”为理念，推行糖尿病管理标准化、一站式解决方案，在瑞金医院成立了全国首个标准化代谢性疾病管理中心，截止至2020年底，MMC已经覆盖全国31个省市自治区，超过1000家医院正式加入MMC，超过450家医院正式开始收治患者，管理全国40余万糖尿病患者。在四年的管理过程中，MMC不断总结经验，已经创建了469个标准化作业程序，规范临床监测和管理路径。经过MMC管理的患者，患者糖化达标率从基线的21.07%提升至47.05%；同时，代谢综合达标率从极限的7.18%提升至18.97%，超过发达国家水平。

7.3.3 模式与思考

1. 以疾病诊疗中心为主导的集中管理优势

疾病诊疗中心是围绕某一特定疾病或某一类系统性疾病的患者，提供诊断、综合治

疗、随访管理、健康教育等复合性功能的综合诊疗区域，对慢病患者开展疾病全生命周期的管理，包括疾病管理、健康素养的提升、针对疾病特点的个性化健康服务。通过在门诊建立相应的诊疗中心，实现了慢病管理的“三集中”：

空间集中。诊疗中心将专病患者所需要的检查、治疗、取药、付费等功能集成在同一空间，方便慢病患者，减少其不必要的奔波，根据其疾病特征，打造人性化的就诊空间，为患者提供全方位、立体式的一站式管理服务。

资源集中。诊疗中心的平台，将慢病患者所需要的医疗资源最大化，以多学科诊疗为基础的专病管理团队保证患者获取到个性化、精准的诊疗方案。对标国际先进的慢病管理经验，临床诊疗方面的多学科专家，在护理、用药、康复运动等方面为患者提供全方位的医疗诊疗资源，确保慢病患者在诊疗中心可接受前沿的诊疗技术，提高诊疗的有效性，提升生活质量。

信息集中。疾病诊疗中心通过建立病友会等形式，为慢病患者之间提供信息交流的渠道，能够帮助患者及家属减轻疾病的心理负担，提高疾病的自我管理水平。疾病诊疗中心医生可以集中地探讨和共享慢病患者的诊疗情况。保证患者得到个性化、精准的治疗，严格落实诊疗方案，实现对患者的精细化管理。一方面，集中的患者资源可以帮助医师在短时间内获取大量有效的临床信息，建立有效的患者在线管理数据库，通过大数据的分析，为患者提供更精准、更高效的诊疗建议，实时监测患者的疾病进展；另一方面，为临床科室的诊疗研究提供丰富的数据支持。另外，青年医师可以快速积累相关专病的临床经验，在多学科团队的指导下，得到更加全面的专科化培养。

2. 区域辐射效果

2016年，瑞金医院开设首家标准化代谢性疾病管理中心，经过四年的试验与推进，已制定并落实《国家标准化代谢性疾病管理中心建设规范及管理指南》，在指南的指导下，在31个省市自治区建立标准化代谢性疾病管理中心，管理超过40万名糖尿病患者，随访管理效果显著，达到世界领先水平。

神经内科通过规范化培训社区医师对阿尔茨海默病和帕金森病及神经遗传病的筛查和诊治方法，提高了社区医生对这些疾病的临床判断能力和诊治水平。建立了社区和三甲医院之间的联动平台，完善了社区和三甲医院之间患者的双向诊治流程，加强了医生间的互动交流。建立高效的疾病发病追踪系统和随访系统，将社区慢病监控系统和医院诊疗信息系统紧密联系，提高了疾病的早期诊治及预防。建立目标人群的“精准化”诊治流程，将社区筛查的轻度认知障碍（MCI）和帕金森病前驱症状人群（如有关睡眠障碍或嗅觉减退人群）及基因突变人群纳入三甲医院随访系统，完善相关辅助检查，进行早期诊断和亚型分析。创建神经变性和神经遗传病早期预防的大型队列和监控共享系统。探索非药物治疗对预防遗忘型轻度认知障碍转变为阿尔茨海默病和早期防治帕金森病的作用。

3. 打造标准化慢病管理体系的未来探索

慢病管理工作是分级诊疗工作的重要内容，在推进分级诊疗制度的导向下，要求三级医院调整门诊病种结构，引导诊断明确、病情稳定的患者向下转移。但分级诊疗制度的实际实施过程中，仍然存在诸多问题，根据一项对我国近五年来分级诊疗制度研究的回顾分析①显示：(1)基层医疗卫生资源配置不完善；(2)患者对分级诊疗制度的认知不足；(3)分级诊疗制度的实施效果不明显。一方面，部分患者下转到社区后并没有获得完善的辅助诊疗设施，基层医疗机构不能切实开展有效的诊疗服务。另一方面，部分病情稳定的患者不愿意下转，造成了三级医院医疗资源紧张，复杂慢病与普通慢病患者共同就诊，医疗资源无法优化配置。在大型综合医院发展慢病管理中心，符合分级诊疗制度的核心价值。第一，是明确了上级医院向基层转诊的标准和方案，有统一、明确、有效的疾病评定标准和分诊制度，保障各级机构在诊疗过程中的有序衔接。慢病管理中心的专病团队通过诊疗中心管理的有效经验，可进一步总结归纳慢病患者的疾病分级标准及相配套的诊疗方案。第二，以统一的标准、方案保证慢病患者在标准化管理体系中享受慢病管理的同质化服务，借助信息化平台的技术将慢病患者统一平台、统一患者信息库管理，保证诊疗的连续性、有效性。通过这样的分诊筛查，大型公立医院留出了更多的服务空间，根据相关研究②显示，在上海的分级诊疗模式下，三级医院门诊患者下沉仍有较大空间，下沉或分流后可以由外地或本地重症患者补充，从而获得并提高资源利用效率、减轻医疗费用整体负担，又能够从中得益的效果。

目前慢病管理的主要目标人群还是集中在以高血压、糖尿病为代表的心脑血管和

① 蔡德玲，刘珊. 近5年来中国分级诊疗制度研究的回顾与反思[J]. 改革与开放，2020(09)：73—76.

② 罗力，白鸽，张天天，戴瑞明，陈雯，崔欣，周奕男，周良，马振凯. 分级诊疗制度的上海模式及推进建议[J]. 中国医院管理，2017，37(12)：1—3.

内分泌代谢性疾病。随着医疗水平的发展，恶性肿瘤等原本高死亡率的疾病也转化为慢性疾病，其疾病的管理也从病房转移到门诊随访管理治疗。在此基础上，应进一步扩大标准化慢病管理体系的病种范围，考虑将恶性肿瘤等复杂疑难慢病，参照病种特点及健康管理要求建立更多的疾病诊疗中心，进一步拓展慢病管理工作。我院以乳腺癌为疾病目标，建立了乳腺疾病诊治中心，实现了从门诊到住院一站式的疾病诊疗管理，另外已与疾控中心积极开展合作，每年定期开展基层医疗机构大肠癌的筛查培训工作，未来还将进一步整合诊疗资源，为打造更多一体化疾病中心做好准备工作。

第 8 章

“暖人心”——以人为本的门诊服务和文化

《“健康中国 2030”规划纲要》已将“健康中国”上升为战略，树立“大卫生、大健康”理念，在解决群众看病难、看病贵的同时，大力推进“以治病为中心”向“以人民健康为中心”转变，努力为人民群众提供全方位全周期的健康保障。卫生健康行业的初心就是要全心全意为人民服务，卫生健康行业的使命就是保障人民群众的健康。

因此，医疗服务正演变为一种旨在提高人民健康水平的特殊类型服务。与其他服务性行业相比，医疗服务的社会性、公益性属性更加突出。随着社会经济发展，人民群众对健康的期望逐渐升高，对医疗服务的要求也逐渐提高。医疗服务不是掌握医疗知识的服务供给方简单地运用自己专业技能的过程，不能像其他服务性行业那样强调经济效益，而要更加重视社会效益，确保基本医疗的可及性和可承担性，提供人群健康管理，让大众“看得上病，看得起病，看得好病，少生病”。

《全国第六次卫生服务统计调查报告》数据显示，2018 年有 89.9%的家庭 15 分钟以内能够到达最近医疗点，城乡居民对门诊服务的总体满意度为 80.0%，比 2013 年提高了 3.5 个百分点，患者就医体验好转。其中对就诊费用、医护人员态度和就诊机构环境方面，分别较 2013 年提高 5.8、5.2 和 3.3 个百分点。这些数据充分展示了我国公立医院医疗服务的社会性与公益性属性。

门诊服务是医疗服务中比较特殊的一类。门诊是大部分患者接受医疗服务的首要场所，服务流程多，服务对象构成复杂。与住院服务不同，门诊服务更多的是接待陌生的患者，难以对服务对象的健康状况、心理状况和病情做出预先估计，需要在极短的接触时间内获取服务对象的信任与配合，才能弥补因信息不对称而可能造成的误解。这就对门诊服务提供方的业务能力和共情能力提出了很高的要求。根据马里萨·科尔代拉(Marisa Cordella)提出的医患沟通动态模型[①],在门诊就诊过程中,医生可能会在"医生""同伴""教育者"三种角色间反复切换,有时是掌握医学知识和技术,主导诊疗过程的医生;有时是具备共情心,与患者平等沟通的同伴;有时又是推心置腹,告诫患者保持良好生活习惯的教育者,不同的角色带来不同的医患沟通体验。医患沟通良好能提高双方的满意度,改善医疗结果;沟通不顺利则会导致较差的满意度和医疗结果。

门诊服务与急诊服务也有不同,急诊情况下因病情较危重,患方更多要求的是快速缓解症状、挽救生命,对医生依从性较高,会有意识压制自己的情感需求。而门诊患者更注重服务态度、就诊环境、个体舒适度等,会有意无意地在描述病情的同时掺杂自己的感受与想法,要求与医生有更多的情感交流。

在长期的医疗活动中,医院会形成独特的价值观念、思想意识、生活方式、行为准则等,也就是常说的医院文化。对外表现为院容院貌,仪容仪表;对内表现为共同信念、群体意识。瑞金医院在一百多年的发展历史中逐渐凝练成"广博慈爱,追求卓越"的院训,它得到广泛认同,反映医院职工的共同追求与精神特质。优秀的医院文化,可以让医院员工更有凝聚力,更有自豪感,更有自信心,在工作中能充分发挥能力并与同事密切合作,提高工作效率。

门诊文化是医院文化的一部分,但又不完全等同于医院文化。对门诊来说,服务是最高的价值,制度是严守的自律,安全是坚实的保障,创新是永恒的追求。因此门诊的文化很大程度上是服务的文化、制度的文化、安全的文化和创新的文化。广博慈爱,追求卓越的前提下,门诊更加重视患者体验,更加重视规范服务,更加重视扶助弱小,更加重视创新便民。对门诊来说,服务就是文化不可分割的一部分,所有门诊工作人员都应将提升服务能级、提供优质服务、获得患者感激与肯定作为实现自身价值的评价标准。

现代医学发展不过 200 多年,从 19 世纪教会兴办医院"以宗教为中心",到 20 世纪生物医学大发展"以疾病为中心",近 30 年来重视人文伦理进展为"以患者为中心"。服务理念的改变,反映的是以人为本、人人平等的思想,彰显的是对每个个体的尊重。然而,医疗服务毕竟是高度专业化、高度公益化的特殊服务,单纯强调以服务对象为中心,不重视甚至无视服务提供方的能力范围与合理需求,并无助于提高服务质量与效率。

---

① Cordella, M. *The Dynamic Consultation: A discourse analytical study of doctor-patient communication*. Amsterdam: John Benjamins Publishing, 2004.

过高的工作强度、不合理的工作流程、过多的文书工作、工作—家庭矛盾、缺乏社会支持等因素都会影响医务人员的工作积极性和工作质量。因此，应当引入“以医患为中心”的理念，在服务项目设立、流程设计中充分考虑医患双方的实际需求，寻找最大公约数。

本章将从门诊服务理念的历史演变开始，阐述以医患为中心的门诊服务与文化的内涵与实现方式。

8.1 需求为导向，高水平体验为目标的服务文化

8.1.1 医疗服务理念发展

对患方而言，对医疗服务的需求实质是“获得健康”，习近平总书记说过“健康是幸福生活最重要的指标，健康是 1，其他是后面的 0，没有 1，再多的 0 也没有意义”。

而对医方而言，医疗服务的供给更多的表现形式却是“治疗疾病”，医院质量与绩效评估的指标体系均是围绕医疗业务量、疗效、成本、资源占用等与疾病治疗有关的数据，医生在社会的口碑也来自治病疗效。需求不同，关注的重点自然也会不同。

由于医学的专业性极强，医患双方处于严重的信息不对称状态，医方掌握丰富的医学知识与经验，患者难以在治疗方案上与医生进行真正平等的交流与沟通，但这并不意味着患者就会 100%信任医生的判断，经济、社会、宗教等因素都可能影响患者对医生治疗方案的接受程度；患方渴望与医生交流，诉说自己的想法，让医生能切身体会自己的感受，但门诊时间有限、有些患方的表达方式过于隐晦、部分医生共情意识不足或缺乏理解患方隐含意思的能力等，都让这一需求的实现遇到很多困难。

这种需求侧与供给侧的不同步，会导致医患双方对服务过程和结果的不满意。从患者角度看，陌生的医院环境、陌生的医生、未知的病情转归等，都希望医方能给予更多时间、更多耐心来安抚和解释，倾听并真正理解自己的想法，如朋友、家人般从自己的立场出发考虑。而从医生角度看，患者对疾病专业知识一知半解，对自己身体和病情的认识也不完全正确，容易受来自社会、网络等的各种不正确信息影响，治疗信心摇摆不定，不能完全依从医生建议完成治疗或改变不良生活习惯，要求患者完全听从医生建议，跟随医生要求进行治疗和随访。医疗服务究竟应该由谁主导，究竟应该围绕谁开展才更有利，始终是存在争议的。

现在经常提到的“以患者为中心”(patient-oriented care)理念并非一开始就得到广泛认同，而经历了漫长的演变过程。19世纪以前几乎所有的医院都是教会建立的，作为教会慈善活动重要的外在形式之一。1828年英国传教士高立支在澳门创建了中国第一家教会医院，1835年美国传教士博济又在广州创建了博济医院，1907年法国耶稣会在上海创建了广慈医院，也就是今天的瑞金医院。那时医疗服务的核心是宗教，作为扎根民众、传达信仰、借医行道的手段。

19世纪中叶至20世纪初，在解剖学、病理学、生理学、微生物学、诊断学等基础学科研究基础上，现代医学迅速发展起来。20世纪初，医疗服务模式主要是以医生和疾病为中心，被称为“生物医学模型”(biomedical model)，其任务是诊断和治疗疾病，把患者仅仅作为患病的个体，患者的体验并不作为医疗的核心任务，也无法参与诊疗决策。

该模式的优点是鼓励医生运用规范的生物医学方法对疾病进行深入研究，提出通用性的诊断和治疗方法，并通过文献、会议、治疗指南等方式快速普及，患者可以得到相对同质化的诊疗服务。

然而，人们逐渐发现，生物医学模式存在着不可回避的局限性和弊端，如：只注重疾病本身，忽视环境因素、社会因素(如患者经济状况、受教育程度、成长环境、宗教信仰、对医院和医生的熟悉程度等)和患者心理状态等对疾病诊疗的影响。医生在诊疗过程中处于绝对的主导地位，患者只能被动服从，没有选择权，家属和陪护者无法参与治疗。医生的注意力集中于疾病而非健康，着眼于局部病症而非整体，重视治疗轻视预防。医患之间的信息不平衡、公众健康素养不足、对医院医生不信任、对过度医疗的忧虑等，造成依从治疗的意愿不足，院外缺乏正确的持续治疗及护理。医患沟通缺乏，医生倾向于用过度检查过度治疗保护自己，造成医疗效率低下，医疗成本上升。医生高强度的劳动并未换来患者的理解和满意，极端情况下甚至导致医患冲突或人身伤害。

1969年，团体心理辅导模式“巴林特小组”的创始人米歇尔·巴林特和伊妮德·巴林特夫妇提出了医疗行为存在“疾病为中心医疗”(illness-orientated medicine)和“患者为中心医疗”(patient-centered medicine)两种不同的模式，前者认为医学的目标就是发现疾病、治疗疾病，而后者强调，除了局部病症外，医生应当彻底了解他的患者，每位患者都是一名独特的个体。巴林特认为应该在医学教育时就训练医学生要养成以整体的观念对待患者，而非以局部的观念对待疾病①。

1997 年，萨奇曼(Suchman)意识到，医疗行为的适当性、有效性和满意度之间存在联系。除了诊疗行为外，患者有进行情感交流的需求，善于共情的医生能够与患者形成共鸣，而缺乏这种能力的医生则可能面临恶劣的医患关系甚至医疗诉讼②。

1988 年，皮克尔研究所指出“所有患者都应获得高质量的医疗保健，并且患者的意见和经验是改善医疗服务不可或缺的部分”，并提出“以患者为中心的医疗服务”八项原则。

表 8－1 皮克尔研究所 1988 年“以患者为中心”医疗服务八原则

● 尊重患者的价值观、偏好及要求 Respect for patients' values, preferences and expressed needs	● 医疗服务的整合与协调 Coordination and integration of care
● 医患间的良好沟通 Information, communication and education	● 生理上的舒适 Physical comfort
● 心理支持，缓解焦虑和紧张 Emotional support and alleviation of fear and anxiety	● 家人与朋友的参与 Involvement of family and friends
● 有效的转诊和后续治疗 Continuity and transition	● 可及的医疗服务 Access to care

2020 年新冠疫情期间，传统以现有疾病为研究重点、重治疗轻预防的医疗模式暴露了巨大的问题，新冠疫情迅速在全世界蔓延，除中国以外全球医疗体系近乎瘫痪。这一突发情况对医疗服务的定位产生了巨大震撼。皮尔克研究所将理念更新为“了解和尊重人们的价值观、偏好和需求是以人为本医疗服务的基础”，并正式将“以患者为中心”的医疗服务(Patient-Centered Care)更名为“以人为本”的医疗服务(Person Centered Care)。从表述方式来看，不再强调“患者”(patient)的概念，而是采用“人”(person)的概念，并将“获取医疗”(access to care)改为“获取健康建议”(access to health care advice)；心理支持方面也从“解除焦虑紧张”(alleviation of fear and anxiety)的病理状态，改为“情感支持、共情及尊重”(emotional support, empathy and respect)的中性表述；新八项

① Balint M, Ball D H, Hare M L. Training medical students in patient-centered medicine. *Comprehensive Psychiatry* 1969 Jul; 10(4): 249－258. Balint E. The possibilities of patient-centered medicine. *The Journal of the Royal College of General Practitioners*, 1969,17(82),269－276.

② Suchman A L, Markakis K, Beckman H B, et al. A Model of Empathic Communication in the Medical Interview. *JAMA*, 1997, 277: 678－682.

原则中增加了“信息”(information)、“沟通”(communication)、“自我照护”(self-care)的概念,体现了提高健康素养水平的重要性。虽然只是一些小变化,但反映了皮克尔研究所将医疗服务的目标从“治疗疾病”转向“大健康”的趋势。

表 8-2 皮克尔研究所 2020 年“以人为本”医疗服务八原则

● 快速获取可靠的健康建议 Fast access to reliable health care advice	● 顺畅转诊与治疗连续性 Continuity of care and smooth transitions
● 值得信赖的专业人员提供有效治疗 Effective treatment delivered by trusted professionals	● 参与决策并尊重偏好 Involvement in decisions and respect for preferences
● 家庭/照护者参与和支持 Involvement and support for family and carers	● 情感支持、共情及尊重 Emotional support, empathy and respect
● 清晰的信息、沟通和自我照护 Clear information, communication, and support for self-care	● 关注生理和环境需求 Attention to physical and environmental needs

国内“以患者为中心”的医疗服务理论研究虽然并不发达,但临床实践起步并不晚。1996 年瑞金医院就提出“以病人为中心,加强医院内涵建设”,推出便民、优质服务措施,如检验科和病理科缩短出报告时间、门诊实行连续工作制和分层导医服务、急诊推出蓝帽子服务队、护理部提出“以病人为中心,改进护理模式,提高护理质量,争创四个一流”系统化整体护理模式,为患者提供优质服务。这些举措在全国引发了转变医疗服务模式,改进医疗服务质量,提升患者满意度的讨论,是我国有关医疗服务理念改变最早的实践。

2005 年,卫生部连续三年在全国开展“以病人为中心,以提高医疗服务质量为主题”的医院管理年活动,坚持以科学发展观为指导,以病人为中心,以提高医疗服务质量为主题,把维护群众利益,保证医疗质量和医疗安全,构建和谐医患关系,优化执业环境作为主要内容。针对医院管理和发展中存在的问题,落实院长责任,提高医疗质量,降低医药费用,改进服务作风。通过深入开展医院管理年活动,逐步建立科学、规范的公立医院管理制度,促进社会主义和谐社会建设①。

医院管理年活动明确提出六大目标:(1)提高医疗质量,保障医疗安全,巩固基础

① 关于印发《2007 年“以病人为中心,以提高医疗服务质量为主题”的医院管理年活动方案》的通知(卫医发〔2007〕84 号)。

医疗和护理质量，保证医疗服务的安全性和有效性。(2)改进服务流程，改善就诊环境，方便病人就医。(3)提高服务意识，改善服务态度，转变服务作风，注重诚信服务，增进医患沟通，优化医疗执业环境，构建和谐的医患关系。(4)加强财务管理，规范收支管理，完善分配办法，控制医药费用。(5)严格医药费用管理，杜绝不合理收费。(6)加强思想道德教育，树立社会主义荣辱观，加强医院文化建设，推进精神文明建设，纠正损害群众利益的不正之风。

从上述目标可以看出，国家层面对医院管理的要求是“强安全”“重服务”“严规范”“树文化”，公立医院医疗服务管理的重点向患者需求倾斜，以注重医疗安全、重视患者体验、维护患者权益、保护患者隐私、杜绝不合理收费、促进行风建设等作为重点工作，加强医院文化建设。

8.1.2 实现“以患者为中心”医疗服务的措施

“以患者为中心”的医疗服务理念逐渐成熟，各医院分别开展以满意度调查为手段的医疗服务质量评估。对门诊医疗服务的满意度就是患者在接受门诊医疗服务时的满意程度，即患者在医院环境设施、医护人员态度、就医花费等服务要素方面的经历与其期望值相符合的程度，直接反映居民就医感受，是卫生服务质量的重要衡量指标。对门诊医疗服务满意度调查多采用现场问卷调查的方式，也有派遣经过严格培训的第三方观察员暗访的情况。通过满意度调查可以较全面地反映人民群众对门诊设备设施、门诊流程、门诊服务、门诊医疗费用等的看法。然而，由于各地区经济发展程度差异较大、各级医院的医疗水平和服务水平也不同，满意度问卷的设计也有不同侧重点，同样是对患者进行满意度问卷调查，得出的结论可能大相径庭。下面就以上海市和全国第六次卫生服务统计调查的门诊满意度调查部分为例进行比较，可以看出明显的差异。

上海医药卫生行风建设促进会对上海三级综合性医院开展第三方满意度调查，综合运用了现场填写满意度问卷和第三方观察员暗访两种方法。从结果来看，问卷调查患者和第三方观察员都对门诊服务流程和门诊设备设施的满意度较低，而对门诊医生服务的满意度较高；患者最不满意的前三项分别是门诊等候时间、门诊厕所卫生、门诊医疗费用，而第三方观察员最不满意的前三项分别是门诊厕所卫生、门诊电梯排队、门诊候诊椅数量。

表 8-3 上海市医药卫生行风建设促进会现场患者满意度问卷调查项目

序号	项目
一	医院设备设施
1	医院标识清晰
2	门诊区域洗手间清洁卫生、无异味
3	门诊区域洗手间地面防滑,有安全提示标识,有坐便器,设置挂钩
4	门诊候诊区域叫号系统清晰
5	可以方便地了解门诊就医信息(包括就医流程、医师信息、开诊/停诊信息等)
6	医院提供多渠道的分时段预约方式,必要时为门诊和出院复诊患者提供中长期预约(可达 3 个月)
7	医院提供方便有效的信息化服务(如医疗服务信息,自助打印检验、检查结果和费用清单,移动支付,微博、微信、网站等)
8	医院设备(如座椅、电梯、饮水设备)状况良好,有便民和无障碍设施
二	医生服务
1	医生准时开诊
2	医生的诊疗服务有礼貌
3	医生主动提问,仔细听我讲述病情
4	医生对我进行仔细的检查
5	医生恰当地向我解释检验和检查结果及诊断
6	医生为我提供了诊疗方案的相关信息和诊疗建议并能考虑我的意见
7	医生用我能理解的方式解答我的疑问
8	医生在检查和治疗过程中注意保护我的隐私
三	其他医务人员服务
1	门诊服务窗口(如挂号与收费、导医、门诊咨询台等)工作人员服务有礼貌,能解答疑问
2	门诊候诊区护士服务有礼貌,能解答疑问
3	门诊注射室护士服务有礼貌,操作熟练,关心我的感受,并注意保护我的隐私(如使用床帘、屏风等遮防措施)
4	检验科人员服务有礼貌,能解答疑问
5	医学影像检查人员(放射科、心电图、B 超、CT/MRI)服务有礼貌,并保护我的隐私(如使用床帘、屏风等遮防措施)
6	药师服务有礼貌,能解释服药方法和注意事项(包括药师咨询服务)
7	医院工勤和保安人员有礼貌
8	门诊有志愿者提供帮助
四	医疗服务流程与效果
1	医院对收费项目有醒目的公示,收费账目详细、清晰
2	医院医疗费用合理
3	门诊医疗秩序良好
4	我对门诊就诊区域的布局和流程满意
5	我对门诊诊疗中的等候时间满意
6	今后若需门诊,我仍将选择在此医院门诊部就诊
7	今后我愿意介绍亲朋好友到此医院诊疗

表 8－4　上海市医药卫生行风建设促进会非医生服务观察性满意度项目

序号	项目
一	医院设备设施
1	医院标识清晰
2	医务人员制服整洁、佩戴工号牌
3	门诊区域洗手间清洁卫生、无异味
4	门诊区域地面防滑
5	门诊区域电梯等候时间可以接受
6	门诊区域有醒目的禁烟标识
7	门诊候诊区座椅数量充足且舒适
8	门诊候诊区提供多形式的健康教育
9	能在门诊区域方便地获得饮用水
10	门诊区域有便民服务和无障碍设施
11	门诊候诊区域叫号系统清晰
12	患者可以方便地了解门诊就医信息(包括就医流程、医师信息、开诊/停诊信息等)
13	医院提供多渠道的预约方式(包括电话、网站、微信、APP、诊间预约、现场预约等)
14	医院提供方便有效的信息化服务和费用清单、移动支付、微博、微信、网站等
二	其他医务人员服务
1	门诊服务窗口(如挂号与收费、导医、门诊咨询台等)工作人员服务有礼貌
2	门诊候诊区护士服务有礼貌，能解答疑问
3	门诊注射室护士服务有礼貌，操作熟练，关心患者的感受，并注意保护患者的隐私(如使用床帘、屏风等遮防措施)
4	检验科人员服务有礼貌，能解答疑问
5	药师服务有礼貌，能解释服药方法和注意事项
6	医院工勤和保安人员有礼貌
7	门诊有志愿者提供帮助
三	医疗服务流程与效果
1	门诊医疗秩序良好
2	对门诊就诊区域的布局和流程满意(门诊收费、挂号、取药、治疗、检查方便)
3	医院对收费项目有醒目的公示

而全国第六次卫生服务统计调查则显示，全国范围内门诊患者最不满意的前三项为医疗费用高、技术水平差和服务态度差，几乎都与医生和其他医务人员服务有关，这三项占所有不满意原因的 80%，城市和农村并无很大差异[①]。

① 刘琴琴，谢学勤，蔡敏．我国居民门诊及住院满意度调查与分析[J]．中国卫生信息管理杂志，2021，18(1)：16—20.

表 8-5 全国第六次卫生服务统计调查门诊患者不满意原因构成表

不满意项目	全部	城市	农村
医疗费用高	33.2%	36.4%	28.0%
技术水平低	28.5%	26.9%	31.1%
服务态度差	18.3%	16.7%	20.8%
提供不必要服务	4.4%	5.5%	2.6%
环境条件差	3.4%	3.2%	3.7%
药品种类少	1.6%	1.2%	2.3%
等候时间长	1.6%	1.0%	2.6%
设备环境差	1.2%	1.2%	1.2%
手续烦琐	1.1%	1.5%	0.5%
其他	6.7%	6.4%	7.2%

全国满意度调查与上海市的结果差异较大的主要原因是，上海市的经济文化发展水平较高、卫生管理较为规范，上海的满意度调查又全部选择在医疗业务能力较强的三级综合性医院中进行，技术水平已经达到较高水准，基本符合患者预期。因此在全国较为突出的费用问题、技术问题和服务态度问题，在上海仅费用问题满意度水平较低；而其他地区患者认为可以接受的医疗流程和门诊环境，在上海患者看来却很不满意。这两项大规模满意度调查结果的差异说明，门诊患者满意度仅仅是提示本医疗机构接诊患者对门诊医疗服务的期望，容易受各种主客观因素影响，可能因某一环节的不满意导致情绪波动，最后扩大化为对整个医疗机构、整个医疗行业的不满意，并不一定反映门诊患者的真实看法。进行满意度调查量表设计和结果分析时，一定不能脱离当地的实际情况，进行门诊服务改进时一定要抓住并重视本地区患者的真正需求。不存在放之四海而皆准的“标准”满意度调查问卷，也不存在适用于所有地区、所有医院的门诊服务改进。

2016 年，世界银行集团、世界卫生组织和中国财政部、国家卫生和计划生育委员会、人力资源和社会保障部的联合研究报告《深化中国医药卫生体制改革建设基于价值的优质服务提供体系》，指出当时的服务体系以医院为中心、注重服务数量；服务模式注重提供治疗服务，而不是从源头上保障健康；基层医疗机构的服务质量不高；高级医疗机构候诊时间长等问题，提出了八个方面的战略性改革方向，核心就是建立“以人为本一体化卫生服务模式”(Person Centered Integrated Health Service)促进中国尽快实现卫生服务提供体系改革的愿景目标，使投入的资金产生更大的价值。

联合研究报告提出的八大战略性改革方向包括：(1)根据以人为本的一体化服务模式打造“分级诊疗”卫生服务提供体系；(2)加强公众对以人为本的一体化服务模式的参与；(3)提高卫生服务质量，实现以人为本的一体化服务；(4)推进公立医院改革，改善公立医院绩效；(5)加强卫生人力建设，实现以人为本的一体化卫生服务；(6)理顺服务购买与供方支付的激励机制；(7)实现卫生服务规划现代化，引导卫生领域资本投入；(8)促进社会力量参与卫生服务。

报告中将卫生服务质量区分为“技术质量”和“人性化质量”两个概念。所谓技术质量指的就是前文所述的“生物医学模式”。而人性化质量则充分体现了“以患者为中心”的理念，指的是医疗服务关注患者喜好的程度。虽然人性化质量的因素看似并不直接与疾病的诊疗相关，却影响了患者的就诊体验及治疗配合度，不重视人性化质量的话可能导致医疗服务效率低下、医患纠纷和暴力伤害日益增多、患者对医疗服务满意度下降的后果。因此，要提高医疗服务的质量，就要在规范技术质量的同时，重视人性化质量，并通过提升公众健康素养、加强自我管理、促进医患共同决策，让公众参与到医疗服务改进中。

表 8-6　卫生服务质量分类

技术质量	人性化质量
诊断的正确性 根据最佳证据提出的适宜干预措施 技术质量增加医疗行为改善健康结果的可能性 临床团队提供相应干预服务的能力	能看自己喜欢的医生 服务的连续性 良好的沟通 为患者着想 尊重患者隐私

经过近 20 年的探索与推广，“以患者为中心”的医疗服务理念逐渐在全国得到认可，研究患者的需求，并根据这些需求开展流程改造和服务改进已成为各公立医院门诊的共识。例如北京协和医院采用手机 APP 和手机短信提醒，实现就诊日患者可自行查询候诊人数，合理安排自己的时间①；四川华西医院每天预留 1 000 个专家号给联盟医院

① 申思，张宇斐，何帆，等. 北京协和医院改善门诊服务举措及成效[J]. 中国医院，2017，21(10)：1—2.

上转患者，实现90%上转患者当天就医①；上海瑞金医院大力发展多学科会诊(MDT)，让患者一次就诊解决全部问题，降低患者时间成本，提升就医获得感②。这些全国排名靠前公立医院的举措把准患者核心需求，提供有针对性的医疗服务，取得了很好的社会效果，获得了公众的认可与好评。

瑞金医院通过开展门诊满意度测评、举办患者俱乐部活动、日常的区域内的走动管理等形式，及时掌握患者需求，定期总结患者对于门诊服务提出的宝贵意见，提出整改方案，为广大患者提供满意服务。瑞金医院响应国家“改善医疗服务行动”，倡导“360度全方位提升患者体验，创建最美服务窗口”，在服务过程中找不足，在改进过程中求满意。基于精益管理理论，门诊组织实施员工体验式调研，邀请门诊以外医务人员和大学生，以普通患者身份体验预约、乘坐电梯、候诊、就诊全流程，寻找流程中的“堵点”与“痛点”，针对性进行环境改造和服务改进。开展规范播音播报培训、标准航空服务模式培训、心理调适辅导等，提升服务水准。整体布局“空、墙、地”三维标识，让患者进入瑞金医院大厅就能看清功能分区；挂号队伍入口处放置卡通人物立牌，提示患者可到自助服务区挂号、付费，减少排队时间；推出形象可爱的智能化导诊机器人小颖，为患者答疑指路。增添每天8点的欢迎音乐、每天关诊的告别音乐，并配有温柔舒缓的问候语，平复患者焦急的心情，营造门诊安详亲和的声音环境。要求服务人员走出柜台，前行一步，走到患者中间去，主动观察，主动询问，主动发现问题，主动提供爱心服务。做到爱心标志、爱心措施、爱心理念三个“广覆盖”。在抽血窗口和各楼层护士台放置“爱心糖果盒”，以防患者空腹时间过长造成的低血糖晕厥；便民服务中心和各楼层护士台提供针线、老花镜、清凉油、雨伞、一次性水杯等，提供手语服务、双语服务等，成为传播爱心的“爱心服务站”；由护士、文员、义工等组成“爱心陪同服务小组”，遇到有需要帮助的弱势群体(单身老人、残疾人、语言不通、行动不便等就诊者)提供问询、指路、护送等无缝交接服务。倡导“人人是导医”理念，推行走动式服务和区域式服务，护士走出柜台，加强巡回，站到市民中间，主动提供帮助，将分诊、咨询等日常工作集中在本楼面完成，帮助患者设计最合理就诊路线，尽量减少市民在不同楼面间来回走动。

---

① 程南生，刘姿，饶莉，张欣莉. 开展双向转诊，改善门诊服务[J]. 中国医院，2016，20(4)：4—5.

② 朱颖，赵子衿，宋婷，李贤华. 基于患者满意度提高多学科门诊就医获得感[J]. 解放军医院管理杂志，2020，27(3)：223—226.

针对患者反映最强烈的“看著名专家难”和“老年人预约困难”问题，开展柜台预约、诊间预约、自助机预约等现场预约方式，电话预约、网上预约、手机预约等远程预约方式，出院预约、社区预约等中长期定向预约方式，多途径多方式方便各类群体进行预约就诊和预约检查，提升门诊预约率至70%以上，专家门诊实行100%全预约，确保无论是老年还是年轻患者都能够提前一个月约到心仪的专家。

针对疑难杂症患者就医无门的现实问题，瑞金医院设立门诊多学科诊疗中心，集中行业内公认具有较高学术造诣和丰富临床经验的医学专家，为全国各地的疑难复杂疾病患者提供一站式诊疗服务，整合各科先进理念和技术，从不同的视角提出专业意见，综合全世界最新研究成果，开通检验检查、住院手术“绿色通道”，减少患者多处辗转寻医的不便，尽早明确诊断和确立治疗方案，并第一时间落实。

针对慢病患者“重治疗、轻保健”的错误概念，瑞金医院门诊建立标准化代谢性疾病管理中心、帕金森中心、咳喘中心、心衰中心等各类慢病中心；采用穿戴式设备、血压小站等智能化医疗技术，“全铭心管家”等专科数据管理平台帮助患者做好疾病自我评估、自我监测，并定向推送疾病科普知识、介绍健康生活方式和康复锻炼信息；组织各种形式患者教育活动，如慢病健康教育讲座和咨询、病友俱乐部等，建立起慢病标准化管理体系，突破医院门诊的时间与空间，给予慢病患者全生命周期健康支持。

8.1.3 医疗从业人员的职业倦怠与医疗服务质量

然而，几乎在越来越多医院接受“以患者为中心”的医疗服务理念的同时，医务人员的职业倦怠(physicians' burnout)问题也逐渐凸显。医疗服务行为是由两方面组成的：服务接受方(患者及陪同人员)和服务提供方(医务人员)，片面强调一方需求的做法可能造成服务质量无法保证、流程不畅，反而导致不满意。就医群众多层次多样化健康需求持续快速增长，对医疗服务提出越来越高的要求，而医务人员的数量与精力是有限的，超出医务人员承受能力，一味延长工作时间、增加工作量考核、增加服务项目和要求只能是事倍功半，既无法完成服务承诺，又加剧了员工的疲惫。这就需要通过采用精益管理，采用员工参与的新型思维方式、组织文化，优化流程，减少浪费，关注员工需求，为员工提供支持、清除障碍，使他们专心提供医疗服务。只有门诊尊重并支持员工，关注他们的安全感与幸福感，确保他们得到工作所需，用完善公平的管理体系治理员工，不使他们压力过重，在员工需要时给予帮助和支持，让员工认识到工作的意义，充分发挥员工潜力，鼓励员工不断进步，在这样的正向门诊文化氛围中，才能有效克服医务人员的职业倦怠，保证更高的服务水准。

职业倦怠的概念最早由弗罗伊登贝格尔于 1974 年提出，指的是个体在工作重压下产生的身心疲劳和耗竭的状态。马斯拉奇随后建立了职业倦怠量表(Maslach burnout inventory general survey, MBI)，量表分为三个维度：情感耗竭（emotional exhaustion)、去人格化(depersonalization)和个人成就感(personal accomplishment)[①]。

表 8-7 Maslach 职业倦怠量表(第三版)

问题	从不	每年数次	每月一次	每月数次	每周一次	每周数次	每天
第一部分：	0	1	2	3	4	5	6
我感觉工作耗尽了情感							
全天与人合作需要很大努力							
我觉得工作很不顺利							
我对工作感到沮丧							
我觉得我的工作太辛苦了							
和人接触的工作让我崩溃							
我觉得已经走投无路							
第一部分总分							
第二部分：							
我觉得我和我的团队/同事打交道就好像他们只是物体，不是与人交流							
我起床时感觉疲惫，不得不面对又一天的工作							
我觉得我的团队/同事在让我为他们的事情负责							
工作一天后我觉得处在忍耐的尽头							
我真的不在乎我的某些团队/同事在做什么事							
我对工作场所的人越来越不在乎							
恐怕这份工作我已不在乎							
第二部分总分							
第三部分：							
我完成了许多有价值的工作							
我感到精力充沛							
我很容易理解我的团队/同事的感受							

① West C P, Dyrbye L N, Shanafelt T D. Physician burnout: contributors, consequences and solutions. *Journal of Interal Medicine*, 2018, 283: 516-529.

续 表

问题	从不	每年数次	每月一次	每月数次	每周一次	每周数次	每天
我高效处理团队/同事的事务							
工作中我从容处理情感问题							
我觉得通过工作能对人产生积极影响							
我很容易就能在团队/同事中营造轻松气氛							
我和团队/同事一起工作时会感到精神焕发							
第三部分总分							

第一部分　情感耗竭：想到工作就会出现慢性疲倦、睡眠困难、身体问题。

得分　≤17　低度倦怠

18—29　中度倦怠

≥30　重度倦怠

第二部分　去人格化：人际关系中失去同理心，过分超脱，避免社交联系。

得分　≤5　低度倦怠

6—11　中度倦怠

≥12　重度倦怠

第三部分　个人成就感：个人成就感降低意味着对自己评价为负面，虽然努力仍然失败，开始怀疑自己的真正能力。

得分　≤33　重度倦怠

34—39　中度倦怠

≥40　低度倦怠

前两部分分数高、第三部分分数低可能表明存在职业倦怠。

注意：不同人对压力和倦怠的反应不同。此测试并非旨在进行临床分析或评估。该信息并非旨在诊断或治疗压力或倦怠症状①。

医疗服务，尤其是门诊服务每天需要接触大量不同类型患者，工作压力高、节奏快、创新性不足，如情绪得不到及时有效安抚，每天的重复劳动短时间看不到工作成效，那么这些压力就会增加医务人员职业倦怠的程度。据统计，医务人员中度以上职业倦怠的发生率高达50%以上。医务人员职业倦怠的程度在不同等级医疗机构、不同地区、不同科室之间差异很大，女性、全科/儿科、二级以下基层医院、东部地区医务人员职业倦怠程度比较高。工作压力、晋升机会、工作家庭冲突、执业环境、对医患关系紧张度认知等都是导致医务人员职业倦怠的重要原因，而社会支持（家庭、亲友、同事、组织、团队、社区等）则是减轻倦怠的重要干预因素②③④。

---

① Maslach C, Jackson S E, Leiter M P. *Maslach Burnout Inventory Manual*, 3rd ed. Palo Alto, CA: Consulting Psychologists Press, 1996.

② 李梦莹，陈亚伟，张莉，等. 医生职业倦怠与医患关系认知的相关性研究[J]. 医学与哲学，2019，40(11)：50—53.

③ 黄作为. 临床医生职业倦怠国内研究现状[J]. 解放军医院管理杂志，2019，26(10)：961—962.

④ 沈迪文，张宁，马辉，等. 外科医生的职业倦怠及相关因素[J]. 临床精神医学杂志，2019，29(3)：192—194.

据《中国卫生健康统计年鉴 2020》，2019 年我国卫生技术人员约 10 154 010 人，其中医生 3 866 916 人，护士 4 445 047 人，药师(士)483 420 人，技师(士)362 518 人，其余为获得“卫生监督员”证书的公务员 1 万余人。每千人口卫生技术人员数为 7.3 人，其中医生 2.8 人，护士 3.2 人；上海地区每千人口卫生技术人员数略高于全国平均，为 8.4 人，其中医生 3.1 人，护士 3.8 人[①]。我国医务人员数量非常有限，而医疗服务量居世界首位，2019 年全国医疗卫生机构共计服务 871 987.3 万人次患者，医生/患者比达到 1∶2 255，护士/患者比达到 1∶1 962。其中医院(含综合性医院、中医医院、中西医结合医院、民族医院、专科医院、护理院)中医生/患者比 1∶1 767，护士/患者比 1∶1 187；基层医疗卫生机构(含社区卫生服务中心、卫生院、村卫生室、门诊部、诊所、卫生所、医务室、护理站)中医生/患者比和护士/患者比分别高达 1∶3 154 和 1∶4 718。医护劳动强度达到惊人的程度，如得不到有效社会支持，医务人员尤其是基层医疗卫生机构医务人员更易发生职业倦怠。

表 8-8 2019 年中国卫生健康从业人员与服务量统计表[②]

项目	医务人员数	医生数	护士数	服务量(万人次)	医/患比	护/患比
总计	10 154 010	3 866 916	4 445 047	871 987.3	1/2 255	1/1 962
医院(含综合性医院、中医医院、中西医结合医院、民族医院、专科医院、护理院)	6 487 497	2 174 264	3 237 987	384 240.5	1/1 767	1/1 187
基层医疗卫生机构(含社区卫生服务中心、卫生院、村卫生室、门诊部、诊所、卫生所、医务室、护理站)	2 920 999	1 436 619	960 374	453 087.1	1/3 154	1/4 718
公共卫生机构(含疾控中心、专科疾病防治院、健康教育所、妇幼保健院、急救中心、采供血机构、卫生监督所、计划生育技术服务机构)	699 957	242 188	235 220	34 470.6	1/1 423	1/1 465
其他(含疗养院、卫生监督检验机构、医学科学研究机构、临床检验中心、统计信息中心等)	45 557	13 845	11 466	189.2	1/137	1/165

已产生职业倦怠的医务人员可能出现工作热情、服务质量、情绪控制力下降，更加

① 国家卫生健康委员会. 中国卫生健康统计年鉴 2020[M]. 北京：中国协和医科大学出版社，2020：30，37.
② 国家卫生健康委员会. 中国卫生健康统计年鉴 2020[M]. 北京：中国协和医科大学出版社，2020：26—28，120.

不愿意与人交流，医患沟通更加不良，部分情况下会导致医务人员离职，形成恶性循环。因此，门诊服务除了要考虑服务接受方的需求外，同样要考虑医务人员的需求。既要通过流程改造、增加服务项目，满足服务接受方合理的需求，让他们有更多的获得感；也要通过合理的环境改造、信息化流程和绩效激励，给予服务提供方充分的支持，帮助他们克服职业倦怠，保持较高的活力和主动性，实现医患双方的满意。

8.2 殊途同归的医方需求与患方需求

8.2.1 医方与患方的需求重点

医方与患方从各自的角度出发，当然会有不同的需求，但双方的终极目标都是尽医方最大可能向患方提供优质医疗来保持健康。这一终极目标反映在医方，是医疗行业的重要使命感和强烈目标感，是每位医疗服务从业人员从入职的第一天起就伴随职业生涯全过程的；反映在患方，则是幸福的起点和成长的前提，是对人类社会发展福祉的永续追求。

医方（个人）可能更关注：

自我实现：包括行业内领先的学术地位、较高的社会地位、体面的收入与生活等。

他人认可：包括患者及家属的认可与尊重、领导认同与支持、同事和学生的尊重等。

工作环境：舒适的接诊环境、便捷的工作程序、体贴周到的辅助服务、和谐的医患关系和同事关系等。

安全保障：免受人身或精神伤害等。

个人提升：新知识的获取、职位的提升、个人能力的发展等。

烦琐的日常事务、不合理的流程、过高/过低的目标、不良人际关系（包括医患、家庭和同事关系等）、缺乏支持、浪费等可能消耗医务人员的精力，影响需求的实现。

而患方则更关注：

就诊流程：包括就诊环节、等候时间、移动距离、垂直交通次数等。

就诊环境：包括标识、公共区域/厕所卫生、饮水设备、无障碍设施等。

就诊服务：包括便民措施、服务态度、问询接待等。

信息获取：包括办事指南、政策规定、科室医生信息、义诊讲座信息、健康知识等。

服务质量：包括确诊次数、诊疗效果、辅助检查质量、后续治疗连续性等。

医疗成本：包括经济成本和时间成本等。

同样不确定的预期、不合理的流程、不同质的服务、不充分的信息等也会造成患者觉得自身需求被忽视，无法享受愉悦的就医体验。

表 8-9 医方(医院管理者)与患方需求比较

需求类别	医方需求(医院管理者)	患方需求
就诊环境	安全、美观、不拥挤	安全、美观、不拥挤
候诊区	安全、安静、卫生、舒适、优美	安全、安静、卫生、舒适、优美
诊室	安全、安静、宽敞、设施齐全、舒适、悦目	安全、安静、舒适、悦目
厕所	清洁、无异味、无小广告、无台面地面积水、有消毒液	清洁、无异味、无小广告、无台面地面积水、有消毒液
电梯	排队短、频率高、载重大、快速到达目标楼层	排队短、频率高、载重大、标识清晰、快速到达目标楼层
标识	各类标识清晰、美观	能快速找到需要看的标识
信息系统	功能强大、安全可靠	方便使用、操作简单
HIS	可靠、故障率低、准确、直观、高速、能提供辅助、自动完成多、人工操作少	准确、高速、打印清晰、故障率低
报告查询	方便查询	方便查询、打印清晰
自助服务	能在自助机上完成全部操作，尽量减少人员	有人指导、有人工服务
就诊流程	越简单越方便越快速越好	越简单越方便越快速越好
入口流调	人流速度快无聚集、100％测温、100％流调、0 感染、0 遗漏	人流速度快、流调方便
预约	预约率高、预约准确率高、预约患者符合科室/专病要求、预约患者都按指定时间就诊	能约到我要看的医生、预约周期短、预约资源多、随时可以取消预约
挂号	挂号排队时间短、队伍短，预约人员都能按时完成挂号	挂号排队时间短、队伍短
候诊	患者安静候诊、按序进入诊间就诊	舒适、信息清晰、公平排队、最快速度进入诊室
就诊	患者依从性好，严格执行医嘱	医生多交流、多考虑患者需求
付费	人工付费少、自助付费多	付费队伍短、收费准确
检查检验取药	排队短、速度快	排队短、速度快
便民服务	项目多、内容覆盖全	实用、全面
信息公开	应公开尽公开	位置醒目、内容清晰、实用性强
健康教育	按学科需求安排	按个人需求选择
医疗费用	节约成本	控制总价

虽然看起来医患双方需求的着重点并不完全一致，但双方的终极目标相同。因此，门诊服务的流程改造应该综合考虑双方的需求。

8.2.2 医患需求一致时的门诊服务改进

大部分医患需求是一致的，例如医患双方对就诊环境均要求安静、卫生、整洁、安全；医患双方均希望就诊流程尽量简化、智能化，减少不必要的人工操作和往返；医患双方均希望治疗规范、效果好……这类服务改进的目标比较明确，主要困难在于人力、物力、财力成本限制和技术手段不足。

以分诊叫号流程为例，叫号系统是保证医疗秩序的重要手段，无论医生还是患者都希望按序就诊，减少纠纷。但具体实施过程中会遇到具体困难。例如，患者如何知道自己在等候队列中排在第几位？如何知道自己是否已经过号？如何知道应该到哪间诊室找哪位医师？还需要等待多久？患者因这些疑惑可能反复进入医生诊室询问，对其他患者的就诊过程造成干扰，易引发医患矛盾。

分析这些问题可以发现，制定合理的排队规则是解决问题的核心，只有在公平、公开、统一的规则下才能实现有序排队。根据国家预约诊疗有关文件的要求，在预约时段内应保证预约号源优先就诊；根据国家对特殊人群的照顾政策，部分就诊人群可以享受优先服务。因此，门诊服务需要综合考虑这些情况，在完成挂号时即按规则为所有患者生成唯一的当日就诊号，进行系统排队叫号。

当日未预约挂号患者常遇到的疑惑是究竟应该排在哪个位置就诊，大部分医院的做法是"预约时段内预约优先"，即时段内所有已挂号的预约患者全部按预约号靠前排队就诊，直至本时段内预约号全部就诊完，才按现场挂号顺序呼叫当日未预约挂号患者。这样做的优点是即使有部分患者失约，也可通过当日未预约挂号患者的补充保证预约时段内医生充足的工作量，不会发生医生在诊室内空等，而患者在诊室外等待的情况；缺点是当日未预约挂号患者的就诊次序是不确定的，只能在候诊区等待无法离开。针对这一缺点，医院可采用信息化手段，通过短信、微信等方式提醒患者实时就诊次序，方便他们安排自己的时间。

有些患者人数较多的医院采取二次分诊的做法，即患者在完成预检分诊，挂号完成后到达科室诊区，还需在诊区护士台完成二次分诊，由护士分配诊室。这一做法的优点是由专业人员负责分诊的同时，可以回答患者有关排队问题的疑问，及时解除疑惑，缓解不良情绪。缺点是患者需要额外排一次队进行二次分诊，增加了就医环节，可能造成新的不满；疫情期间，更是增加了人流聚集的风险。针对这一缺点，医院可以采取将排队规则输入信息系统，由信息系统根据规则实现诊区自动叫号。患者不需要到护士台排队，只需关注候诊区的大屏幕显示，就可以找到自己应该去的诊室，直接到诊室门口候诊。医生也可以在门急诊信息系统中直观看到有多少患者等待在诊室外。护士台护士不需要坐在护士台分诊，就可以走出柜台，走近候诊患者进行健康教育，及时回答患者问题。

实现候诊区分诊叫号流程优化这一目标并非简单进行信息系统的改造，虽然医患双方在这一流程改造上的终极目标是一致的，但核心需求仍有差异。单纯按规则排队自动叫号只是满足了医方按序就诊的需求，并未触及患方的核心需求——及时知情。如没有配套措施跟进，患者仍然无法知晓自己的排队顺序。因此，要根据候诊区的实际情况，设置明显的告知，将叫号规则公示给每位患者；要设置足够多的叫号大屏，保证在候诊区的任何位置患者都能看到自己的排队信息；要保持足够的护士在候诊区巡回，及时回答患者的问询，指导患者到正确的诊室就诊；要在护士台配备服务人员，处理过号患者的排队问题；要在诊室门口设置音量适度的语音叫号，及时通知患者进入诊室就诊；要在候诊区配备多种形式的健康教育，供患者候诊时间较长时借阅。虽然配置自动叫号系统、安装叫号大屏、安排护士巡视等措施可能在短期内消耗一定的医疗成本，但长期来看，这解放了护士的生产力，减少了患者排队次数和人流聚集，降低了呼吸道传染病院内感染的风险，还是能够节约成本的。

8.2.3 医患需求不同时的门诊服务改进

部分情况医方和患方有不同需求，并不意味着必然存在冲突，更多是从各自角度出发对流程的诠释。这就需要门诊管理部门综合考虑，兼顾双方的情况。在尽可能满足患者合理需求的前提下，充分评估医方的服务能力、工作时间、劳动强度、人力资源和医疗成本。通过对流程的细致分析，减少浪费、提高质量，关注患者安全、提高医疗质量和优化服务内涵。

以门诊预约挂号为例，根据上海市卫计委 2016 年颁发《市卫生计生委关于加强本市公立医疗机构预约诊疗服务管理工作的通知》，要规范本市公立医疗机构预约诊疗服务，改进服务模式和服务流程，提高服务质量，方便群众就医。对于这一政策，医方希望患方能严格按预约时间就诊，保持每个时段门诊人流量和服务量均匀，平衡高峰期和低谷期；而患方则因各种主客观原因，既希望更灵活弹性就诊，又想要随到随诊无须等待。这些不同的需求就会产生矛盾，需要管理部门对预约流程按 PDSA 循环[①]（Plan-Do-Study-Act）进行分析改造。

Plan：通过预约系统，实现患者分时段预约分时段就诊，时段内预约优先，减少等候时间。

Do：每个时段分配号源供患者预约。如图所示：

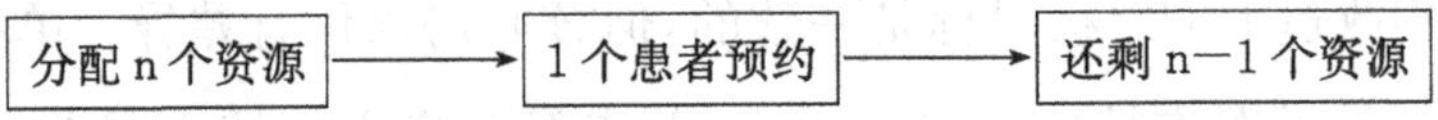

当 n－1＝0 时，本时段无法继续预约。

Study：

在医方的角度看，整个预约诊疗的过程是非常简单的流程：

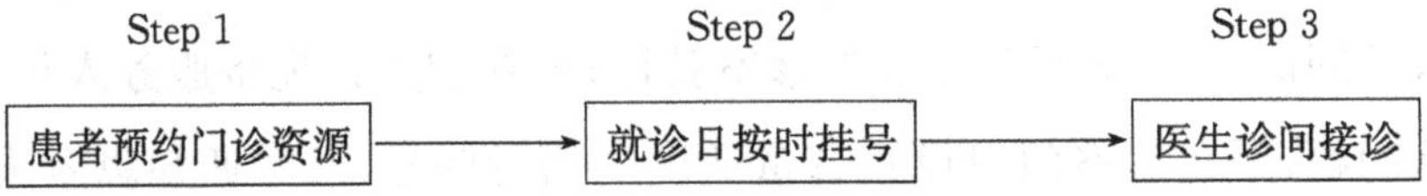

而在患方角度却不是这样的，涉及一连串的问题：

Step 1：

Q1：到哪里去预约？

Q2：要提前多长时间预约？

Q3：我要看的医生何时出诊？

Q4：我要看的医生一共有多少号源可以约？

Q5：约不到第一选择还可以约哪些医生？

Step 2：

Q6：到了医院如何挂号？

Q7：挂号排队队伍长，来不及在预约时段内完成怎么办？

Q8：当天迟到错过预约时段怎么办？

---

① PDSA 循环，又叫戴明环，是美国质量管理专家 W. 爱德华兹·戴明博士强烈推荐的一种简单的改进方法，它是全面质量管理应遵循的科学程序。其创始人是沃尔特·休哈特，最初被称为休哈特循环，1950 年日本人将其改名为戴明环。戴明环由计划、执行、学习和反应四个阶段组成，第三步“学习”原来叫作“检查”，因此戴明环原先称为 PDCA 循环，戴明博士在 1990 年做出改变，他认为“学习”比“检查”更恰当。戴明环既重视短期的持续改进，也重视长期的组织学习。

Q9：临时有事要如何取消预约？

Q10：预约好的医生突然停诊怎么处理？

Q11：发现约错了怎么办？

Step 3：

Q12：挂号后到哪里可以找到诊室？

Q13：按什么顺序排队就诊？

Q14：要等候多久才能看到医生？

Q15：等候时间很长，预约时段已过，为什么医生还没有接待我？

……

甚至从结果的角度看，还会有更难解决的问题：如何保证最合适的医生接诊最擅长的病种？根据实际操作可能发生如下情况：

情况 1：时段内投放号源过多，如部分专家将半天号源全部集中在一个时间段内预约，部分专病设置过高的预约量却未安排足够的出诊医师。后果是一方面患者无法在时段内完成就诊，等候时间过长与医生接待患者时间过短形成反差，导致患方不满意；另一方面医生短时间内工作强度过大，得不到喘息机会，导致医方不满意。

情况 2：时段内投放号源过少。后果是一号难求，患者难以约到号源导致预约周期延长，“看病难”的问题没有得到解决，导致患方不满意；同时医生很快看完预约时间段内所有患者，下一时段的患者又没到，诊室处于空置状态，工作量不足、效率降低，导致医方不满意。

情况 3：已预约患者失约或临时取消。后果是安排的号源浪费，真正需要预约的患者无法约到号，导致患方不满意；而医生又未能完成预计工作量，导致医方不满意。

情况 4：患者未预约，当天挂号，需等待时段内预约患者就诊完毕。后果是当天挂号患者的等候时间难以预计，感觉受到区别对待，因各种原因不会或无法享受预约服务而产生挫败感，导致患方不满意；医生也无法预计全天工作量，工作时间不确定，导致医方不满意。

情况 5：老年患者不熟悉预约诊疗，不会操作手机、网络、自助机，难以完成预约，感觉被社会抛弃，导致对预约制度和医院不满意。

情况 6：患者不清楚应该挂什么科室，导致错误预约，浪费患者时间导致患方不满意；同时医生号源被占用，希望接诊的病种患者无法约到号，导致医方不满意。

Act：

针对各类情况，分别进行流程评估与改造。

情况1、情况2：号源投放应根据科室接诊历史大数据合理设置。可以大致如此计算：

预约时间段内号源量＝(预约时间段／历史平均就诊时间)×出诊医生数

例如，某科室历史平均就诊时间每位患者为5分钟，设定预约时间段为1小时，那么在出诊4名医师的情况下，每小时的号源量就应该是(60/5)×4×115%，即55人，一天8小时可以预约440名患者。

一般规律，在没有预约的情况下，为争夺有限号源，患者倾向于提早到门诊门口排队，这样上午和下午开诊后就会出现挂号高峰，大量患者集中挂号，造成人流拥挤，等候时间延长。而合理安排预约号源后，就可以将患者较为平均地分配到不同时间段，根据就诊高峰时段和低谷时段实行医生弹性排班，高峰时开出更多诊间，安排更多出诊医师，而低谷时适当关闭诊间，减少医师配备，始终保持合适的接诊力量，将预约患者平均等待时间控制在30分钟以内。

预约时间段的设置一般以0.5—1小时为宜，过短的预约时间段对医生把握每位患者的就诊时间提出过高要求，不易实现；而过长的预约时间段令相当一部分预约患者等候时间过长，失去预约意义。

图8-1为某医院一开诊日挂号量与接诊量曲线，从中可以看出实行门诊号源全预约后，患者可以通过手机挂号等方式在医院门诊尚未开诊时就完成挂号(深色曲线)，到预约时间段直接到达诊间就诊，由于号源设置合理，开诊期间每个时段门诊接诊速度基本稳定(浅色曲线)，患者等待时间可控。

情况3：建立有效制约机制，对半年内多次失约患者或反复预约后取消的异常情况，建立预约黑名单，限制其在一定时间内使用预约服务。为防止“黄牛”贩号，在采用加强实名制认证同时，应采用技术手段对预约就诊者的电话号码、IP地址和身份信息等资料有明确显示及记录，对预约频率异常的电话号码、IP地址和身份信息应予以监控，建立异常预约黑名单制度。保证有真正就医需求的群众获得预约

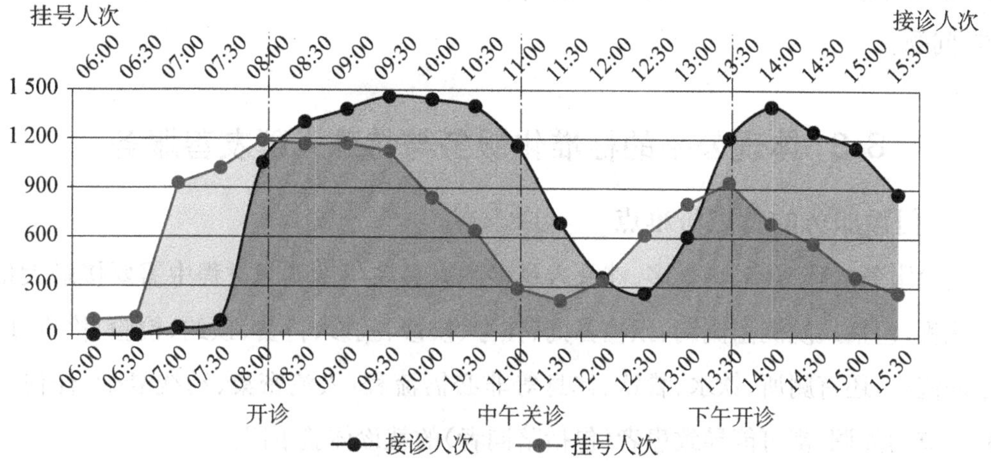

图 8-1 某医院开诊日挂号量与接诊量曲线

资源。

情况 4：以多种方式公示时段内预约优先政策，叫号系统设置时段内先呼叫预约号源，预约号源全部就诊完成后再呼叫当天挂号患者。安排宣传资料和志愿者鼓励引导患者采用预约方式就诊，减少等候时间。

情况 5：根据不同人群的习惯与接受程度，采用多种预约方式。例如，老年人和儿童等使用现场预约或电话预约较多，而青年人则更青睐手机预约（如医院 APP 或支付宝/微信服务号等）、互联网预约、自助机预约。医生诊间预约和出院预约适用于需要定期复诊的患者，医生可以与患者协商下次就诊时间并直接预约号源。对于签约家庭医生的患者，社区预约具有独特的优势，按上海市分级诊疗工作的有关要求，优先满足本机构“1＋1＋1”组合签约居民与经家庭医生转诊签约居民的预约就诊需求，原则上医疗机构根据预约号源总量设一定比例的优先预留号源，并按照实际情况动态调整。

情况 6：以信息化技术为支撑，以患者体验为服务的标尺，让患者足不出户便能实现手机 APP、微信、支付宝等多种平台自助分诊、预约挂号[①]。

基于 PDSA 流程改造后，预约诊疗既能满足医方需求，实现医疗资源稳定合理配

① 杜凌燕，李贤华. 基于分级诊疗模式下的三级甲等公立医院门诊管理思路探讨[J]. 中国医疗管理科学，2018，8(3)：11—14.

置、保证工作效率和服务量，又能满足患方需求，实现精准就医、减少等待，解决患者“看病难”问题。

8.3 体现公平的标准化服务与特殊人群友善服务

8.3.1 门诊服务的特点与难点

门诊服务的环节多、场景多、涉及人员多。患者在门诊就医过程中需要接触大量的不同流程，包括入院测温流调、预检咨询、挂号、候诊、就诊、付费、预约、检验、检查、取药等必需流程，还有厕所、饮水、餐饮、休息等非必需流程，人流密集、动线复杂，任何一个流程环节的失调，都可能导致患者(包括陪同者)的就诊体验下降。

门诊服务又是典型的即时服务、面对面服务。与住院服务不同，门诊服务发生时间短、速度快、感受直接，虽然环节众多，但每个环节的时间都相对比较短，患者的体验在瞬间产生，非常考验服务流程的设计和服务人员的素养。

由于门诊服务接触大量不同类型患者，对服务流程的设计和实施的公平性要求很高，一旦出现患者无法享受同质化服务的情况，就很容易引发不满。因此，门诊服务需要做到标准统一、操作规范，所有门诊工作人员都必须非常熟悉服务流程、服务时间、服务项目，各种形式的信息公开都得是及时、正确、一致的。保证患者在门诊可以得到统一的信息和服务。

8.3.2 采用SERVQUAL模型评估门诊服务

我们可以借用20世纪80年代依据全面质量管理(Total Quality Management，TQM)理论提出的SERVQUAL模型对门诊服务进行评估。SERVQUAL模型包括五个维度：有形性、可靠性、响应性、信任性、移情性。

有形性包括实际设施、设备以及服务人员的列表等；可靠性是指可靠的、准确履行服务承诺的能力；响应性是指帮助顾客并迅速提高服务水平的意愿；信任性是指员工所具有的知识、礼节以及表达出自信与可信的能力；移情性是指关心并为顾客提供个性服务。

表 8-10 SERVQUAL 模型

维度	项目
有形性	1 有现代化的服务设施
	2 服务设施具有吸引力
	3 员工有整洁的服装和外套
	4 公司的设施与他们所提供的服务相匹配
可靠性	5 公司向顾客承诺的事情都能及时完成
	6 顾客遇到困难时，能表现出关心并提供帮助
	7 公司是可靠的
	8 能准时地提供所承诺的服务
	9 正确记录相关的服务
响应性	10 告诉顾客提供服务的准确时间
	11 提供及时的服务
	12 员工总是愿意帮助顾客
	13 员工不会因为其他事情而忽略顾客
信任性	14 员工是值得信赖的
	15 在从事交易时，顾客会感到放心
	16 员工是有礼貌的
	17 员工可以从公司得到适当的支持，以提供更好的服务
移情性	18 公司针对顾客提供个性化的服务
	19 员工会给予顾客个别的关心
	20 员工了解顾客的需求
	21 公司优先考虑顾客的利益
	22 公司提供的服务时间符合顾客的需求

SERVQUAL 通过上述 22 个选项，由顾客对本行业最高服务水平期望和本单位服务水平感受分别打分，统计最高期望值与实际感受值之间的差距，并根据不同行业对各项目设置不同权重进行计算，差距越小则服务质量越高。

SERVQUAL 的五个维度 22 个选项，对应于门诊服务改进重点为：

有形性对应的是门诊硬件水平，包括设备设施、就诊环境、员工服装穿着、智慧化程度等。要求门诊应当适应时代需求，配备现代化的服务设施，如自动报到、自动叫号、自助挂号、自助收费、自助预约、自助查询打印报告、自助打印发票、自助售货等智慧化免接触设施。还要认真研究顾客需求，提供超越预期的服务，如智能导诊机器人、多媒体健康教育设施、预问诊设备、互联网＋医疗设施等。应注意设施的日常维保，保持所有设施的完好性和可用性。员工应穿着整洁、统一、简练、美观的制服，不同岗位工种有风格一致、样式不同的服装，既方便患者区分，又形成统一的风格。

可靠性对应的是门诊的制度建设，要求门诊定期认真梳理所有服务承诺，增加切实可行的服务承诺，及时去除因政策变化等原因无法实现的承诺，避免发生公示的服务承诺无法兑现的情况。所有员工树立"以患者为中心"的理念，定期接受培训，充分掌握目前提供的服务项目的内容、时间、流程，随时准备接受患者的问询及提供帮助，注意观察周围发生的情况，当患者遇到困难时能及时识别并主动提供帮助。

响应性反映了门诊服务的反应速度和专业素养，要求随时保持对患者需求的快速反应，及时有效地为有需要的患者提供帮助，并保持良好的礼貌和耐心，不给患者留下敷衍了事的感觉。

信任性对门诊服务的规范性和亲和力提出要求，要求以标准的流程、专业的应答、规范的操作、礼貌的谈吐、真诚的微笑带给患者信任感，让患者感受到在门诊遇到任何困难都能向工作人员求助并得到专业解答或帮助。

移情性要求换位思考，真正体会患者的需求与感受，而不是仅从医院方便的角度来提供服务。例如，接待窗口的设置要考虑患者站立的高度，不能只考虑工作人员端坐的方便；预约多项检查时要考虑减少患者往返，尽量安排在同一天；对特殊人群应当给予友善的照顾，为聋哑人提供手语服务，为行动不便的人提供无障碍设施等。

8.3.3 标准化门诊服务流程的理念

标准化的门诊服务流程设计首先要从患者的视角出发，认真梳理现有服务流程中，患者有哪些不便：标识是否清晰、流程有无公示、区域间距离是否合理、垂直交通是否方便、流程环节是否可以简化、排队是否过长、服务标准是否一致、服务态度是否和善、遇到困难向谁求助等。可采用体验式调研方式，由不熟悉门诊流程的第三方人员对门诊流程进行实地考察，找出堵点和痛点。

然后要研读关于门诊服务的有关法律法规，如 2019 年上海市卫生健康委员会《上海市公立医疗机构门诊医师出诊管理办法(试行)》(沪卫规〔2019〕002 号)明确规定，在保障本机构疑难病例诊治、病房查房、手术和教学任务的基础上，主任医师平均每周门诊(非特需)不少于 1 个半天；副主任医师平均每周门诊(非特需)不少于 2 个半天。鼓励二、三级医疗机构主治及以上医师前往医联体(本市范围内)下级医疗机构开设门诊(非特需)。在职门诊医师出特需门诊必须出非特需门诊，主任医师特需门诊与非特需门诊出诊次数(每 1 个半天为一次)比例不得高于 2∶1,副主任医师不得高于 1∶1。医疗机构应根据专业特点核定医师出诊单元的工作量,对号源已满的专病/专科、专家、特需门诊,预约就诊者应先进行实名制身份认定后,经医师书面同意或医生工作站电子认可,再行加号预约挂号。医疗机构应对医师加号依据、时段、比例加强管理,加号号源不超过核定号源的 20%。对于这些政策指标性要求,在服务流程设计的时候就应该严格落实,不可逾越红线。

再次是要遵循“方便、快捷、准确、舒适、礼貌”的原则。方便:服务流程要以明显方式提醒患者注意或安排充足的导医引导,减少患者自行摸索。快捷:流程环节要尽可能简单,能够用信息化手段解决的尽可能在诊间内解决,不要让患者多走路、多往返、多排队,着重解决患者等候时间长、排队队伍长、预约检查时间长、问诊时间短的“三长一短”问题。准确:建立服务标准化作业程序,加强员工岗位技能培训和比武,确保每位患者都得到同质性服务,每次咨询都得到同样的答复。舒适:尽可能为患者创造舒适的环境,数量充足的座椅、冷热水饮水设备、共享充电宝、清洁无异味的厕所、柔和的环境色调、点缀的绿植、静谧的环境、隐私的隔断、舒适的诊疗床、整洁的诊间布置、多种形式的健康教育、方便的餐饮、咖啡店等,让患者情绪舒缓平和,提升就医体验。礼貌:任何一个岗位人员都能做到态度热情、语言文明、行为规范、尊重人格。

以瑞金医院设计核酸检测开单流程为例,根据 2021 年上海市卫生健康委员会《关于做好新冠病毒检测相关装备保障的通知》(沪卫发〔2021〕3 号),本市建立“上海市新冠病毒检测信息管理系统”,应用信息化手段支撑从检测个人信息预登记、采样机构信息采集、检测机构出具报告到检测结果查询的全业务流程管理。保障“应检尽检”“愿检尽检”人员快速完成核酸检测并获取报告。原来挂号—候诊—开单—付费—登记—采样—打印报告的流程,需要受检人员多次排队,存在人流聚集隐患,受检人员容易产生不满;接诊医生每天需开单近 2 000 人,简单重复劳动令医生极度疲劳,难以持久。经流程分析后发现无法省略的关键活动是“采样”,其余流程均可采用信息化手段简化。因此采用多种方式优化流程:在微信公众号互联网医院中设置核酸检测快速通道,受检者用手机注册用户后绑定就诊卡,可在家中完成挂号—开单—付费,只要在采样点开放时段来医院采样一次,报告可直接在微信公众号上查询;开发门诊现场自助机核酸自助开单程序，不会用智能手机的老年人在志愿者帮助下可以直接用自助机完成挂号开单收费，然后直接去采样点采样，报告可在自助报告打印机上查询打印。多次排队问题解决后，核酸检测速度明显加快，也不再有人流聚集风险，患者满意度显著升高，原来专门设置的核酸开单医生岗位也可撤销，节省了医疗成本。通过流程改造形成新的标准化服务流程，达到了简化医疗流程、节省医疗成本、提升医患满意度的目标。

8.3.4 特殊人群的友善服务

门诊的服务对象结构复杂，在门诊标准化服务的基础上，还存在相当一部分特殊人群按国家政策要求需要给予特殊照顾。按类别分，特殊人群包含离休干部、重点优抚对象、现役军人、消防救援人员、烈属、伤残军人、计生特扶对象、70 岁以上老人、残疾人等。

对特殊人群的友善服务，分为制度性友善、流程性友善和情感性友善三个层面，层层递进，构成门诊对特殊人群的友善服务体系。

制度性友善 制度性友善指的是根据中央和地方政府发布的有关文件要求对特殊人群采取的友善服务。这是法律法规框架下的硬性要求，要求门诊管理部门认真学习文件精神，及时掌握最新要求，必须不折不扣地完成。中央与地方政府对不同类型的特殊人群有具体的门诊就诊照顾政策，对于非局级离退休老干部和重点优抚对象实行“挂号、化验、检查、付费、取药、住院”六优先；对于军人、残疾军人、烈属、消防救援人员等实行普通门诊“挂号、取药、缴费、检查、住院”五优先；对于计生特扶对象实行普通门诊“挂号、就诊、化验、检查、取药”五优先。而对于老年人和残疾人，则更注重通过多渠道挂号、无障碍设施、辅助移乘设备、就医绿色通道和辅助性服务等方式提供友善服务。门诊管理部门根据这些政策应制定相应的实施细则，确保友善服务措施落实到位。例如：挂号室通过信息系统在就诊卡上做出特殊标记，方便各就诊环节识别并予以照顾；各服务窗口、护士台均需布置醒目标识，公示照顾对象和服务项目。

表 8-11 中央与地方政府关于特殊人群友善服务的相关文件汇总

特殊人群类别	相关文件	优待措施
非局级离退休老干部	《关于开展对本市非局级离退休老干部就医优先照顾的通知》(沪卫医政〔2008〕26 号)、《关于完善本市离休干部定点医疗有关事项的通知》(沪人社医〔2016〕311 号)、《关于做好本市离休干部全程健康管理和就医优先服务的通知》(沪卫医〔2020〕34 号)	挂号、化验、检查、付费、取药、住院
军人、残疾退役军人、烈属	《军人抚恤优待条例》(中华人民共和国国务院令第 413 号〔2004〕)和《烈士褒扬条例》(中华人民共和国国务院令第 601 号〔2011〕)、《关于加强军人军属、退役军人和其他优抚对象优待工作的意见》(退役军人部发〔2020〕1 号)	普通门诊挂号、取药、缴费、检查、住院
重点优抚对象	《关于发布〈上海市重点优抚对象医疗优待证管理办法〉的通知》(沪民优发〔2016〕20 号)	挂号、就诊、化验、付费、取药、住院
消防救援人员	《关于做好国家综合性消防救援队伍人员有关优待工作的通知》(应急〔2019〕84 号)	参照现役军人
计生特扶对象	《关于做好当前本市计生特殊家庭扶助关怀工作的通知》(沪卫计家庭〔2017〕11 号) 《关于贯彻落实〈国家卫生健康委办公厅关于开展落实计划生育特殊家庭联系人制度等“三个全覆盖”专项行动的通知〉的通知》(沪卫人口〔2020〕11 号)	普通门诊挂号、就诊、化验、检查、取药
70 岁以上老年人	《关于开展建设老年友善医疗机构工作的通知》(国卫老龄函〔2020〕457 号)	提供多渠道挂号服务、建立老年人就医绿色通道、配备有辅助移乘设备、设置无障碍卫生间
残疾人	《中华人民共和国残疾人保障法》(中华人民共和国主席令第三号〔2008〕)	完善无障碍设施、提供语音和文字提示、手语、盲文等信息交流服务,并提供优先服务和辅助性服务

流程性友善 流程性友善指的是除制度规定外,门诊管理部门通过流程回溯、流程再造、服务升级等方式,对特殊人群给予更多的友善服务。特殊人群的特殊性或者因为他们在工作期间为国家为人民做出了较大贡献、应该得到社会的感激与优待;或者因各种原因失养失能、需要获得社会的扶助和关心。因此,门诊管理部门应聚焦特殊人群的刚性需求,通过流程改造,减少他们就诊障碍,明确提供办事便利,为他们持续享受流畅、快捷、友好的门诊服务创造条件。制度性优先的“五优先”也好、“六优先”也好,核心内容是减少特殊人群排队时间,方便他们快速完成院内就诊过程,着重强调的是“节点”的优先。服务实践中可能遇到的问题仍然会对特殊人群造成困扰。例如:“节点”与“节点”之间的距离是否过远?特殊人群是否理解并有能力找到下一“节点”的位置?特殊

人群如何能在第一时间被识别出来并获得主动的服务？特殊人群在门诊区域内(包含门诊建筑内及建筑外围)的动线是否顺畅？虽然享受了优先，特殊人群是否能驾驭并享受现代化智能设施带来的便利？

因此，门诊的流程设计和布局设计上就要充分考虑到这些需求，要认真调研特殊(失能)人群的实际就诊过程，从他们的就诊体验出发，发现现有流程中的问题。符合无障碍环境建设标准，满足无障碍信息传播与交流的需求，推广符合特殊人群需求特点的智能服务，帮助他们成功跨越“数字鸿沟”。

例如：瑞金医院在调研门诊预约就诊状况时发现，门诊的整体预约率可以达到70%左右，但70岁以上老年人群的预约率只有50%，远低于整体预约率。进一步调研发现，近85%的预约量来自手机和网络，而老年人对信息化预约方式的不熟悉、不掌握，导致了他们难以享受信息化预约带来的便利，难以约到自己想看的医生，进而造成心情沮丧并对预约就诊模式不满，影响了就诊体验。这就说明，尽管信息化技术大大提升了门诊服务的效率，消除了空间与时间的限制，但并非所有人群都能适应这一变化。具体工作中应充分照顾特殊人群的习惯，保留并完善传统服务。为解决这一问题，瑞金医院分析预约流程，设计并通过各种方式宣传多种预约方式，在一楼大厅最醒目位置安排人工预约，在智能设备旁配备足够的志愿者指导老人预约，在门诊入口处专设“教您预约”导医岗位帮助老年人预约，鼓励诊间医生为定期复诊的老年患者诊间预约。这些流程改进虽然并不属于“五优先”“六优先”，但切切实实体现了对特殊人群的友善，帮助他们解决“看病难”的问题。

情感性友善 情感性友善指的是不但要落实对特殊人群的友善服务制度与流程，更要将特殊人群当作一个个独立的有情感的个体，采取照顾他们情感需求的服务措施。对于特殊人群的友善服务，绝不仅仅是政策要求，也不简单是流程再造，更多的是体现门诊对于这些人群发自内心的人文关怀，体现门诊独特的服务文化。因此，简单将优待政策贴在墙上，或者提出几条“特色服务”是远远不足的，更重要的是真正体会他们的情感需求，给予特殊关注。

特殊人群的最主要需求是被尊重。无论是离退休老干部，还是现役军人、消防救援人员、残疾军人、烈属等，还是计生特扶对象、老年人、残疾人等，在获取优待的同时，更渴望获得社会的尊重与公平对待。因此，用醒目的标识公示门诊对这些人群的友善服务措施,既是对其他就诊人员的一种说明,也是对享受友善服务措施的服务对象的致敬。温馨提示既是制度,也是服务,更是文化。

特殊人群,除了在就诊流程上友善对待外,更应该从他们的生理、心理特点出发,给予更多彰显人文关怀的便民服务。例如,无子女陪伴的老年人、残疾人在节点间移动比较困难,门诊可以安排导医陪诊服务,带领他们到达医生诊间门诊;聋哑人听力受损,门诊可以提供手语服务;行动不便人员移动速度慢,与其他人员共用通道可能造成局部阻塞,门诊可以设置绿色通道,引导他们至无障碍设施;视力不佳人员可能难以辨认门诊标识,那就应该放大字体、加大反差、增加示意图,方便他们识别;老年人不会使用支付宝、微信等支付方式,就应该在人流较多楼层保留人工服务窗口、现金收费窗口;为老年人临时就医保留部分现场号源等。

更重要的是要加强员工的人文培训,培训内容除了常规的政策法规、服务流程、专业知识外,更重要的是培养同理心、同情心、责任心,培养主动观察周围环境,主动识别特殊人群并提供力所能及帮助的意识。

通过对特殊人群的需求研究,提供制度性、流程性和情感性服务,门诊才能让特殊人群感受到社会对他们的友善和帮助,才能提升服务的能级和满意度。

8.4 门诊环境的整体设计与优化

8.4.1 门诊环境设计优化的重要性

门诊是医生和患者活动的主要场所,包含“室内物理环境及维护”“规划与布局”“装饰与艺术”“其他服务及设施”这四个主成分构成。使用者更为看重其中前两个主成分。2000 年起,美国一些医疗机构采用比较研究工具和成果测量方法,对医院环境与疗效关系进行了为期三年的评估,证实更好的建筑环境是更好、更安全、更少浪费的医疗保健(better, safer, less wasteful healthcare)的关键组成部分,可以通过节省运行成本和增加收入来迅速偿还设计和建造最佳设施的一次性成本,并带来可观、可衡量和可持续的财务收益(substantial, measurable, and sustainable financial benefits)[①]。

---

① Berry L L, Parker D, Coile Jr R C, et al. The business case for better buildings. *Frontiers of Health Services Manage*, 2004, 21(1): 3 - 24. Sadler B L, and Guenther R. Ten rules for 21st century healthcare: a US perspective on creating healthy, healing environments. *Future Hospital Journal*, 2015, 2(1): 22 - 27.

尽管门诊的环境整体设计、优化与维护会产生一定的医疗成本，但经过精益设计的门诊环境，有助于减少院内感染、减少跌倒/意外伤害、减少等候时间，随着时间的推移，其对门诊医疗服务质量的提升和对医疗成本的降低效果会逐渐显现。

8.4.2 门诊环境设计优化的总体原则

门诊环境整体设计的总体原则是安全、方便、舒适、美观、增效。

安全：意味着门诊设计应该想方设法减少各种原因造成的意外伤害。如电、水、气体的点位设置和安全防护措施；门诊范围内的防滑地面及厕所/洗手池附近的防止滑倒的提醒；厕所的安全扶手及紧急呼叫铃；洁净的饮用水及热水龙头旁防止烫伤的提醒；窗户的限位装置和防攀爬隔栏。

方便：意味着门诊设计应该尽量满足患者就医流程中的各种需要。如厕所里的蹲坑与坐便器数量配置、设置挂钩、洗手液等；候诊区足够数量舒适的座椅；合理配备的自助服务设备；随处可见的健康教育资料；数量合理的信息公示海报、屏幕、易拉宝等；自动售货机、按摩椅、充电宝等；可以到达门诊每个位置的无障碍设施。

舒适：意味着让患者在门诊停留期间更加舒适。如候诊椅的坐垫与靠背材质、牢固度；门把手和开关门的顺畅程度；厕所内清洁卫生无异味。

美观：带给患者美的享受。如柔和的色调、统一的标识；轻柔的背景音乐；精心布置的艺术品和绿植；整齐的工作人员制服和胸卡。

增效：提高工作效率，减少浪费。如合理安排的工作区域，让就诊不同流程之间距离缩短；合理安排电梯，减少垂直交通次数；合理安排分区及动线，减少院内感染发生；合理制作标识，引导患者不走冤枉路等。

8.4.3 门诊环境与患者感受

门诊的服务对象在医院所发生的行为现象可大致分为两类：(1)停留或休息等候；(2)在空间之间移动。根据服务对象在空间内的行为特征，可以将空间划分为停留空间和交通空间两种类型：(1)停留空间中人员的行为相对保持静止状态，如挂号、缴费、取药、候诊区、诊间、公共厕所和咖啡厅等；(2)交通空间中人员的行为相对是保持运动状态，如电梯、扶梯、电梯厅、公共通道、走廊。随着不同就诊场景的切换，患者在不同类型空间中转移，会引起不同心理状态变化。因此，在环境设计上要考虑患者在不同类型空间的行为特征，做出针对性的布置。

在停留空间中患者会用更多注意力在环境色彩、声音、告示屏、宣传品、艺术品及绿植等，会更加关注是否能获取便民服务和环境卫生情况。如光线充足，尤其是自然光线充足有助于调节患者的心情，能使患者减缓忧郁急躁的情绪，让患者满意度更高，可以采用玻璃顶中庭、侧墙玻璃墙设计等方案，让尽可能多的阳光进入停留空间，既能改善患者的情绪，也可减少灯光照明等耗电成本。安静的环境更让患者满意，噪音会引起患者心烦意乱，在环境布置时就要注意空调、机房等消音处理。通风不畅易使患者产生恶心、不适，且易引起患者之间的交叉感染。停留空间内的环境设计与优化可划分为“室内环境与维护”“装饰与艺术”“附加服务与设施”三个部分，其中“室内环境与维护”因素对患者产生的影响最直接最明显，也是需要特别关注的。

环境的设计要充分考虑到科室的特点，目标人群是老人、儿童、妇女，可以采用的环境美化方案都会有不同的重点。在妇女为主的区域，如妇产科，墙面、职工制服的颜色就可以粉红色为主色调，女性对空间内光线的强弱、色彩更加敏感，更喜欢温馨、雅致、优美的色彩氛围。而对于平均身高较矮的儿童，诊区的设计则应更活泼、可爱，配备卡通图案的壁画和玩具以吸引儿童的注意力，桌椅的高度要考虑到儿童的方便，适当布置绿植更能获得儿童的喜爱。

除了固定式的环境设计外，停留区域还可采取移动式环境优化，即通过布置小型展览、开设周周讲、疾病日活动、义诊、全民健身活动等方式，在原本没有装饰物的空间临时形成环境焦点，吸引患者的注意力，缓解等候焦虑，减缓心理压力。

表 8－12 停留空间影响患者体验的环境因素

分类	环境因素	对患者影响
室内环境与维护	光线	自然光线越多，患者心情越好
	声音	噪音令患者烦躁，完全寂静也会引起恐惧
	气味	清淡的香味能令患者放松，浓烈异味带给患者不适体验
	温度	过高或过低的温度都会造成患者不适
	清洁	脏乱的环境引起患者不满，增加院内感染机会
	空气	通风不畅引起患者胸闷欲吐，增加院内感染机会

续 表

分类	环境因素	对患者影响
装饰与艺术	色彩	刺激性或消极性色彩影响患者心情
	座椅、诊疗床等家具	合适高度、安全稳固的家具保障患者安全，提升舒适度
	艺术品、绿植	赏心悦目，提升就医体验
	健康教育宣传品	供患者在等候期间观看，提升健康素养，减轻焦虑心情
附加服务与设施	隔离帘、隐私保护提示	让患者就诊过程中有安全感
	辅助设施	饮水、售货机、充电宝、足够的候诊椅、足够的厕所坑位及男女厕所比例、无障碍设施等提升患者满意度

而在交通空间中患者更关注的是移动距离、等候时间、人流拥挤程度、动线是否合理等。如患者走动距离过长，会引起身体疲劳和心情焦虑。地面未做防滑处理或有水迹未及时清理，可能导致患者跌倒意外受伤，增加不必要医疗成本和纠纷。区域动线未经合理设计，可能导致患者来回往返、动线对冲，既降低了人流速度，又容易造成意外伤害。交通空间的环境设计与优化基本都属于规划与布局的范畴，对患者就医体验的影响也很大。

表 8－13　交通空间影响患者体验的环境因素

分类	环境因素	对患者影响
规划与布局	自动扶梯	速度不能过快或过慢，过快不安全；过慢有些青年人会不耐烦在自动扶梯上跑动，对老年人不安全
	垂直电梯	楼层合理设置可减少排队时间，将患者快速运送至目的地；开门速度要兼顾患者安全与运行速度
	区域间动线	尽量减少区域间移动距离和动线对冲，既减少发生意外伤害可能性，也提升患者满意度
	路面防滑处理	减少患者跌倒受伤风险
	明确的导向标识	避免因导向错误而产生的时间浪费甚至病情延误，同时也可缓解患者的焦虑心情
	入口设置	宽敞的入口有利于患者快速进入门诊楼

8.4.4 基于“互联网＋”的门诊环境设计

“互联网＋”医疗时代，门诊环境设计也迎来了新的变量。通过合理设置智能设施，节约人力，帮助患者解决门诊就医各流程碰到的问题。

分诊导医：瑞金医院通过拟人智能机器人“小颖”，为患者进行症状分诊、位置查询、电梯引导等服务，得到患者，尤其是幼儿患者的欢迎。

门诊地图：门诊设置大屏幕电子地图，可以在地图上直观看到每层平面图，顺利找到要去的位置，并在地图上看到模拟路线。

自助服务：“互联网＋”医疗服务已经可以在自助机上完成挂号、收费、预约、报到、查询打印检查检验报告、自助打印处方、发票、胶片等操作，不再需要反复排队，节约了在院等候时间。

8.5 “规范、安全、美观”的门诊标识体系建设

8.5.1 门诊标识系统的意义

门诊标识长期以来一直被认为只是对于科室门牌的指示，直到 20 世纪末、21 世纪初才逐渐发展完善，覆盖患者在门诊就诊的全过程，有效无缝引导患者快速到达诊疗场所，完成就医过程，形成以人为本的标识体系和准则。

作为体系的门诊标识系统除了具备基本的工具属性外，还应具备独特的文化属性。

标识系统的工具属性包括指引、说明、分区。

指引方向是门诊标识系统最重要最根本的属性，门诊流程众多，空间切换频繁，陌生患者要迅速找到目的地必须依赖标识系统的指引，所以有人将标识系统形象地称为“医院的说明书”。准确的指引大大节省了患者在门诊的逗留时间，对于提高服务感受至关重要。例如在通道和交叉路口，标识的作用更是必不可少。

注释说明同样是门诊标识系统的重要属性，可以节省大量的人力，例如门诊的很多就诊/办事流程、服务项目、专家介绍、健康教育、警示标识等，通过说明性标识可以直观呈现在服务对象面前，方便他们找到需要的信息，了解门诊的规则，减少无效的往返。

标记分区可以通过简单的色彩、符号、文字，对门诊功能分区进行清晰划分，方便患者寻找厕所、饮水处、电梯及其他特殊功能区，例如看到墙上的尿片小孩和奶瓶标识，就会提醒服务对象到达了婴儿哺乳区。

标识系统的文化属性近年来得到更深的认识。标识系统可以彰显医院品牌。标识是医院视觉识别系统(VI)的重要组成部分。门诊表述数量大、分布广，通过无处不在的标识潜移默化地向来访者传递医院的文化(院徽、院名、缩写等)，传播医院的理念(如瑞金医院的院训“广博慈爱，追求卓越”)，潜移默化医院的审美(如医院的主色调、吉祥物等)。

标识系统可以传递医院的善意，增添温馨提示标识虽然并不实际增加设施的功能，却能体现医院对患者的真诚关心。如自动扶梯边上“看好儿童防止夹伤”的建议、洗手池旁“小心地滑”的提醒，健康教育区郁郁葱葱的“梧桐树下”标识，都体现了瑞金医院门诊的暖心关怀和人文精神。新冠疫情期间，瑞金医院门诊制作了一批“请戴好口罩”的移动提醒标识，由导医手持，遇到忘戴口罩的患者主动上前出示标识，既善意提醒了患者，又避免了采用禁止性语言导致的情感不适。

标识系统可以纾解患者紧张的情绪，因为未知会带来不安感甚至恐慌。规范准确的标识可以快速引导患者，加快在门诊的移动速度，减少无效往返，有助于减轻患者的紧张情绪。如诊室门口的叫号小屏可以清晰显示就诊人员的排号顺序，患者明确知道自己前面还有几人候诊，就不会一次次推门进入诊室去询问医生，这有利于医患之间保持良好的关系。又如门诊接待室的墙上用非常简练的表述说明主要办事流程，患者就会更愿意配合门诊流程。

标识系统还可以减少门诊的运行成本。标识系统之所以称为系统，是因为其在整体功能布局的基础上，统一区域形象识别特征，合理分流患者行动动线、货物进出口动线以及污物流出动线，打造符合患者需求和医院管理要求的整体化设计。各类角色人员根据标识系统的指引分别占用自己的通道和动线，不与其他人员发生动线对冲，是最省时省力，避免差错，减少浪费的做法。如工作人员通过员工电梯、员工通道进入诊疗区域，患者通过患者电梯、患者通道进入候诊区，实现医患分流，既能保证移动速度，又可以让医患集中精力在诊疗活动本身。又如运送清洁物资和医疗废弃物分别走不同路线，使用不同电梯，有助于减少院内感染的发生率，降低医疗成本。

8.5.2 门诊标识系统的分类

门诊服务环节众多，患者需要在多个区域间移动才能完成就诊，尤其是初次来院的患者，要想快速找到就诊环节所在位置，除了询问工作人员外，只能依赖正确、清晰、醒目的标识系统。

门诊标识系统是患者进入医院后首先接触到的视觉形象，以人群的就医流程为出发点，多采用各种色彩、文字、图示为媒介来进行信息的传达。优秀的标识系统不但具有指示导向的基础属性，还是优美环境的重要组成部分。安全、美观、规范、统一、连续的标识系统，反映了门诊的品位和格调，呈现了医务人员的精神风貌和门诊文化氛围。

从标识功能来分，可分为三种：(1)医疗流程指引类标识，即通过标识告知患者涉及医疗流程的服务场所的位置，如“挂号处”“收费处”等。(2)服务设施指引类标识，即通过标识告知患者辅助性设施的位置，如“饮水处”“无障碍卫生间”等。(3)说明性标识，即通过标识告知患者需要了解的信息，如“禁止吸烟”“时段内预约优先”等。

从标识位置来分，可以分为地上标识、墙面标识、悬挂标识等。由于人们行走时习惯于目光向前并略向下，患者最容易看到的是地上标识，其次为墙面标识，随后才是悬挂标识。因此在标识系统设计时，要特别重视地上标识的运用。

从标识级别来分，可分为四级，由远及近，由大及小，由简略及具体。

一级：院区环境级，包括大楼标识、建筑道路分流指引、户外总平面图、停车标识，如门诊楼顶的“瑞金医院”标识。一级标识往往采用体积较大的户外立牌形式。

二级：建筑空间级，包括楼层分布图、各楼层索引、各类出入口标识、健康教育栏等。从二级标识开始，就要通过精准布局，帮助患者不断缩小检索范围，一步步引导分流，直至定位到目标地点。

三级：功能分类级，包括诊区、公共平台学科标识，如“检验科”“放射科”“神经内科”。

四级：房间名称级，具体诊室、房间的名牌，出诊医师的工牌等。

8.5.3 患者视角的标识系统设计

标识系统的设计应从患者的第一视角出发。各类标识的受众群体均应以陌生患者为主要服务对象。门诊内部工作人员对楼宇结构、科室分布是非常熟悉的，他们很少需要使用标识系统，但作为初到医院的患者来说，标识系统成为最直观最重要的指示话的媒介。标识系统如果指向不明确、不连续，就会形成患者在门诊楼内无序流动，既占用交通空间，影响就医环境，也会造成主观感觉的茫然无助，乃至焦虑，在这种情绪引导下对门诊服务品质的评价自然是不佳的。

考虑患者第一次到医院的情况，从户外的一级标识开始，能够沿着布点合适的标识由远及近、由大及小，从院区环境级开始逐级寻找，直到找到自己的目的地。整个系统应有连续性，即患者在进入新的场景时可以马上找到醒目标识引导前往目的地。

例如，患者甲想到瑞金医院看高血压科，在马路上就能看到明显的“瑞金医院”和“门诊”标识（一级标识）；进入门诊后，入口附近就有全楼楼层示意图（二级标识），在示意图上可以看到高血压科在五楼，在“1－6 楼电梯”标识（二级标识）指引下乘坐电梯到达五楼；电梯口看到“自助挂号—收费—打印区”（三级标识），完成自助挂号，挂号单显示高血压科在 C 区；根据楼层内立柱上的“C 区”标识（三级标识）找到高血压科；在叫号屏上看到诊室号并寻找到具体诊室，看到门口小屏上“专病名称、出诊医师姓名、叫号顺序”（四级标识）；顺利到达诊室门口，安静等待就诊。这一过程中，如果出现各级标识之间不连续，患者到达一个新的区域后无法找到下一个区域的指示标识，就会无所适从，产生焦虑情绪。

来院患者有各种不同身体条件，标识系统的设计应该考虑尽可能多的服务对象，覆盖尽可能多的人群。例如标识的字体宜大，字体与背景的反差宜明显，可以用线条简单、意义清晰的图形/符号等作为文字的补充，这样视力较弱人群也可顺利寻路。

8.5.4 标识系统设计的要求

标识系统设计的要求是“安全”“准确”“简明”“醒目”“规范”。

第一个要求是“安全”。任何标识都必须做到“没有伤害”，既不能因为固定不当而倒塌，对患者造成危险，也不能因为材质表面处理不到位，割破患者的皮肤，或是发生漏电触电等意外伤害。

第二个要求是“准确”。标识的内容（包括中英文）必须准确无歧义，使用国家认可的科室名称和英语翻译。要反复核对，并定期清理已经发生变更的内容。不准确的标识可能造成患者难以找到就诊地点或加入错误的流程，诱发焦虑情绪，甚至耽误病情。

使用的名称必须是统一的，不能在一个地方写着“化验室”，另一个地方写着“检验科”，这可能会引起患者的疑惑。

第三个要求是“简明”。标识要尽可能简单易懂。初次到医院的患者不熟悉医学术语、不熟悉医院科室设置、不熟悉门诊布局，唯有通过简明、清晰、无歧义的标识系统实现门诊内流动。要在患者进入每个新区域的第一时间，以最简单、最直接、最明显的方式传递信息。例如患者乘自动扶梯到上面楼层时，最希望知道的就是这个楼层的科室分布，就可以在楼梯口以悬挂标识的方式简单说明本楼层内设置的科室，这样患者在随扶梯逐渐上升过程中就能直接看到这些信息。

第四个要求是“醒目”。标识系统是给人看的，必须在最显眼的位置、用最显眼的方式和最显眼的配色，抓住患者的眼球。为保证视力不佳人士也能清晰看到标识，无印良品艺术总监原研哉先生为日本梅田医院所做的标识系统只用室内设计的白色调搭配标识的红色调，色彩简洁统一，大量采用地面标识作为二级标识指引流线，三级标识则采用白色墙面＋红色标识，四级标识使用白色棉布底座＋红色字体丝网，可随时拆卸更换，虽然整体效果异常简单，但这样一来室内设计整体风格简洁统一，同时标识的识别清晰醒目①。

第五个要求是“规范”。门诊的标识必须符合国家相关法规的要求。2011 年卫生部颁布了《卫生部关于统筹管理卫生系统标识的通知》(卫办发〔2011〕74 号)，决定统筹管理卫生系统标识，分为卫生行政部门标识、医疗卫生服务机构标识、卫生系统统一形象标识、卫生系统特定活动标识等四类标识使用。对标识的标准图案和尺寸都有具体规定，任何单位和个人不得随意新增或废除标识及变更标识涉及、使用范围等事项。使用这四类标识必须按照规范执行。重大活动标识应该按照上级部门文件要求制作、使用，不能自行变更。指引性的标识应该具有统一的样式、放置位置、高度和表述方式，让患者容易找到；政策类的说明性标识应该使用朴素的背景和字体，而温馨提示类的说明性标识则可以采用活泼一点的图案或文字；功能分区性的标识应清晰、明确，在门诊楼内采用相同的样式。门诊范围内的所有标识根据不同级别，应按照统一的配色、字体、尺寸制作安装。切忌颜色杂乱、形态各异、大小不等。使用的语言、标点符号、图标等都应

① 薛阳春. 从原研哉的设计再认识设计之意义——“梅田医院标识系统”分析[J]. 大众文艺，2012，13：85—86.

该是规范的，符合门诊总体形象的。

8.6 门诊信息公开

8.6.1 门诊信息公开的历史

医疗信息公开的初衷是帮助患者做出明智的就医选择，鼓励市场竞争，加强社会监督，促进医疗服务质量的提高，有助于降低医患之间的信息不对称。美国是世界上最早开展医疗信息公开的国家，1986 年美国卫生保健财政署公开了医保患者的调整后医院死亡率；1998 年宾夕法尼亚州公开了调整后冠状动脉旁路移植术死亡率和 34 项卫生保健计划；2005 年美国国会要求所有医院公开价格数据、指定服务和药品的使用频率；2006 年布什总统签署行政命令，指示所有联邦机构向联邦医疗项目的受益者或者参保人公开服务质量和成本信息，发布常见病和慢性疾病的总成本信息。联邦医疗保险和医疗救助服务中心（CMS）在网站上每年发布全美医院质量报告，每个人都可以在网站上查到感兴趣医院的信息。政府依据这些公开的信息监控卫生系统变化、提高医疗保健价值，保险公司据此评估医院质量，医院也能找到自己的问题加以整改①。

我国医院信息公开工作起步较晚，2006 年卫生部提出推动和规范医院院务公开工作，促进医院民主科学管理，依法执业，诚信行医，构建和谐医患关系，不断满足群众的就医需求，向社会公开医院医疗服务准入、医疗服务价格、行业作风建设情况；向患者公开收费信息和病历资料复印；向内部职工公开医院"三重一大"（重大决策、重要人事任免、重大项目安排、大额资金使用）、财务预决算、重点药品监控使用、岗位设置、行风建设等事项。2010 年卫生部又规定，为保障公民、法人和其他组织依法获取医疗卫生服务单位信息，提高医疗卫生服务工作的透明度，促进医疗卫生服务单位依法执业，诚信服务，医疗卫生服务单位应该主动公开需要社会公众广泛知晓或者参与的信息；反映医疗卫生服务单位设置、职能、工作规则、办事程序等情况的信息；其他依照法律、法规和国家有关规定应当主动公开的信息等。

---

① 蔡菲，张新平. 美国医院信息公开中的利益集团分析[J]. 中国卫生政策研究，2017，10(2)：32—36.

8.6.2 我国有关门诊信息公开的相关法规要求

医院信息公开是国家政务公开和厂务公开政策的延续。2000 年 12 月，中共中央办公厅、国务院办公厅发出《关于在全国乡镇政权机关全面推行政务公开制度的通知》（中办发〔2000〕25 号）；2002 年发布《中共中央办公厅　国务院办公厅关于在国有企业、集体企业及控股企业深入实行厂务公开制度的通知》（中办发〔2002〕13 号）要求“国有企业、集体企业及其控股的企业都要实行厂务公开”“原则上适用于教育、科技、文化、卫生、体育等事业单位”；2016 年再次印发《关于全面推进政务公开工作的意见》，明确应“保障人民群众知情权、参与权、表达权、监督权”。

在此背景下，2006 年卫生部发布《卫生部关于全面推行医院院务公开的指导意见》（卫医发〔2006〕428 号），指出“医院院务，除涉及国家秘密、公共安全、依法受到保护的商业秘密和个人隐私以外，原则上应予公开，并做到政策依据公开、程序规则公开、工作过程公开、实施结果公开”。2010 年发布《医疗卫生服务单位信息公开管理办法（试行）》（中华人民共和国卫生部令第 75 号〔2010〕），规定“医疗卫生服务单位公开信息，应当按照规定权限和程序，遵循公正、公平、便民的原则，做到公开内容真实，公开程序规范”。

具体到临床医疗机构，应当主动公开的内容包括：

（1）卫生行政部门核发的执业许可证、卫生技术人员依法执业注册基本情况和卫生技术人员提供医疗服务时的身份标识；

（2）经卫生行政部门批准开展的诊疗科目、准予登记的医疗技术及医疗技术临床应用情况；

（3）经卫生行政部门批准使用的大型医用设备名称、从业人员资质及其使用管理情况；

（4）提供的医疗服务项目、内容、流程情况；

（5）提供的预约诊疗服务方式及门诊出诊医师信息；

（6）医疗服务、常用药品和主要医用耗材的价格及其在医疗保险和新型农村合作医疗中的报销比例；

（7）纳入医疗保险和新型农村合作医疗定点医疗机构的情况，医疗保险和新型农村合作医疗报销政策和补偿流程；

（8）接受捐赠资助的情况和受赠受助财产的使用管理情况；

(9) 医疗纠纷处理程序、医疗服务投诉信箱和投诉咨询电话；

(10) 医疗服务中的便民服务措施；

(11) 职责范围内确定的主动公开的其他信息。

8.6.3 门诊信息公开的内容

医院信息公开是一项政策性极强的工作，需要结合实际，制定具体实施办法，细化任务措施，明确责任分工，认真抓好落实。按照党委领导、依法治院、实事求是、利于发展的原则，成立院务公开领导小组、工作小组以及监督小组，拟定对社会和对内部职工公开的信息清单，落实院务公开责任部门以及责任人。

门诊同样需要根据政策法规要求，在医院统一领导下指定专人负责公开信息的收集、整理、编辑、审核、公示、更新、归档工作。信息公开专员应及时梳理医院最新信息公开清单中与门诊服务有关的条目，逐条落实内容的准确性、时效性，收集有关的文件，反复核对措辞、关键数字、提法、有效期，制作完成信息公开内容后按医院规定程序上报审批，获得批准后方可在门诊指定位置通过指定方式公开，确保公开信息真实、公开程序规范。还需要经常巡视检查所有公开的信息，如发现与现行政策不符或超过有效期的，应及时撤销或更新。

门诊应当公开的信息包括医院概况信息和门诊医疗服务信息。医院概况信息是指医院执业登记注册的主要事项，如《中华人民共和国医疗机构执业许可证》《放射诊疗许可证》《母婴保健技术服务执业许可证》等，这类信息公开应在门诊大厅显著位置，并由专人负责定期核对许可证是否处于有效期内。门诊医疗服务信息包括门诊服务时间、节假日门诊安排；门诊楼层安排；预约、挂号、就诊、检验、检查、付费、取药流程；便民服务项目；专家门诊介绍、出诊时间、停补诊信息；专科专病门诊名称、特色和开诊时间；常用诊疗项目、药品、医用耗材、医疗服务价格；门诊健康教育信息；患者投诉和咨询渠道；科室和诊疗新技术介绍；先进表彰和重要活动预告等。

上述信息公开有的是长期性的，有的是临时性的。长期性的如执业许可证、就医流程、便民服务承诺等在未撤除前长期有效，内容随相关制度调整而调整。临时性的如当日出诊专家、停补诊信息、先进表彰公示等，具有较强的时效性，应注明发布科室/部门、发布时间和公示时间，到时及时撤除，避免造成患者的误解。